DE LA

LITHOTRIPSIE.

IMPRIMERIE DE MADAME DE LACOMBE,
Faubourg Poissonnière, 1.

DE LA
LITHOTRIPSIE.

PAR

LEROY-D'ÉTIOLLE,

DR. EN MÉDECINE.

MÉMOIRE Nᵒ 1.

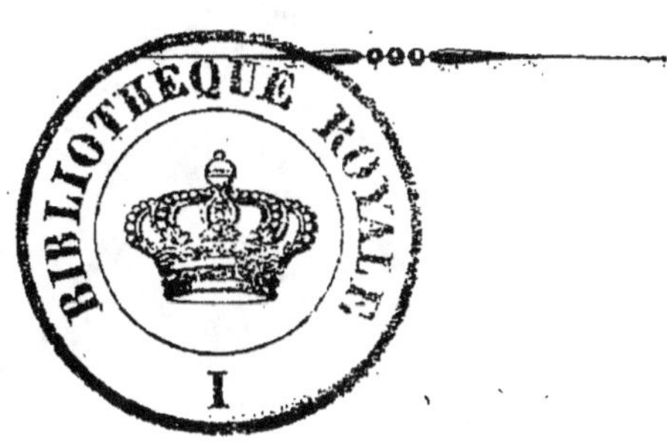

A PARIS,

CHEZ J.-B. BAILLIÈRE,

RUE DE L'ÉCOLE-DE-MÉDECINE, Nᵒ 13 BIS.

—

1836.

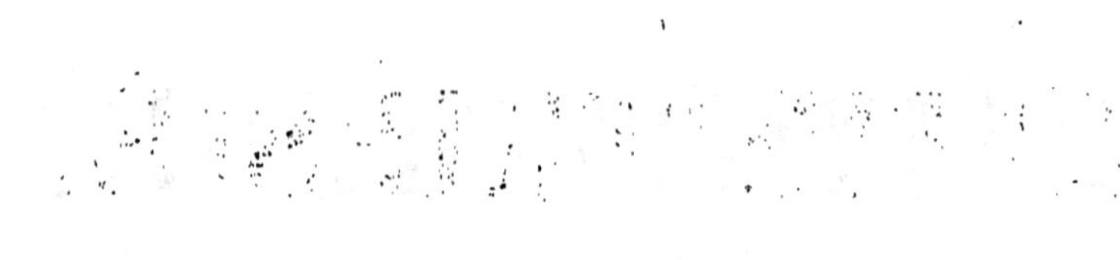

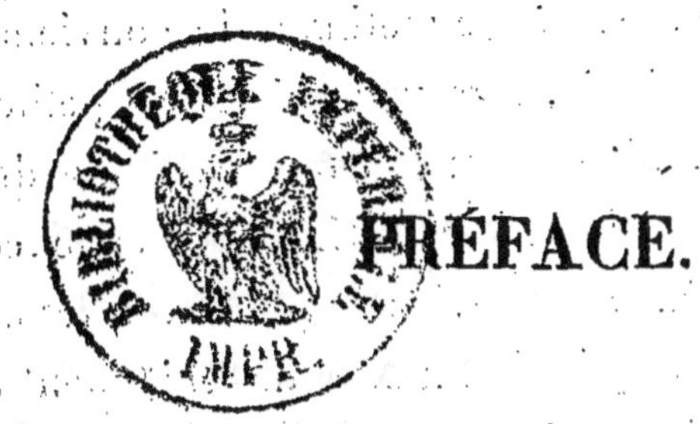

PRÉFACE.

Lorsqu'en 1825, je publiai l'ouvrage intitulé *des Moyens de guérir de la pierre sans pratiquer l'opération de la taille*, la lithotritie était dans l'enfance; quelques opérations en avaient démontré la possibilité, mais il était impossible d'en tracer les règles. Pendant les dix années qui se sont écoulées depuis, j'ai vu et opéré un assez grand nombre de malades; dans cette observation continuelle, je n'ai pu manquer d'acquérir une certaine expérience que je veux m'efforcer de rendre profitable, en traçant quelques préceptes pour l'application d'une méthode que le premier j'ai rendue possible, par l'invention de la pince à trois branches.

On ne doit pas s'attendre à me voir dans ce livre établir une comparaison entre la taille et la lithotritie, mettre en balance les avantages et les inconvéniens de l'une et de l'autre méthode : cette manière de considérer la question ne peut conduire à aucun résultat, comme l'a prouvé la discussion suscitée naguère devant l'Académie de médecine : en effet, les adversaires de la lithotritie ne repoussent plus absolument cette méthode; ils conviennent qu'au début de la maladie, lorsque la pierre est petite, la vessie saine et dilatable, il ne peut y avoir de doute sur la préférence qu'elle mérite. Une fois cette concession faite tout parallèle devient impossible; les deux méthodes ne sont plus que deux modes de traitement applicables à deux périodes différentes d'une même maladie; il ne s'agit que de faire la part de chacune.

Mais, a-t-on dit, l'opération de la taille est bien plus souvent applicable; c'est elle qui est la règle, la lithotritie n'est que l'exception. Cela sera vrai lorsque par hasard soixante ou quatre-vingts malades sur cent se présenteront avec des pierres volumineuses : mais si par un autre hasard plus fréquent encore la proportion est inverse, n'est-ce pas la lithotritie qui devient la règle et la taille l'exception. Que nous importe, après tout, de savoir quelle est l'importance relative des deux méthodes. Force nous est d'accepter les maladies avec les conditions dans lesquelles la nature nous les offre; notre devoir, notre étude, c'est de leur appliquer le mode de traitement qui leur convient le mieux.

..Vous prétendez établir que la lithotritie est loin d'être toujours exempte de douleur et de danger; mais quel chirurgien de bonne foi a jamais prêté à cette opération une telle innocuité! Le public la lui suppose : eh bien! vous lui rendrez mieux service, lorsqu'au lieu de l'effrayer en ne lui montrant qu'un des côtés de la vérité vous la lui présenterez toute entière; lorsque vous lui direz : « *Pour une pierre récente et petite le broiement est ordinairement facile, peu douloureux, presque sans danger, tandis que plus tard cette opération est grave et souvent plus douloureuse que la taille elle-même.* » Que prouvent en effet les insuccès de la lithotritie, que vous prenez tant de peine à rechercher? rien autre chose, sinon que cette opération a souvent été pratiquée pour des calculs qui se trouvaient hors de sa puissance : si donc il était possible d'établir le point où se termine le domaine de la lithotritie, et de préciser où commence la taille, il est incontestable que l'on se placerait toujours dans la condition la plus favorable au succès : telle est la pensée qui a présidé à la rédaction de ce mémoire, tel est le but auquel je me suis efforcé d'atteindre.

Je crois devoir, avant de terminer cette préface, m'excuser de la manière un peu vive avec laquelle, dans certains passages de ce mémoire, j'ai abordé la discussion; il m'importe de persuader que ma plume n'a point été guidée par une rivalité envieuse; en toute occasion j'ai manifesté mon estime et mon admiration même pour les travaux de MM. Heurteloup, Jacobson, Amussat, etc. Parce qu'il y a là en effet des choses neuves et utiles : loin de m'efforcer de faire prévaloir mes propres inventions, l'on m'a vu abandonner ma pince à trois branches, ainsi que les systèmes de l'évidement et de l'éclatement que j'avais créés, pour adopter le premier le brise-pierre articulé de M. Jacobson ; et plus tard, obéissant toujours à ma conviction, délaisser cet instrument que j'avais perfectionné, pour le percuteur de M. Heurteloup, dont le premier encore j'ai fait en France l'application. J'ai payé enfin à M. Civiale un juste tribut d'éloge pour l'immense influence qu'ont eue sur les destinées de la lithotritie les premières opérations qu'il a pratiquées.

Il est vrai que je n'ai point dissimulé ce que je pense de la spoliation des travaux intellectuels ; soit qu'elle se montre audacieusement usurpatrice, ou qu'elle se glisse dans l'ombre et se substitue par des changemens insignifians de forme aux véritables inventeurs. Je me suis toujours fait une loi de dire pour moi comme pour les autres ce que je crois être la vérité : sans doute ce n'est là que le rigoureux accomplissement d'un devoir, et pourtant l'Académie des sciences n'a pas trouvé la chose tellement commune qu'elle n'ait jugé convenable de m'accorder des éloges pour ne m'en être pas écarté. (Rapport des prix 1831.) Ces éloges, je continuerai, j'espère, à les mériter, persuadé que ce qui est droit et utile doit repousser le mensonge pour auxiliaire.

Lorsque je commençai, il y a deux ans, dans les journaux de médecine la publication des mémoires dont les extraits forment une partie de cet ouvrage, mon intention était seulement d'éclaircir divers points de la lithotritie et non d'écrire un traité de cette méthode ; c'est ce qui fait que je n'ai point inséré ces feuilles dans l'ordre le plus convenable ; commandé par la pagination de ce qui déjà était imprimé, je me suis vu obligé d'intervertir les chapitres ; j'espère cependant que le décousu résultant de cette circonstance pour lequel je réclame l'indulgence du lecteur, ne sera point un empêchement à l'intelligence du livre.

Si j'ai cité les noms des malades dont l'histoire est relatée dans ce livre, je l'ai fait pour répondre à certaines personnes qui croient malheureusement devoir demander cette garantie de la véracité de leurs confrères ; c'est une obligation à laquelle j'ai dû obéir.

Cet ouvrage est la première partie d'une série de mémoires que je me propose de publier sur les maladies des voies urinaires.

EXTRAIT

Des divers Rapports des Commissions pour les prix Monthyon,
au sujet de la lithotritie.

1825. « La commission propose à l'Académie d'ac-
» corder une mention honorable à M. Amussat pour
» avoir mieux fait connaître la structure de l'urèthre, ce
» qui a rendu plus facile l'emploi des instrumens de litho-
» tritie ; à M. Civiale, pour avoir fait le premier sur
» l'homme l'application de ces instrumens ; et à M. Le
» Roy d'Étiolle pour les avoir *imaginés,* les avoir fait exé-
» cuter, et avoir fait connaître successivement les per-
» fectionnemens que ses essais lui ont suggérés. »

1826. D'après l'avis unanime de la commission , une
récompense de deux mille francs est accordée à M. Le
Roy d'Étiolle « qui a publié en 1825, un ouvrage de
« lithotritie, et qui a le *premier* en 1822 fait connaître
» les instrumens qu'il avait inventés. »

1828. La commission s'exprime de la manière suivante,
dans son rapport : Le procédé de l'évidement dont
» l'idée première appartient à M. Le Roy d'Étiolle, déjà
» connu de l'Académie comme *le principal inventeur des*
» *instrumens lithotriteurs,* a été perfectionné par M. Heur-
» teloup, etc. »

1831. « M. Le Roy d'Étiolle, qui a déjà reçu de l'Aca-
» démie plusieurs encouragemens, a paru digne d'en rece-
» voir un autre encore qui fût mieux proportionné à l'im-
» portance, chaque jour mieux appréciée, de ses travaux,

» et surtout *à l'application qu'il a faite à la lithotritie, de la*
» *pince à trois branches ;* instrument tellement essentiel,
» que sans lui cette opération ne se serait jamais élevée au
» degré de perfection qu'elle a atteint. En conséquence,
» la commission propose d'accorder à M. Le Roy d'Étiolle,
» un prix de six mille francs.

» Mais en proposant d'accorder ce prix à l'un des
» hommes les plus laborieux, les plus honorables, et les
» plus consciencieux parmi ceux qui se sont occupés de
» la lithotritie, votre commission a été portée à penser,
» après la plus mûre délibération, qu'à dater de ce
» moment l'Académie aurait fait assez pour l'invention
» et pour l'application des instrumens destinés à broyer
» la pierre ; et qu'à moins de modifications d'une impor-
» tance majeure dans la construction de ces instrumens,
» il n'y aurait plus lieu à décerner, soit des prix, soit des
» encouragemens nouveaux à la lithotritie. »

Certifié conforme,

Le secrétaire perpétuel,

Baron CUVIER.

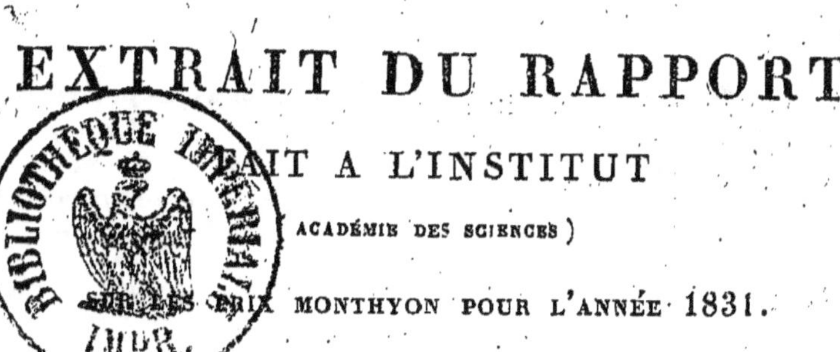

EXTRAIT DU RAPPORT

FAIT A L'INSTITUT

(ACADÉMIE DES SCIENCES)

SUR LES PRIX MONTHYON POUR L'ANNÉE 1831.

NOMS DES MEMBRES DE LA COMMISSION :

MM. Dupuytren *rapporteur*, Boyer, Larrey, Portal, Duméril, Magendie, Serres, Flourens, Savart.

Le secrétaire perpétuel de l'Académie, pour les sciences naturelles, certifie que ce qui suit est extrait du rapport sur les prix Monthyon (chirurgie) pour l'année 1831.

« M. Leroy (d'Étiolles), qui a déjà reçu de l'Académie plusieurs encouragemens, a paru digne d'en recevoir un autre encore, qui fût mieux proportionné à l'importance, chaque jour mieux appréciée, de ses travaux, et surtout à l'application qu'il a faite à la lithotritie de la pince à trois branches, instrument tellement essentiel, qu'il a passé dans tous ou presque tous les appareils d'instrumens destinés à cette opération, et que, sans lui, elle ne se serait jamais élevée au degré de perfection qu'elle a atteint; en conséquence, la commission propose d'accorder à M. Leroy (d'Étiolles) un prix de 6,000 francs.

» Mais en proposant d'accorder ce prix à l'un des hommes les plus laborieux, les plus honorables, et les plus consciencieux parmi ceux qui se sont occupés de la lithotritie, votre commission a été portée à penser, après la plus mûre délibération, qu'à dater de ce moment l'Académie aurait fait assez pour l'invention et pour l'application des instrumens destinés à broyer la pierre; et qu'à moins de modifications d'une importance majeure dans la construction et dans le mode d'application de ces instrumens, il n'y aurait plus lieu à décerner soit des prix, soit des encouragemens nouveaux à la lithotritie.

» Votre commission croit en effet que les efforts des nombreux émules qui se disputent les occasions d'appliquer la lithotritie à la curation de la pierre, au lieu de s'épuiser en de stériles modifications, seraient à l'avenir plus utilement employés à faire connaître avec une exactitude et une probité commandées par l'importance du sujet les résultats qu'on a obtenus jusqu'à ce jour de cette opération. »

Certifié conforme,

Le secrétaire perpétuel,
Baron CUVIER.

Lettre de M. Civiale à l'Académie des Sciences à l'occasion du précédent rapport.

MONSIEUR LE PRÉSIDENT,

L'Académie, en rattachant mon nom à la lithotritie, m'a mis en situation de ne voir qu'avec plaisir les encouragemens ultérieurs accordés aux travaux relatifs à cette méthode. C'est un point de science encore neuf et sur lequel on ne saurait trop fixer l'attention des praticiens. Les suffrages du premier corps savant de la France ne peuvent qu'accréditer et populariser une opération utile à l'humanité. Mais il est de mon devoir de signaler tout ce qui peut nuire aux progrès de cette découverte, ou en compliquer l'histoire.

En 1828, je me suis trouvé dans la nécessité de faire remarquer les défauts de quelques changemens faits à mon appareil instrumental et à sa mise en pratique, et que l'on avait présentés à tort comme des perfectionnemens. L'expérience a pleinement confirmé la justesse de mes remarques.

Je ferai aujourd'hui une simple observation sur un fait avancé par M. le rapporteur de la dernière commission des prix Monthyon; fait qui établit contradiction dans les jugemens de l'Académie et qui tend à faire croire qu'on ignore en France l'histoire de la chirurgie.

L'application de la pince à trois branches à l'art de broyer la pierre est indiquée dans le rapport comme le sujet principal de l'un des prix qui ont été décernés cette année. Cette pince et son usage pour saisir et pour fixer les calculs urinaires ne sont pas nouveaux. J'ai l'honneur de mettre sous les yeux de l'Académie un dessin fidèle de cette pince, qu'on trouve dans l'ouvrage de Fabricius Hildanus, imprimé à Francfort, en 1682. Ce dessin représente la pince, la gaîne, les pinces accessoires et l'instrument monté, embrassant une pierre. Comme point de comparaison, je joins aussi un dessin calqué de la pince désignée dans le rapport, et qui est tiré de l'ouvrage de M. Leroy, publié en 1825. Du reste, ces pinces et autres semblables dont on voit la figure dans plusieurs ouvrages, diffèrent essentiellement de celles qui servent au broiement de la pierre. Sous ce point de vue aussi, l'assertion inexacte contenue dans le rapport doit être signalée, puisqu'elle peut induire en erreur les chirurgiens qui ne connaissent pas les véritables instrumens de la lithotritie.

Il est sans doute à regretter qu'en soumettant à l'approbation de l'Académie, en 1831, une décision en quelque sorte opposée à celle que ce corps savant a proclamée en 1824, M. le rapporteur se soit borné à une simple assertion sans preuves, au seul énoncé d'un fait dont on ne peut établir l'exactitude. Mais c'est là une question qu'il ne m'appartient pas d'examiner ici; je me borne à en faire la remarque.

M. le rapporteur a exprimé le vœu qu'on fît connaître les résultats obtenus par la lithotritie, *avec exactitude et probité, afin de déterminer les circonstances dans lesquelles cette méthode a réussi et celles dans lesquelles elle a échoué.* Ce conseil ou ce reproche ne peut s'appliquer qu'aux personnes qui n'ont pas publié les résultats de leur pratique : M. le rapporteur en aurait acquis la conviction si ses fonctions multipliées lui avaient permis d'approfondir cette partie de la science.

Veuillez, etc.

CIVIALE.

Réponse de M. Dupuytren.

MESSIEURS,

La lettre dont il vient d'être donné lecture à l'Académie, renferme la critique du prix qui a été décerné à M. Leroy (d'Étiolles), et celle du rapport de la commission qui a proposé de décerner ce prix.

Je n'ai pas besoin, je crois, de défendre la décision prise par l'Académie; je ne défendrais pas davantage le rapport de la commission de médecine et de chirurgie, s'il n'était nécessaire de faire connaître la valeur d'assertions tranchantes, qui pourraient en imposer à des personnes étrangères à la médecine.

Et, d'abord, le rapport que vous avez entendu n'a reçu aucune publicité par le fait de la commission; mais, puisqu'on veut le discuter, il sera facile de le défendre.

C'est après les plus mûres réflexions et à l'unanimité des voix, moins une peut-être, que la commission s'est déterminée à proposer un prix en faveur de M. Leroy; et cette proposition a été adoptée sans aucune réclamation, de sorte que jamais récompense n'a été accordée avec un assentiment plus général.

La détermination que vous avez prise n'est d'ailleurs contradictoire en aucune manière avec celles qui ont été prises antérieurement par l'Académie, comme on peut s'en convaincre par la comparaison des rapports qui ont été faits à diverses époques sur ce sujet.

L'auteur de la lettre a été justement récompensé pour avoir fait le premier une application heureuse de la lithotritie à la curation de la pierre; il aurait dû voir avec plaisir les récompenses qui ont été accordées à ceux qui courent la même carrière que lui. Malheureusement sa lettre prouve qu'il voit d'un tout autre œil les récompenses qui leur sont accordées.

Quant à la leçon qu'il a cru devoir donner, avec tant d'inconvenance, à la commission des prix Monthyon, elle n'en a pas besoin, et elle la repousse. Cette commission a pensé que l'application de la pince à trois branches à la lithotritie est un service rendu à la science par *M. Leroy*, et elle a cru devoir le récompenser; mais elle n'a pas dit que *M. Leroy* fût l'inventeur de cette pince. Si c'était là le lieu de le faire, la commission prouverait sans peine que l'auteur de la lettre est bien loin de connaître tous les modèles de pinces qui ont précédé la lithotritie, et que, sous ce rapport, ses connaissances dans l'histoire de l'art sont bien bornées.

En effet, la première idée de cette pince n'appartient pas à Fabrice de Hildan, comme l'auteur de la lettre paraît le croire. Le modèle de cette pince a été emprunté à *Andreas della Croce*, qui vivait environ un siècle avant Fabrice de Hildan. André de la Croix l'avait imaginée pour extraire les balles du corps, à la suite des coups d'arquebuse : Fabrice de Hildan l'adapta *à l'extraction* des petits calculs arrêtés dans la partie antérieure de l'urètre seulement; mais ni l'un ni l'autre de ces auteurs n'a jamais eu la pensée de faire servir cette pince *au broiement* des calculs contenus dans la vessie; et on le concevra sans peine lorsqu'on saura que la tige de cette pince est solide ou sans canal, et qu'elle ne peut par conséquent admettre ni foret ni instrument quelconque pour broyer la pierre.

Ainsi, tout est inexact, sinon altéré, et dans la lettre qui vous a été adressée, et dans les dessins qui viennent d'être étalés sous vos yeux avec tant d'assurance.

Pour ce qui est de la direction que la commission a cru devoir imprimer aux travaux des lithotriteurs à l'avenir, et de l'invitation qu'elle leur a faite de déterminer, à l'aide d'observations nombreuses, recueillies avec soin et surtout avec probité, les cas dans lesquels la lithotritie a réussi, et ceux dans lesquels elle a échoué; la commission a très bien su pourquoi elle agissait ainsi : mais elle a eu un but plus élevé encore que ne le suppose l'auteur de la lettre, c'est d'arriver à connaître enfin toute la vérité sur une opération qui intéresse si vivement l'humanité, et d'empêcher que des éloges exagérés, ou des critiques injustes, n'égarent sur son compte l'opinion publique.

Imprimerie de LACHEVARDIERE, rue du Colombier, n° 30.

Situation à donner au Malade

POUR

PRATIQUER L'OPÉRATION DU BROIEMENT.

La position du malade, bien que d'une importance secondaire en lithotritie, n'est cependant pas chose indifférente; car, dans cette singulière et variable opération, la circonstance la plus minime en apparence peut devenir la cause d'un succès ou d'une application sans résultat. Il est des cas, par exemple, où la possibilité d'introduire l'instrument et de saisir la pierre dépendent de la manière dont est posé le malade, et du plus ou moins d'inclinaison du bassin.

Le malade peut être placé sur un sofa sans dossier, ou bien sur un lit ordinaire, et de trois manières différentes:

1° Suivant la longueur du lit;

2° Suivant la diagonale, la jambe droite reposant sur une chaise;

3° En travers du lit, les pieds portant sur deux chaises;

Ou bien, enfin, l'on peut faire l'opération sur des lits inventés pour cet usage.

Quelle que soit l'espèce de lit que les circonstances auront fait préférer, il faut qu'il soit assez élevé pour que le chirurgien ne soit pas obligé de se courber d'une manière incommode; qu'il ait peu de largeur, que les matelas soient fermes et résistans; il faut surtout que le bassin soit élevé par un coussin, le tronc reposant à plat, les épaules et la tête légèrement relevées. Le chirurgien se place à la droite de son malade, lorsqu'il est couché suivant la longueur d'un lit ordinaire, ou entre ses jambes écartées, lorsqu'il est couché en travers ou suivant la diagonale du lit, la jambe gauche portant sur le matelas et la droite sur une chaise. Cette dernière situation est celle que je préfère, lorsque je ne fais pas usage d'un lit *ad hoc*. Mais ce n'est que pour l'introduction des instrumens et la manœuvre de l'archet que le chirurgien se tient entre les jambes du malade; pour saisir la pierre, c'est à la droite qu'il doit se placer. La difficulté d'improviser chez chaque malade un lit ayant toutes les conditions convenables a donné à M. Heurteloup l'idée d'en faire construire un qui pût toutes les réunir.

FIG. 1re.

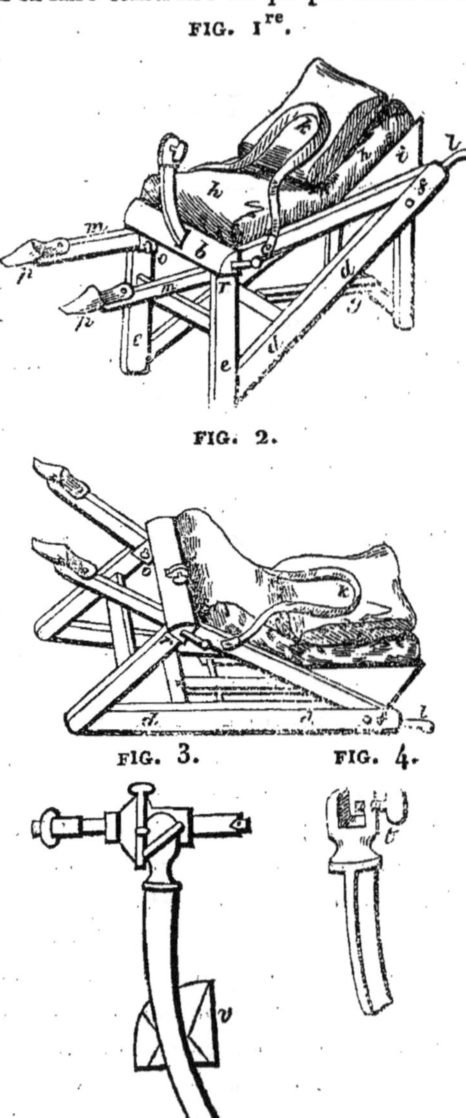

FIG. 2.

FIG. 3.   FIG. 4.

1° Donner à l'opérateur toute l'aisance et la facilité désirables ; 2° placer le malade d'une manière commode et point fatigante ; 3° donner au bassin le degré d'élévation convenable dans la généralité des cas ; 4° pouvoir augmenter cette élévation lorsque cela est nécessaire ; 5° fixer l'instrument d'une manière immobile lorsque la pierre est saisie : telles sont les conditions que M. Heurteloup s'est proposé de remplir, et qu'il a remplies en effet. Cet appareil opératoire a reçu de lui le nom de lit rectangle , parce que les principales pièces dont il est formé présentent , vues de côté, l'aspect d'un triangle à angles droits (fig. 1 et 2). Ces deux triangles sont unis en avant par une traverse de bois très - épaisse *b*. Les pieds qui soutiennent le lit antérieurement sont immobiles *e e*.

Les pieds de derrière, au contraire, sont mobiles et se reploient sous le lit, comme on le voit dans la fig. 2; de telle sorte que la longue portion du triangle *d d* est tout-à-fait horizontale et repose sur le sol. L'on peut voir en *f* le trou qui reçoit la traverse par laquelle ces pieds sont unis. Lorsque le lit est redressé, il est maintenu dans cette position par une barre de bois *g*, que l'aide peut enlever avec le pied pour faire basculer le lit. *h h* est un petit matelas de crin dont l'extrémité antérieure a plus d'épaisseur que le reste, afin d'élever le bassin. Ce matelas est supporté par des traverses en bois; un pupitre *i*, que l'on peut reculer ou rapprocher à volonté, relève la tête du malade. *k k* est une sangle rembourrée que l'on passe sur les épaules du malade, et dont les extrémités se fixent sur les côtés du lit; elle a pour objet d'empêcher le malade de glisser lorsque, dans certaines circonstances, pour saisir les pierres avec plus de facilité, l'on bascule le lit, comme on le voit dans la fig. 2. Deux manches ou poignées en fer *l l*, dont une seule peut être aperçue dans la planche, donnent plus de prise à l'aide pour abaisser et relever le lit. A la partie antérieure du lit sont deux morceaux de bois *m m*, glissant dans deux menotes en fer *o o*, dans lesquelles ils sont à volonté maintenus par des vis de pression. Ces morceaux de bois portent des sandales *p p*, dans lesquelles sont reçus les pieds du malade. La pièce de bois épaisse qui forme le bord antérieur du lit présente une mortaise dans laquelle est reçue une tige de fer qui sert à fixer l'instrument lorsque l'on agit sur le calcul avec l'archet. Nous reviendrons tout à l'heure sur cette partie de l'appareil.

Pour tout homme qui voudra voir les choses sans prévention, il demeurera constant que le lit opératoire de M. Heurteloup place de prime abord, et sans tâtonnement, le malade dans la position la plus favorable à la généralité des cas; qu'il donne à l'opérateur plus d'aisance et de sûreté, et que, par conséquent, il ajoute aux chances de l'opération. Que M. Civiale blâme cet utile accessoire de la lithotritie, personne n'en sera surpris, car ce chirurgien n'a jamais trouvé d'éloge que pour ce qu'il a, pendant quelque temps, donné comme de lui.

« J'ai été consulté, dit-il, par plusieurs malades, entre autres
» le malheureux Désaugier, qui avaient été *attachés* sur cette espèce
» de *mécanique à bascule;* ils ont tous déclaré qu'ils avaient *horri-*
» *blement* souffert. » Il est inutile de faire remarquer combien il y a,
dans cette critique, de malveillance et d'exagération. A qui pense-t-on

faire croire , en effet , que les douleurs des malades provenaient moins de l'action des instrumens dans la vessie , que de la position du malade sur le lit ? M. Civiale sait très-bien que les personnes dont il parle auraient tout autant souffert entre ses mains qu'entre celles de M. Heurteloup , car il y a des malades pour lesquels l'opération du broiement est exempte de douleurs , tandis que d'autres chez lesquels le séjour prolongé de la pierre a déterminé l'altération de la vessie , éprouvent des souffrances très-vives , quel que soit le lit sur lequel se fait l'opération. Quant à l'expression *attachés* , elle est complétement inexacte et destinée à donner une fausse idée du procédé opératoire de M. Heurteloup.

Le seul inconvénient que l'on peut reprocher à l'emploi du lit rectangle , c'est qu'il faut avoir autant de ces appareils que l'on a de malades à opérer ; car , tels que M. Heurteloup les a fait construire , ils sont assez volumineux et embarrassans pour ne pouvoir être transportés à chaque séance. Mais cet inconvénient est bien peu grave , et ne saurait , pour le chirurgien qui se trouvera en position de se livrer d'une manière suivie à la lithotritie , balancer les avantages qu'il trouvera à s'en servir. Pour obvier à cet inconvénient , j'avais , dans le but de transformer une table ordinaire en un lit opératoire , imaginé trois étaux s'adaptant sur le bout d'une table longue. Deux de ces étaux remplissaient les fonctions de porte-semelle , et le troisième était destiné à recevoir le point fixe. J'ai fait plusieurs fois usage de ces supports lorsque j'ai été appelé loin de la capitale pour pratiquer l'opération du broiement sur des malades qui ne voulaient pas ou qui ne pouvaient pas absolument faire le voyage de Paris. Ainsi M. Champion , à Bar-le-Duc ; MM. Pigeotte , Bedor , Quartron , à Troyes ; MM. Boucher et Gensoul , à Lyon , m'ont vu opérer de la sorte et transformer une table ordinaire en un lit à opération qui présentait les conditions du lit rectangle , si l'on en excepte toutefois la possibilité d'exécuter le mouvement de bascule. Pour arriver à ce même but et obtenir les avantages du lit de M. Heurteloup , au moyen d'un appareil plus transportable , mon ami , le docteur Rigal , de Gaillac , a imaginé une espèce de pupitre qui se pose sur une table. Voici comme il en parle dans la brochure qu'il a publiée sous ce titre : *De la destruction mécanique de la pierre dans la vessie* , p. 76. « Déjà M. Leroy a depuis long- » temps fait construire un étau et des porte-semelles susceptibles d'être

» adaptés à une table ordinaire. Après avoir fait subir quelques modi-
» fications à ces divers objets, mais surtout aux porte - semelles mobi-
» les, je songeai à les loger dans une boîte, et compris au même ins-
» tant que l'on pouvait profiter de cette dernière pour trouver à la fois
» un plan incliné sur lequel porterait le bassin, et un second plan in-
» cliné capable de soutenir les épaules. Cette boîte forme aujourd'hui
» ce que je nomme le *lit pupitre*. » M. Rigal n'a atteint qu'une partie du résultat qu'il se proposait, car sa boîte, ingénieusement conçue,
comme tous les instrumens qui lui sont dus, n'est cependant guère
moins lourde et guère moins embarrassante que le lit de M. Heurteloup,
sans en avoir la solidité.

Pour diminuer l'espace qu'occupe le lit rectangle, le rendre d'un
transport plus facile, et surtout le faire passer aux portes, ce qui parfois ne peut avoir lieu, il suffit des légères modifications que je viens
de lui faire subir. J'ai placé une brisure aux pieds de devant, dans le
point *r*, fig. 1re; une autre brisure à la longue portion du triangle,
près de son union avec la portion horizontale, et j'ai fait joindre cette
longue branche à la branche verticale dans le point *e* par une mortaise
en fer et un crampon. Par ce moyen les pieds de devant et la pièce formant la diagonale peuvent se reployer comme les pieds de derrière et
se redresser comme eux.

D'autres lits ont été construits d'après celui de M. Heurteloup pour
l'opération du broiement. Celui que M. Bancal appelle lithotriteur,
nom qu'il avait déjà donné à l'opérateur et au foret, me semble en op-
position avec toutes les idées que fournit l'observation : le bassin du
malade n'est point relevé ; les jambes pendantes et fléchies tiennent
dans un état de tension les muscles du bassin et de la cuisse, etc. Le lit
de M. Tanchou présente ceci de particulier que le pupitre qui supporte
la tête du malade peut se relever assez pour devenir le dossier d'une
sorte de fauteuil. M. Tanchou a également ajouté un second étau à celui que M. Heurteloup a imaginé pour fixer l'instrument ; nous reviendrons tout à l'heure sur ce point. Quant à la position assise qu'il a jugé
utile de donner parfois à son malade, elle est la conséquence de la manière d'agir des instrumens dont il fait usage, et n'a d'application que
dans les procédés imités de celui de Meyrieux, dont nous aurons dans
un autre mémoire l'occasion de nous occuper. M. Tanchou n'a pas dans
son ouvrage donné la figure de son lit, il a préféré consacrer une plan-

che à représenter des pinces brisées ou faussées, accidens qu'il ne dit pas être arrivés, mais dont il imagine la possibilité.

Le lit de M. Heurteloup est donc, je le pense, celui qui place le malade dans la position la plus favorable, et la plus commode pour l'opération. Il n'est certainement pas indispensable à la lithrotritie, mais il en est un accessoire utile, considéré même, comme je viens de le faire, dans son état de simplicité et abstraction faite de l'étau immobile et de la bascule qui en font partie, et sur lesquels nous reviendrons ailleurs.

DES

ÉTAUX ET SUPPORTS

DES

INSTRUMENS LITHOTRIBES

ET

DES MOTEURS DES FORETS.

Les instrumens de lithotritie doivent-ils être fixés d'une manière immobile par un étau pendant que l'on broie la pierre, ou doivent-ils être maintenus par la main d'un aide? Cette question a donné lieu à d'assez vives discussions, et n'est point encore résolue. Ainsi le point fixe est, suivant M. Heurteloup, une chose presque indispensable. Suivant d'autres chirurgiens, la fixité des instrumens est dangereuse et doit être rejetée. Il n'est pas inutile de rechercher où est la vérité entre ces opinions extrêmes.

Il y a des instrumens qui, par leur structure et leur mode d'action, n'ont besoin d'aucun support; tels sont le brise-pierre à encliquetage, de M. Amussat, le brise-coque, de M. Heurteloup, mon brise-pierre à écrou, celui de M. Rigal, le brise-pierre articulé, de M. Yacobson. Il y a des appareils qui ne peuvent, au contraire, agir sans un étau immobile; tel est le percuteur à marteau, de M. Heurteloup. Il y en a pour lesquels on a proposé un double support immobile; tel est l'instrument à six branches, de Meyrieux, modifié par M. Tanchou. Enfin, il y a des instrumens qui, suivant le désir des chirurgiens, agissent sans support, avec le support à main ou avec le point fixe ; tels sont tous les instrumens à forets. Parmi ces derniers se trouve la pince à trois branches, qui la première rendit le broiement praticable, et qui de tous les lithotribes est encore applicable au plus grand nombre des cas ; c'est donc spécialement dans leurs rapports avec cet appareil qu'il faut considérer les supports et les moyens de mettre les forets en mouvement.

Lorsque les pierres sont friables, il suffit, pour les écraser, de presser avec un peu de force le foret contre elles et d'augmenter la constriction des branches de la pince. C'est ce qui a lieu le plus souvent pour les calculs d'un moyen volume, formés par le phosphate ammoniaco-magnésien et le phosphate de chaux. Mais lorsque l'acide urique domine dans ces concrétions, lorsqu'elles sont formées d'urate d'ammoniaque et surtout d'oxalate de chaux, il devient nécessaire pour les briser d'imprimer au foret une rotation plus ou moins rapide. La manivelle proposée par moi en 1822 (1) ; l'archet que je lui substituai l'année suivante (2), ignorant que M. Gruithuisen (3) avait, dix ans auparavant, songé à son emploi ; la rotation entre les doigts indiquée par M. Civiale comme préférable à l'archet (4) ; l'espèce de vilbrequin à engrenage, que j'ai fait exécuter et fait manœuvrer à la clinique de l'Hôtel-Dieu en 1826, qui se trouve au cabinet de la Faculté, et que depuis MM. Pravaz et Rigal ont modifié ; tels sont les divers moteurs que l'on a proposé de mettre en usage pour imprimer au foret un mouvement de rotation. L'action des doigts est insuffisante toutes les fois que la pierre n'est pas très-molle ou très-petite ; l'action de la manivelle est trop lente ; le vilbrequin à engrenage est un peu embarrassant, d'où il résulte que l'archet est le meilleur et le plus généralement employé.

Je ne m'arrêterai pas à préciser les dimensions que doit avoir un archet. Je renverrai, pour l'étude de ce moteur, au chapitre que M. Heurteloup lui a consacré dans son ouvrage. Je dirai seulement qu'il me paraît utile d'avoir un moyen de tendre la corde à volonté sans lui faire

---

(1) Mémoire de l'Académie de chirurgie.
(2) Académie de chirurgie.
(3) Saltzbourg medical zeitung 1812.
(4) Traité des rétentions d'urine. 1833.

quitter la poulie du foret ou le cuivrot ; dans ce but, un mécanicien de Paris, M. Charrière, a monté la corde sur un petit treuil à encliquetage qui permet de la tendre autant qu'il en est besoin.

Le mécanisme que j'emploie pour obtenir le même effet est plus simple et plus solide. Le manche de l'archet est creux et reçoit une tige de fer taraudée, sur l'extrémité de laquelle s'attache la corde. Un écrou, portant sur l'extrémité du manche, rappelle la vis et tend la corde autant qu'il en est besoin. (*Voyez* la figure 5.) On peut également fixer la corde comme le sont les crins d'un archet de violon, ainsi que l'on peut le voir en *r s*, fig. 5.

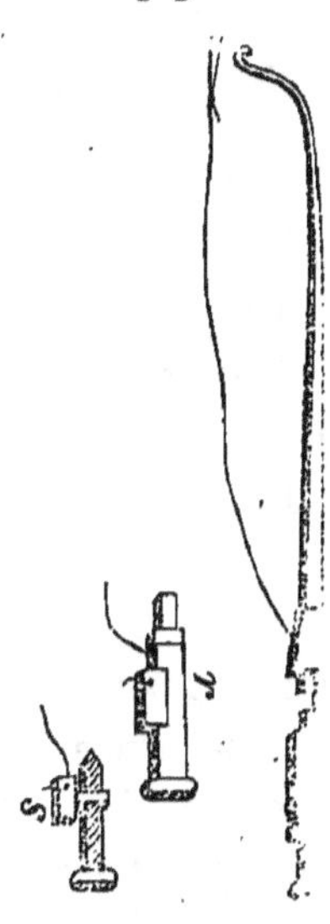

fig. 5.

Pour faire usage de l'archet, j'avais, en 1823, fait construire un petit tour ou chevalet *a a a*, fig. 6, qui se montait sur l'instrument lithotribe *b*, et dont la poupée mobile *c* était tirée par un ressort *d*, et déterminait le mouvement du foret *f*. Ce touret fut adopté l'année suivante par M. Civiale, qui changea le ressort chargé de faire avancer le foret et le plaça sur la tête de la poupée mobile *g*, fig. 7.

C'est une mauvaise chose que de confier à une force aveugle, comme celle d'un ressort, le soin de pousser le foret et de le faire avancer dans la pierre. La pression a besoin d'être proportionnée à la dureté du calcul ; avec un ressort cela ne peut avoir lieu ; de plus, cette pression, d'abord très-forte, diminue à mesure que la tension du ressort devient moindre, et elle finit par être presque nulle. La pression de la main que l'on peut proportionner à la résistance du calcul vaut mieux. La suppression du ressort entraînait d'ailleurs celle de la poupée mobile et rendait plus simple et plus facile la structure et l'application du touret ; aussi la plupart des lithotomistes ont abandonné l'étau à poupée et à ressort de pression pour faire avancer le foret avec la main. M. Civiale est presque le seul aujourd'hui qui mette en usage cette inutile complication.

Si l'on opère sur l'un des lits dont nous avons parlé, le chirurgien étant placé entre les jambes du malade, il lui est facile de faire avancer le foret avec la main ; si l'opération se fait sur un lit ordinaire,

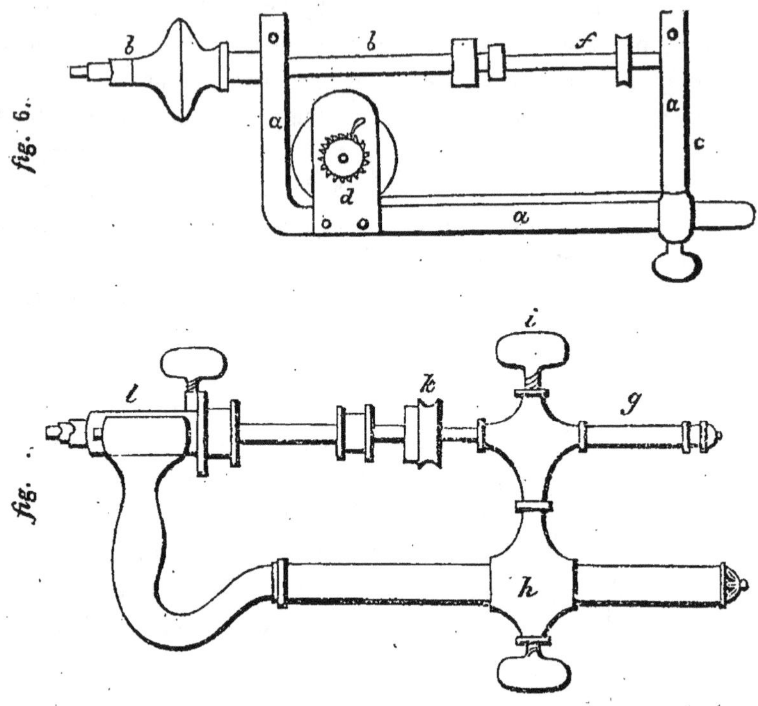

nous avons vu que le chirurgien peut se mettre dans la même position en faisant coucher le malade sur le bord du lit, la jambe gauche étendue sur le matelas, et la droite portant sur une chaise ; ou bien en le plaçant en travers et sur le bord du lit, les pieds appuyés sur deux chaises. Enfin, si l'opérateur, par un motif quelconque, préfère que le malade soit couché sur son lit comme il a coutume de l'être, le siége étant seulement relevé, il pourra encore faire avancer le foret par la pression mesurée de la main, en faisant usage d'un petit appareil dont je vais parler, et qui est représenté dans la fig. 9.

Pour agir sur la pierre, le chirurgien ne pourrait appuyer à nu le pouce sur la queue du foret sans se blesser ; il faut donc qu'il se serve pour cela ou d'une sorte de dé épais, dans lequel existe un trou qui reçoit l'extrémité du foret, ou bien d'un bouton ou conscience, ayant un renflement retenu dans une gorge, de manière que le foret puisse tourner, le bouton ou l'anneau restant fixes dans la main. Des boutons poussiers de forme peu diverse ont été construits d'après ces principes depuis 1827 , époque à laquelle on commença à en faire usage. En parlant dans un des mémoires qui vont suivre des forets à développement et du mécanisme qui détermine l'écartement des ailes , je donnerai la figure du poussier dont je me sers.

Par la suppression de la poupée mobile devenue inutile , le tour ou chevalet se trouvait simplifié et transformé en un support. Dès 1823 , j'avais fait exécuter une espèce de forceps semblable à une pince à pansement, mais beaucoup plus forte, avec laquelle le lithotribe saisi près de son pavillon était maintenu par un aide ; car mon étau à main n'était destiné qu'au soutien et à la progression du foret ; ce fut M. Civiale qui, après en avoir augmenté les dimensions, s'en servit pour fixer l'instrument.

M. Amussat fait maintenir son appareil au moyen d'un ou deux étaux à main que l'on peut voir représentés dans la fig. 4. En parlant de cet étau, M. Tanchou, dans un ouvrage ayant pou r titre : *Nouvelle méthode pour détruire la pierre dans la vessie sans opération sanglante,* s'exprime de la manière suivante : « Nous blâmons également les deux » espèces d'étaux à main dont on arme la main des aides, dans la mé-» thode de M. Amussat ; de pareils points d'appui ne peuvent avoir été » proposés que pour ne pas faire usage de ceux qui ont été inventés par » d'autres, et dans le but de se rendre original, même en imaginant des » choses ridicules. »

Cette critique est injuste et tombe à faux dans cette circonstance, car un étau à main servant seulement de support était chose utile, et le seul qui existât à l'époque où M. Amussat a fait exécuter le sien , était, j'en conviens, assez imparfait pour lui donner le désir d'en chercher un autre. Ce n'est pas la seule fois que M. Tanchou s'est montré partial et inexact, et, bien que de tous ceux dont il a eu à examiner les travaux, je sois le mieux traité , ce dont je le remercie, cependant j'ai aussi à me plaindre du choix des observations qu'il a citées , et de sa manière de les rapporter. Je me serais empressé dès long-temps de réclamer contre les inexactitudes qui me concernent, si j'avais cru que cet ouvrage pût avoir du retentissement et exercer quelque influence en lithotritie. L'étau à main de M. Amussat est donc loin de me paraître une idée ridicule ; seulement il me semble trop court, et disposé d'une manière fatigante pour l'aide , et gênante pour l'opérateur.

Le support à main dont je me sers lorsque je ne fais pas usage du point fixe, a été décrit dans un mémoire adressé à l'Institut en 1830; il est représenté dans la fig. 9.

FIG. 9.

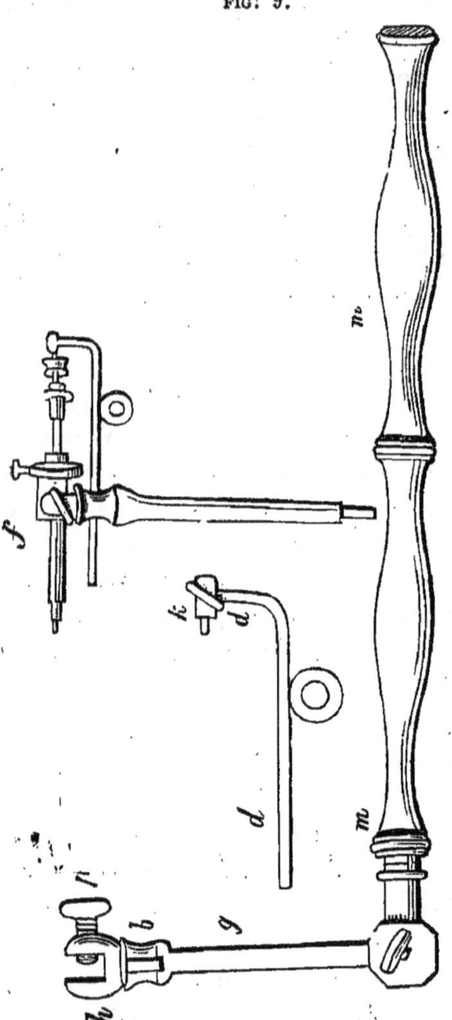

Il est formé d'un manche en bois, long d'un pied et demi environ *m m*, sur lequel s'adapte à angle droit une tige métallique *g*, longue de sept pouces, terminée par une fourche *h*, dans laquelle est reçu le carré ou l'armure de la pince lithotribe qui s'y trouve retenue par une vis de pression *p*.

Cet étau tel qu'il est représenté, fig. 7, est applicable lorsque le malade est couché de telle sorte que le chirurgien peut se placer entre ses jambes. Lorsque, par un motif quelconque, il préfère se placer à la droite du malade, il peut, au moyen de la petite tringle courbée en équerre, *d d*, faire avancer le foret avec la main. On voit au-dessous de la fourche, fig. 7, une mortaise *b*, dans laquelle est reçue et glisse la petite tringle L'on voit en *f* la pince reçue dans l'étau; et la tringle poussier disposée pour agir : la portion de ce poussier qui est en rapport avec le foret est disposée de manière à présenter à volonté une petite cavité dans laquelle est reçue la queue du foret simple ou une tige courte qui s'implante dans les boutons ou consciences des forets à développement.

Pour faire usage de cet étau, l'aide placé à la gauche du malade tient à deux mains le manche qui passe sous la cuisse, et il l'appuie contre lui-même pour donner plus de fixité. Lorsque j'ai affaire à un malade indocile dont je redoute les mouvemens, je lui place un bandage de corps avec un sous-cuisse; l'aide saisit à la fois de la main gauche le manche de l'étau et le sous-cuisse, en sorte que l'instrument suit forcément les mouvemens du bassin avec lequel il se trouve pour ainsi dire identifié. Employé de cette manière, cet étau à main a une fixité presque égale à celle du point fixe, sans avoir les dangers que l'on peut redouter de ce dernier. Je puis en faire usage dans toutes les positions que l'on donne au malade; je m'en sers même souvent aujourd'hui en opérant sur le lit rectangle, et je crois pouvoir le recommander comme un accessoire utile.

M. Heurteloup est le premier qui ait imaginé de rendre les instrumens lithotribes tout-à-fait immobiles. L'étau qu'il met en usage fait partie du lit rectangle que nous avons décrit et figuré. (*Voyez* fig. 1 et 2.)

Le support fixe est un morceau de fer long d'un pied et demi, aplati et un peu courbe (fig. 3 et 4), lequel est reçu dans une mortaise pratiquée dans la pièce de bois *b*, qui forme le devant du lit. Cette mortaise représente deux cônes qui se touchent par leur sommet. (*Voy.* fig. 3). Cette disposition permet au support des mouvemens en avant et en arrière, assez étendus pour qu'il vienne saisir l'instrument sans que le malade ait besoin de s'avancer ou de se reculer. Il faut seulement avoir soin de faire placer le raphé dans la direction du support, qui ne peut se prêter à des mouvemens latéraux. Le support est fixé dans la mortaise au point voulu par un long écrou qui traverse la pièce de bois *b* (fig. 1 et 2) suivant sa longueur, et que fait mouvoir une manivelle placée à la droite du lit. L'extrémité du support représente une espèce de fourche *s* (fig. 4), dans laquelle l'instrument est reçu et fixé par une vis de pression *t*, comme on le voit dans la fig. 3.

Si l'on considère que plus l'instrument est fixé d'une manière solide, moins le malade éprouve de douleurs dans l'instant du broiement, on sera porté à regarder comme le meilleur support celui que l'on pourra rendre immobile. En effet, un grand nombre de médecins ont assisté aux opérations de M. Heurteloup et à celles que j'ai pratiquées sur le lit rectangle dans les hôpitaux et en ville : ils ont pu se convaincre que les malades chez lesquels la sensibilité de la vessie est très-développée, et pour lesquels les mouvemens imprimés aux instrumens dans le but de saisir la pierre sont très-pénibles, ne ressentent plus aucune douleur pendant que le broiement s'opère, lorsque l'instrument est maintenu par l'étau dans une immobilité parfaite. J'ai maintes fois employé plusieurs minutes à perforer des pierres fort dures, en imprimant au foret, par le moyen de l'archet, un mouvement très-rapide, sans que le malade éprouvât aucune sensation pénible. J'ai même pu me servir de l'étau fixe pour deux enfans qui avaient des pierres murales, et que j'ai publiquement opérés avec succès à l'hospice Saint-Côme. L'un de ces enfans avait quatre ans et l'autre cinq, c'est-à-dire qu'ils étaient plus jeunes qu'aucun de ceux opérés jusqu'à ce jour, dont on a publié l'histoire. J'avais, il est vrai, la précaution de faire maintenir le bassin des petits malades, qui, au moment de l'introduction de l'instrument, se montraient fort indociles; mais cette précaution eût été rendue inutile par leur tranquillité pendant le broiement, résultat de l'absence de douleurs.

En parlant de l'immobilité du support, M. Rigal s'exprime de la manière suivante : « Dans l'immense majorité des cas, le point fixe a » l'avantage de prévenir, d'empêcher des ébranlemens fâcheux. Les » calculeux lui doivent de ne point souffrir tandis que l'on fait jouer le » foret; c'est une vérité dont j'ai eu occasion de me convaincre dans » plus de trente opérations pratiquées sous mes yeux par M. Leroy.»

Le point fixe a donc, sans nul doute, des avantages : voyons maintenant quels inconvéniens peuvent lui être reprochés. La lithotritie, avons-nous dit, exempte de douleurs pour les uns, est parfois accompagnée de souffrances pour ceux qui, par une attente de plusieurs années, ont laissé la pierre grossir, et la sensibilité de la vessie s'exalter à l'excès. Pourra-t-on, lorsque l'on pratiquera le broiement sur des malades qui seront dans cette dernière circonstance, fixer l'instrument d'une manière invariable? ne devra t-on pas craindre que, par un mouvement aussi soudain que la douleur qui le détermine, le malade, portant le bassin en arrière, ne donne lieu à une lésion du col de la vessie? La sangle qui fait partie du lit rectangle et qui passe sur les épaules, fût-elle suffisante pour empêcher un mouvement en arrière un peu étendu, est impuissante pour arrêter les mouvemens latéraux. Je ne partage donc pas, à cet égard, la sécurité de M. Heurteloup, et la confiance entière qu'il a dans la sangle rembourrée. Je sais bien que le malade n'éprouvant point ordinairement de douleur pendant le temps du broiement, comme nous l'avons avancé d'après de nombreux essais , n'aura pas de motif pour s'abandonner à de tels mouvemens ; mais si l'on réfléchit que, dans le cas où la sensibilité de la vessie est ainsi exagérée, cet organe hypertrophié se refuse à recevoir du liquide, et qu'ainsi l'instrument et la pierre sont, de toutes parts , en contact avec ses parois ; l'on conviendra que la recommandation, très-bonne d'ailleurs, de placer l'instrument au centre de la poche urinaire distendue , devient illusoire , et qu'à moins d'une excessive prévention, l'on ne peut dire que la vessie soit à l'abri de tout ébranlement douloureux , et que l'on n'ait à redouter , de la part du malade, aucun mouvement soudain qui pourrait lui être funeste. Il y a d'ailleurs des hommes tellement irritables et tellement peu capables de maîtriser leurs mouvemens, qu'il serait imprudent de mettre pour eux l'instrument au point fixe. Je rapporterai une circonstance dans laquelle je faillis avoir à me repentir de l'avoir fait. Je ne me rappelle pas le nom du sujet de cette observation , mais, comme ce n'est pas d'un succès qu'il s'agit, j'ai tout lieu de penser que l'auteur de la lettre sur la lithotritie urétrale, lui-même, ne fera cette fois nulle difficulté de me croire.

Obs. — Un homme âgé de 30 ans environ, poussé par une de ces aberrations d'idées dont les organes génitaux sont fréquemment la cause et l'objet, avait introduit dans son urètre la tige d'une graminée qui, s'étant brisée, était tombée dans la vessie, où elle avait donné lieu à la formation de calculs. Le malade entra à l'Hôtel-Dieu, et le broiement ayant paru applicable, MM. Dupuytren et Breschet confièrent le malade à mes soins, ce qu'ils ont eu plusieurs fois la bonté de faire avec une bienveillance que, du reste, m'ont témoignée, dans de semblables circonstances, la plupart des chirurgiens des hôpitaux de la capitale.

La sonde faisait sentir plusieurs pierres ; la vessie n'était pas assez contractée pour rendre l'opération difficile ; mais le malade était excessivement méticuleux , et doué d'une intelligence assez obtuse. Je pratiquai l'opération sur le lit rectangle ; la sonde ayant été introduite fit reconnaître dans le col la présence d'un calcul qu'il fallut repousser pour faire pénétrer la pince droite à trois branches ; une pierre fut saisie de suite sans recherche, et à cela il n'y avait pas grand mérite, car la vessie en étant remplie, elles venaient d'elles-mêmes se placer dans la pince. Deux pierres avaient déjà été écrasées par la pression des pinces et du foret ; une troisième ayant paru plus dure, je fis usage de l'archet, et pour cela je fixai l'instrument avec l'étau immobile. La perforation achevée, je venais de détourner la vis qui fixe les deux canules et de produire l'écrasement de la pierre en fermant la pince, lorsque le malade, qui jusqu'à cet instant avait été fort tranquille, fit tout à coup en arrière un mouvement brusque assez étendu ; l'instrument, retenu par l'étau, ne put suivre ce mouvement, et la portion qui se trouvait dans la vessie fut ramenée dans l'urètre. Par bonheur, dans cet instant la pierre était écrasée, et l'instrument fermé ; car si le calcul eût été dans son entier, il est probable que le col de la vessie eût été déchiré. J'avais omis de placer sur les épaules du malade la sangle rembourrée, dont nous avons parlé en décrivant le lit rectangle, laquelle aurait borné l'étendue du mouvement du bassin en arrière si elle n'avait pu l'empêcher entièrement ; mais cette sangle, M. Heurteloup lui-même n'en faisait alors usage que quand il voulait faire basculer le lit pour saisir la pierre avec plus de facilité. Cet incident, qui causa parmi les spectateurs, dont l'amphithéâtre était rempli, un moment de vive anxiété, ne fut suivi d'aucun fâcheux résultat immédiat. Deux séances encore furent faites, dans lesquelles plusieurs pierres furent écrasées. A la suite de l'une d'elles un fragment volumineux s'arrêta dans la fosse naviculaire et fut extrait par l'élève interne de la salle. On voyait au centre une portion de la tige d'herbe qui avait servi de noyau. Quelques jours plus tard une pierre s'engagea dans le col de la vessie et s'avança jusqu'à la portion membraneuse où elle séjourna sans que l'on pût la déloger : elle ne s'opposait point au passage de l'urine, mais sa présence ne permettait pas à l'instrument lithotribe l'entrée de la vessie. L'opération fut donc suspendue. Huit jours s'écoulèrent, après lesquels le malade, sortant du bain et revenant à la salle en traversant le pont de l'Hôtel-Dieu vêtu seulement d'une capote, fut pris de froid. Une pneumonie se manifesta, que ni la saignée ni l'émétique à haute dose ne purent maîtriser. A l'ouverture du corps, on trouva dans l'urètre une pierre entière : la portion membraneuse de ce canal, sa portion prostatique étaient enflammées ; les veines qui partaient de cette région contenaient du pus. Les deux poumons étaient enflammés ; leur intérieur était parsemé d'un grand nombre de ces petits abcès que l'on rencontre dans ces organes lorsque, par suite d'une phlébite, du pus en nature circule avec le sang. La vessie contenait une vingtaine de pierres grosses comme des avelines, qui, jointes entre elles par la tige de graminée, avaient l'apparence d'un chapelet.

L'étau à main ordinaire aurait-il mis à l'abri de l'accident que faillit occasioner le point fixe ? Je suis persuadé du contraire, car le mouvement fut si brusque qu'il eût été impossible à l'aide de le suivre, à moins que l'on n'eût établi une harmonie parfaite entre les mouvemens du bassin et les mains de l'aide qui fixaient l'instrument, ainsi que j'en ai indiqué le moyen en décrivant l'étau à main représenté dans la fig. 9.

Cette leçon, comme on le pense bien, m'a rendu plus circonspect dans l'emploi du point fixe, et quand je me détermine à pratiquer le broiement sur des malades très-irritables et dont la vessie est fort contractile, je ne manque pas, lorsque je fais usage de l'archet, de faire maintenir l'instrument par mon étau à main, et de mettre, au moyen d'un bandage de corps et d'un sous-cuisse, les mouvemens de l'aide en harmonie avec ceux que le malade pourrait faire.

Everat, imprimeur, rue du Cadran, n. 16.

DU
CATHÉTÉRISME

EXPLORATIF

CONSIDÉRÉ SPÉCIALEMENT SOUS LE RAPPORT

DE

L'OPÉRATION DU BROIEMENT.

Lorsque l'on pratique le cathétérisme dans le but de donner issue à l'urine, et que l'urètre n'est pas rétréci, la forme et la courbure de la sonde sont d'une médiocre importance, car toutes pénètrent, depuis la droite jusqu'à celle en S romaine. Entre ces deux extrêmes chaque praticien adopte une forme qui lui devient familière ; mais s'il s'agit de reconnaître la présence d'une pierre dans la vessie, la courbure de la sonde n'est plus chose indifférente : lorsqu'elle est très-prononcée, les mouvemens de l'instrument dans la vessie sont bornés, on ne peut en incliner le bec à droite et à gauche, à plus forte raison l'on ne peut le porter dans le bas fond, et la pierre n'est touchée que par la convexité de la courbure, c'est-à-dire par une portion de la sonde qui ne permet pas d'apprécier le volume et la forme du calcul ; si la vessie est profonde, et c'est ordinairement ce qui a lieu par suite de la tuméfaction de la prostate qui très-souvent accompagne la pierre, si le bas fond est fortement déprimé, si le calcul est placé dans l'une des parties latérales de cet organe, il y a des chances pour qu'il ne soit pas senti, car une sonde à grande courbure ne peut atteindre dans ces divers points de la vessie ; il faut donc pour pratiquer convenablement le cathétérisme exploratif que la courbure de l'algalie soit courte et brusque. Tolet avait vu et démontré par l'expérience de quel avantage est une sonde à courte courbure pour explorer la vessie ; mais il en fut de ce sage précepte comme de beaucoup d'autres choses utiles qui tombent si complétement dans l'oubli, qu'il leur faut être inventées de nouveau pour revoir le jour.

Desault enseignait que les sondes ordinaires suffisent pour explorer la vessie : « les vraies praticiens, lisons-nous dans Bichat, n'emploient que des algalies ordinaires et jamais ils ne se méprennent sur le contact de la pierre. » Nous avons vu en effet la plupart des chirurgiens sortis de l'école de Desault se servir pour la recherche de la pierre des sondes fortement courbées avec lesquelles on pratique le cathétérisme évacuatif : mais c'était là une fausse application des paroles du maître, car les sondes dont il faisait usage étaient presque droites et ne présentaient qu'une courbure courte et peu prononcée.

Deschamps conseille de faire usage d'une sonde en S pour découvrir plus facilement les calculs situés au bas fond de la vessie ; la courbure de cette sonde, en plongeant dans cette partie de l'organe, peut bien quelquefois faire sentir des calculs au-dessus desquels aurait passé une autre sonde si le bas fond était très-déprimé ; mais ce ne serait que par la convexité de la courbure que l'on pourrait les toucher, et l'on ne pourrait ainsi acquérir de notion sur leur volume, tandis que le bec de la sonde exploratrice à petite courbure porté dans la partie la plus déclive de la vessie fera sentir plus distinctement le calcul, et donnera le moyen d'en apprécier le volume.

Pour remplir d'une manière convenable le but auquel on la destine, une sonde exploratrice doit être courbée suivant un angle de 45° au moins, la longueur de la partie courbe ne dépassera pas 17 à 18 lignes. (V. fig. 10.)

Fig. 10

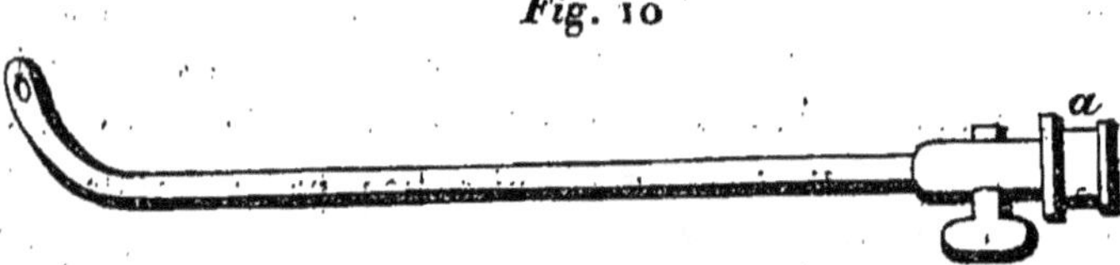

Deux autres dispositions moins indispensables que celles-ci peuvent contribuer à rendre une sonde commode. Ce sont un robinet pour retenir le liquide et le laisser échapper à volonté ; une boîte à liége *a* pour recevoir la canule de la seringue destinée à faire l'injection. Ces dispositions se trouvent dans la sonde que M. Heurteloup a désignée sous le nom de recto-curviligne, dénomination vicieuse en ce qu'elle peut convenir à toutes les sondes, à l'exception de celle en S romaine, puisque toutes sont formées d'une partie droite et d'une partie courbe ; cette sonde, je l'appelle seulement exploratrice.

On aurait tort de ne pas faire usage, pour découvrir la présence d'une pierre dans la vessie, de toutes les ressources qui sont à la disposition du chirurgien ; car si, dans la plupart des cas, il est facile de sentir les corps étrangers que contient cet organe, il arrive parfois qu'ils échappent à des recherches multipliées. Il y a des circonstances dans lesquelles on s'explique pourquoi le calcul n'a pas été senti ou n'a pu l'être qu'après plusieurs recherches vaines. Ainsi, lorsque cette concrétion est enchatonnée, et qu'elle ne se montre à nu dans la vessie que par un point très-peu étendu, lorsqu'elle est contenue dans un kyste (Tornamira, Meckel), il n'est point extraordinaire que la sonde ne puisse la découvrir, ou qu'elle ne la fasse sentir que d'une manière fugace et incertaine; il arrive même qu'après la taille on ne retrouve plus ces calculs dont la sonde avait démontré l'existence d'une manière assez distincte pour déterminer à pratiquer cette opération.

L'un des faits les plus remarquables de ce genre est relaté par Schenkius. Un homme, éprouvant tous les symptômes de la pierre, fut taillé; sa vessie ouverte, on ne trouva point de corps étranger; il mourut peu de jours après, et l'on découvrit trente-deux calculs contenus chacun dans un kyste particulier.

M. Belmas, dans son Traité de la cystotomie sus-pubienne, rapporte un fait du même genre, moins extraordinaire peut-être à cause du moindre nombre de pierres, mais cependant très-remarquable. Un médecin de la ville de Sens éprouvait tous les symptômes de la pierre. MM. Dubois et Béclard ayant reconnu la présence de ce corps, M. Souberbielle ouvrit la vessie par l'appareil latéralisé, mais toutes ses recherches pour trouver le calcul furent inutiles. Persuadé cependant qu'il en existait un, l'opérateur fit beaucoup d'instances pour que le malade permît que l'on pratiquât la taille sus-pubienne; il s'y refusa, retourna chez lui, continua de souffrir et mourut. L'on trouva à l'autopsie un calcul du poids de près de deux onces, adhérant à la muqueuse ulcérée du sommet de la vessie. Un fait semblable se trouve rapporté dans une Dissertation sur la pierre, p. 44. Paris, 1736.

La vessie peut être séparée par des cloisons en plusieurs cavités, dans lesquelles se développent des calculs inaccessibles à la sonde. Ce corps peut être contenu dans une portion de la poche urinaire, formant hernie. Il peut être recouvert et retenu par des fongosités, à la formation desquelles il a lui-même donné lieu en ulcérant le point de la muqueuse avec lequel il se trouvait habituellement en contact; ou bien enfin, et c'est là ce qui a lieu le plus fréquemment, les calculs peuvent être fixés dans une cellule formée par l'écartement des fibres musculaires, ayant pour enveloppe extérieure les membranes muqueuse et celluleuse qu'ils refoulent en se développant.

Dans l'une des dernières séances de l'Académie de Médecine, M. Sanson a présenté la vessie d'un vieillard auquel, peu de jours auparavant, il avait extrait par la taille sept calculs. Aux deux côtés de cette vessie sont deux poches dont les parois ont les trois tuniques comme les autres parties de l'organe; elles communiquent avec la vessie par des ouvertures de 3 ou 4 lignes de diamètre. L'une de ces poches est vide : l'autre contient sept calculs gros comme des noisettes. M. Velpeau a aussi mis, il y a quelques mois, sous les yeux de l'Académie une vessie formée de deux cavités communiquant entre elles par une ouverture étroite. Celle dans laquelle n'arrivait pas l'urètre était souvent distendue par de l'urine : pendant la vie elle contenait un petit calcul.

Aux exemples de pierre enchatonnées qui n'ont pu être retirées par l'opération de la taille, je joindrai un fait nouveau, dans lequel nous trouverons en outre, sous le rapport de la lithotripsie, plusieurs enseignemens utiles : comme d'ailleurs il a été l'objet d'une discussion ; il n'est pas inutile que je fasse connaître ce que j'ai été à même d'en savoir. Voici comment cette observation est rapportée par M. le docteur Paillard dans le compte rendu de la clinique chirurgicale de l'Hôtel-Dieu.

OBS. I. — M. R..., conseiller à la cour de cassation, était atteint depuis plusieurs années de la pierre. Soumis au cathétérisme, on reconnut cette maladie, et il fut décidé qu'on aurait recours à la lithotritie pour l'en débarrasser. Elle fut employée à quatre reprises différentes. L'opérateur se croyant certain d'avoir saisi le calcul fit la manœuvre du broiement dans chaque séance. La lenteur du traitement, les douleurs et les fatigues qu'il causait au malade, le déterminèrent à l'abandonner. M. Leroy ayant été consulté, ne jugea pas, après avoir sondé le malade, que la lithotritie fût applicable. M. R... sollicita alors vivement M. Dupuytren de lui pratiquer l'opération de la pierre. Ce professeur lui conseilla de garder son calcul et de se borner à des moyens adoucissans ; car il existait une paraplégie et un œdème des membres inférieurs. Le malade persistant, malgré ces conseils, dans la résolution de se faire tailler, M. Dupuytren l'opéra par la méthode bilatérale. Deux calculs furent extraits : l'un était du volume de la grosse phalange du pouce; l'autre était beaucoup plus considérable. Cette extraction faite, M. Dupuytren explora la vessie dans tous ses points avec le bouton. Cette exploration fut faite aussi par plusieurs personnes qui assistaient à l'opération, entre autres par M. Leroy d'Étiolles; aucun autre calcul ne fut senti. Le malade succomba sept jours après l'opération. La vessie présentait sept cellules assez vastes; dans l'une d'elles se trouvait un calcul du volume d'une grosse noix. Cette cellule présentait une ouverture étroite par laquelle le calcul faisait une très-légère saillie. A partir de cette espèce de collet tracé sur la pierre, qui semblait comme étranglée, la cavité allait ensuite en s'agrandissant, et le calcul, du volume d'une grosse noix, se moulait exactement sur elle, mais ne lui adhérait pas. Il n'y avait point de pierres dans les autres cellules nombreuses que présentait la vessie. Cette pièce est déposée dans le musée d'anatomie pathologique de l'Hôtel-Dieu.

Lors de l'extraction des calculs, on remarqua avec beaucoup d'étonnement que les deux calculs qui avaient dû être saisis par les instrumens lithotriteurs, puisque l'opérateur avait fait la manœuvre du broiement, ne présentaient ni l'un ni l'autre la plus légère trace de l'action des instrumens. Tout porte donc à croire que les manœuvres du broiement avaient été exercées sur rien, c'est-à-dire dans le vide.

(Journal hebdomadaire, 19 septembre 1829.)

M. Civiale rapporte ce fait d'une autre façon.

Je fus appelé, dit-il, auprès de M. R...., conseiller à la cour de cassation. Ce vieillard, calculeux depuis long-temps, était dans des conditions telles que l'opération présentait bien peu de chances de succès. Je m'assurai que la vessie contenait plusieurs calculs : l'un d'eux fut saisi et écrasé; une partie des fragmens extraits dans la pince et le reste rendu ensuite avec l'urine. Cette première tentative ne fut ni très-douloureuse ni difficile, et ne donna lieu à aucun accident grave, ce qui nous engagea à recommencer quatre jours après. Le résultat de cette seconde tentative fut satisfaisant sous le rapport de la manœuvre; un autre calcul fut saisi, écrasé et en partie extrait; mais le malade en fut incommodé. Vingt jours après eut lieu une troisième et dernière tentative qui me donna la certitude que M. Rousseau ne pourrait pas supporter un traitement qui pouvait être fort long. A la seconde tentative, j'avais cru remarquer que les calculs formaient dans la vessie une masse moins considérable que je ne l'avais d'abord pensé, ce qui me fit soupçonner l'existence de cellules vésicales. Cette circonstance, réunie aux dispositions défavorables dans lesquelles se trouvait M. Rousseau, me fit renoncer définitivement à l'emploi de la lithotritie. La cystotomie était encore moins applicable. Il fut arrêté que toute opération serait ajournée indéfiniment. Le malade consulta plus tard d'autres chirurgiens, au nombre desquels était M. Dupuytren, qui ne partagea pas mes craintes sur l'état de M. Rousseau. Il pratiqua la cystotomie environ un an après; elle fut suivie de la mort. M. Dupuytren n'ayant trouvé dans la vessie de M. R... que des calculs entiers, crut que les tentatives de lithotritie qu'on avait faites un an auparavant avaient été sans effet, et que, pour me servir de ses expressions, l'on avait opéré dans le vide.

Si M. Dupuytren avait connu la lithotritie, il n'aurait pas avancé une chose au moins ridicule. Or, il était facile de s'assurer qu'après chaque tentative M. R... avait rendu plusieurs fragmens de calculs, que chaque fois aussi des parcelles furent retirées dans la pince. Ce fait était constaté par plusieurs personnes, entre autres par trois médecins : MM. Chardel, Castello et Miquel.

(Lettre sur la lithotritie urétrale, pag. 136.)

Voilà deux narrations bien différentes d'un même fait. Celle de M. Dupuytren est en tout point ce que j'ai vu et ce que nous avons appris de la bouche du malade, de celles des personnes qui l'entouraient et de M. Chardel en particulier, l'un des médecins dont le témoignage est invoqué. La pince, ainsi que le dit M. Civiale, a bien pu ramener quelques *parcelles* indiquant que ses mors avaient gratté la surface de la pierre, mais il n'est sorti ni fragment ni détritus qui pût faire supposer que deux pierres, même fort petites, eussent été brisées. J'ai donc, quant à moi, quelques raisons de penser que M. Civiale a, comme l'a dit M. Dupuytren, broyé à vide, mais, persuadé qu'il ne l'a pas fait avec des intentions blâmables, si j'avais un reproche à lui faire, ce serait de n'en pas convenir. En effet, ce dont M. Civiale se défend avec tant de véhémence, je confesse, moi, l'avoir fait; oui, j'ai simulé la manœuvre du broiement sans avoir saisi la pierre, et j'avais pour complices les plus proches parens du malade, car l'idée m'en avait été suggérée par sa femme, qui craignait que son mari ne fût découragé par deux séances sans résultat. Nous eûmes à nous applaudir d'en avoir agi ainsi, car l'opération, difficile d'abord, devint aisée ensuite, et le malade guérit. J'avouerai même que je serais tout disposé à me rendre coupable de nouveau de cette supercherie si, ayant tout lieu d'ailleurs d'espérer de réussir, il m'arrivait, en opérant un sujet facile à décourager, de faire une ou deux séances sans pouvoir saisir le calcul; car il n'y a pas de chirurgien lithotripsiste à qui il ne soit arrivé de faire quelques tentatives infructueuses sur des malades qui cependant ont guéri par le broiement.

J'ai tout lieu de croire, et le fait de M. R. me confirme dans cette pensée, que mes confrères en lithotritie, bien qu'ils n'aient pas jugé à propos d'en convenir, se sont permis cette petite tromperie, bien excusable, lorsqu'elle est faite honnêtement et dans l'intérêt seul du malade, mais qui serait honteuse et coupable si elle avait un tout autre motif. On s'étonnera peut-être que l'on puisse abuser ainsi le malade; cependant rien n'est plus facile lorsque l'on a pour confidens ceux qui l'entourent ; quant à la manœuvre des instrumens, les spectateurs fussent-ils médecins, pourraient y être trompés. L'un de nos plus illustres chirurgiens, dont on citait, il y a peu de jours, une naïveté à l'occasion de la médaille du choléra, exprimait par un mot très-caractéristique ce qu'il pensait à cet égard. « Je vois bien, disait-il, la queue de la poêle, mais je ne vois pas ce que l'on fait frire. »

Quelques lignes encore sur cette observation, qui nous ramèneront au diagnostic de la pierre dont cette petite digression nous a éloignés. M. Civiale dit qu'à la seconde tentative, ayant cru remarquer que les calculs formaient dans la vessie une masse moins considérable qu'il ne l'avait d'abord pensé, il soupçonna l'existence de cellules vésicales. Je ne comprends pas la valeur d'un tel signe ; je regrette que l'opérateur ne soit pas entré dans plus de détails et qu'il n'ait pas manifesté avant la mort son opinion, car il n'y a plus de diagnostic après les révélations de l'autopsie. Quant à moi, je n'ai reconnu ni les cellules ni la pierre enchatonnée, et si je me suis refusé à faire une seule tentative de broiement, malgré les instances de M. Dupuytren, qui prévoyait l'issue fatale de la taille, j'avais assez d'autres raisons pour m'y déterminer ; car outre l'œdème des jambes, la paralysie et la multiplicité des calculs dont il a été parlé, il y avait encore d'autres motifs pour moi plus puissans, c'était l'état de contraction extrême de la vessie qui, bien loin de participer à la paralysie incomplète des membres inférieurs, ne pouvait recevoir une seule cuillerée de liquide, et l'écoulement abondant de sang que produisait le frottement de la sonde sur les parois de cet organe. Les tentatives infructueuses de M. Civiale devaient aussi me servir de leçon, car j'avais reconnu qu'elles provenaient non du fait de l'opérateur, mais des dispositions dans lesquelles se trouvait le malade et qu'il était impossible de modifier.

Des pierres même assez volumineuses échappent parfois à toutes les recherches, puis au bout de quelque temps, la sonde les rencontre au premier abord, après quoi elles redeviennent encore momentanément introuvables. Cette impossibilité passagère de sentir des calculs que l'on rencontre ensuite avec facilité n'est pas très-rare ; ordinairement lorsque je l'ai observée j'ai trouvé les fibres musculaires de la vessie très-développées, disposées par faisceaux faisant une saillie prononcée dans la cavité de l'organe, formant en un mot ce que l'on nomme des vessies à colonne. Lorsque deux de ces colonnes sont séparées l'une de l'autre par un intervalle qui répond à peu près au volume du calcul, elles peuvent le saisir lorsque la vessie contractée le presse, le retenir pendant quelque temps et le rendre inaccessible au contact de la sonde. C'est, je crois, ce qui est arrivé chez les malades dont je vais raconter l'histoire.

Obs. II. — M. D.... éprouvait depuis plusieurs années tous les symptômes de la pierre. Deux fois il avait été sondé par M. le professeur Dubois, sans que cet habile opérateur eût senti dans la vessie aucun corps étranger. M. Pasquier fils ayant été appelé rencontra une pierre aussitôt après l'introduction de la sonde. Quelques jours plus tard je sondai le malade et je rencontrai de prime abord le calcul, dont l'un des diamètres avait 15 à 16 lignes. La vessie était fort contractée et ne recevait qu'une très-petite quantité d'urine, une once à peu près. Des colonnes charnues tendues comme des cordes, faisaient dans la cavité de l'organe une saillie considérable. Ce n'étaient pas là des circonstances bien favorables à la lithrotritie, mais elle paraissait praticable; d'ailleurs M. D... ne voulait entendre parler d'aucune autre opération.

Dans la première tentative, impossibilité d'introduire l'instrument droit, causée par l'embonpoint du malade et surtout par le gonflement de la prostate. Quelque jours après M. Pasquier et moi fimes des recherches inutiles pour sentir le calcul, qui cependant était volumineux. Trois semaines se passèrent pendant lesquelles nous sondâmes quatre fois sans rien sentir, bien que nous eussions fait placer le malade dans des positions très-variées. Une fois cependant j'imaginai d'explorer la vessie avec une sonde de gomme élastique très-flexible terminée par un bout métallique (V. fig. 14), et nous heurtâmes la pierre mais par une surface très-peu étendue; elle était située au sommet de la vessie. Quelques jours plus tard, le calcul nous apparut beaucoup plus distinctement, mais il était comme suspendu à la paroi supérieure de la vessie; le bec de la sonde le touchait lorsqu'il était dirigé en haut et l'on ne rencontrait rien au bas fond ; lorsque la vessie était vide on frappait assez distinctement le calcul, si l'on injectait un peu de liquide le calcul remontait et la sonde ne le touchait plus que par son extrémité ; je cherchai avec la sonde à le dégager, mais je ne pus y parvenir. Il ne me semblait pas que la pierre étant située comme M. Pasquier et moi la rencontrions, il fût convenable d'employer la pince à trois branches droites, car en admettant que son introduction fût devenue possible, il était peu probable quelle eût pu être inclinée assez fortement en haut pour la saisir. J'avais sous la main le brise-pierre articulé de M. Jacobson, je le fis pénétrer dans la vessie ; deux fois l'anse formée par cet instrument placée horizontalement et portée aussi haut que possible, embrassa l'extrémité inférieure du calcul, mais pas assez pour faire mordre l'écrou. Je songeai à faire usage de ma pince à trois branches courbe, munie du forêt articulé de M. Pravaz, lorsque M. Heurteloup présenta à l'Académie son percuteur courbe ; il me sembla que cet instrument était par sa forme très-propre à saisir une pierre pendante au sommet de la vessie, on peut en juger en jetant les yeux sur les fig. 11 et 12, qui représentent mon lithromètre, avec lequel il a beaucoup de ressemblance. Je fis en conséquence exécuter par M. Greiling un percuteur courbe, et j'en fis l'application; la pierre ce jour-là était plus cachée et plus élevée que dans la précédente tentative, en sorte que l'instrument ne la saisissait que par l'extrémité de ses branches, assez pour l'ébranler, mais pas assez solidement pour que le marteau pût agir. Pensant que si je n'avais pu réussir avec le percuteur cela pouvait dépendre non seulement de la situation anormale de la pierre, mais encore du manque d'habitude de ma part de l'instrument, et désirant avant tout la guérison du malade, je conduisis près de lui M. Heurteloup; dans une consultation à laquelle prirent part M. Pasquier et M. Rousset, médecin ordinaire de M. D...., là sonde ayant été introduite, nous trouvâmes que la situation de la pierre n'était plus

la même : elle était mobile et située au bas fond de la vessie , placée enfin comme
dans la première exploration faite, par M. Pasquier et moi. Ce changement que sans
doute avait produit la précédente application du percuteur rendait possible dès lors
l'emploi de la pince à trois branches , et je manifestai l'intention d'en faire usage :
quant à la possibilité de l'introduction, je supposais qu'elle devait avoir été fa-
vorisée par l'application du brise-pierre articulé et du percuteur qui nécessairement avaient déprimé la prostate , car leur courbure une fois parvenue dans la
vessie, toute la partie qui répond à l'urètre est droite. Cependant une discussion
dont M..D..... fut témoin s'éleva au sujet de la certitude du succès de l'opération
du broiement ; je ne crus pas devoir promettre avec assurance un résultat qui,
malgré le changement survenu actuellement dans la position de la pierre, ne me
paraissait pas certain , et quelques jours après on nous fit dire que M. D.... par-
tait pour la campagne. C'est ainsi, comme chacun le sait, que les malades font
souvent savoir aux médecins que l'on n'a plus confiance en eux ; c'était en effet un congé que l'on nous signifiait, et M. Civiale fut appelé. Ce chirurgien a-t-il
retrouvé la pierre dans la position favorable où nous l'avions laissée ? je l'ignore ,
mais je le suppose, car j'ai appris du gendre du malade qu'après quatorze tentatives ou applications, il est parvenu à débarrasser M. D....

J'ai dit qu'après plusieurs explorations inutiles faites avec l'algalie ,
j'introduisis dans la vessie une sonde en gomme elastique terminée par
un bout en argent , et que, par son moyen, nous pûmes sentir le calcul.
Cette circonstance n'est pas la seule dans laquelle cet instrument m'ait
rendu des services : deux fois la tuméfaction de la prostate rendant très-
pénible ou même impossible l'introduction de la sonde , j'ai pu reconnaître la présence d'une pierre au moyen de cette *so de exploratrice
flexible* qui pénètre très-bien et ne cause point de douleur. Plusieurs
fois aussi, plaçant le malade debout, j'ai senti des fragmens de pierre
plus facilement qu'avec la sonde courbe en argent (voir fig. 14). A l'une
des extrémités se voit la douille métallique ; à l'autre extrémité est une
boîte à liége *c*, pour faire des injections. Pour que la sensation du choc
contre un corps dur soit rapportée plus sûrement à la main , je place
quelquefois dans la *sonde exploratrice flexible* une tige métallique articulée *b*.

Fig. 14.

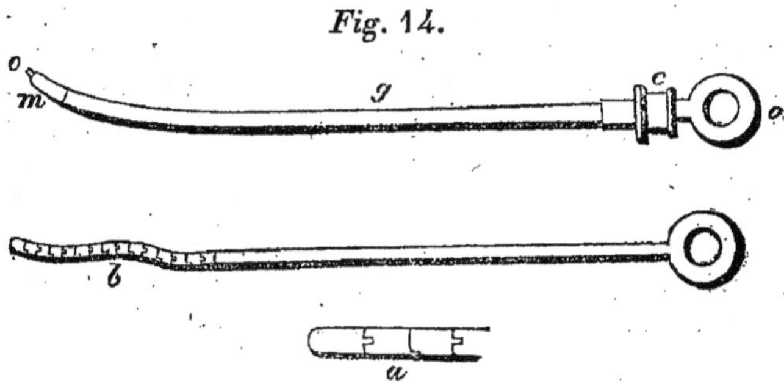

Dans l'observation que l'on vient de lire, nous voyons un calcul se dérober aux recherches faites par la main la plus habile et la plus exercée, venir ensuite pour ainsi dire s'offrir au contact de la sonde, puis disparaître encore pendant un temps assez long, caché dans une lacune formée par la saillie des colonnes de la vessie, se montrer enfin libre et accessible aux instrumens lithotribes, à l'emploi desquels il avait jusqu'alors été réfractaire.

Dans le fait que je vais rapporter, nous verrons un fragment de pierre échappé à la lithotritie, se développer, devenir pierre à son tour, se dérober pendant deux ans à toutes les recherches faites par plusieurs chirurgiens expérimentés, donner lieu à une seconde opération de broiement, et céder enfin après de nombreuses vicissitudes et des difficultés multipliées.

Obs. III. — M. Danzel souffrait depuis plusieurs années lorsqu'il fut opéré par M. Civiale, qui broya la pierre que contenait la vessie ; la sonde ne rencontrant plus aucun corps étranger, la guérison fut considérée comme parfaite. Cependant M. D... continuait de souffrir. Pour découvrir la cause de ses douleurs, il se fit, dans l'espace de deux années, sonder par les chirurgiens les plus habiles. MM. Dubois, Richerand, Pasquier, Guerbois, explorèrent la vessie sans y rien rencontrer. M. Dupuytren conseilla l'application d'un séton à l'hypogastre, l'application répétée de sangsues à l'anus, la térébenthine de Venise à l'intérieur et divers autres moyens dirigés contre le catarrhe vésical très-intense qui existait. Pendant quatre mois, ce traitement avait été suivi sans amélioration, lorsqu'en septembre dernier M. D... me fit appeler. Tant d'explorations avaient déjà été faites que j'étais détourné de la pensée de l'existence d'une pierre. Cependant, pour en avoir le cœur net, je demandai à faire encore une recherche ; le malade y consentit, et la sonde, en arrivant dans la vessie, rencontra une pierre dont le diamètre, se présentant d'avant en arrière, avait 13 à 14 lignes ; la vessie était rendue inégale par des colonnes charnues saillantes, entre lesquelles s'engageait profondément le bec de la sonde, mais elle n'était point hypertrophiée ; elle avait de la souplesse, de l'ampleur ; elle pouvait recevoir 4 à 5 onces de liquide, et malgré le catarrhe, elle n'avait qu'une sensibilité médiocre. La manœuvre de l'opération du broiement paraissait donc devoir être simple, facile, et le surlendemain je vins, accompagné de M. le docteur Thealier, pour y procéder ; mais ce jour-là, vaines recherches : le calcul avait disparu. Certain cependant de son existence, je revins quelques jours plus tard ; la pierre se présentait au bas-fond dans une situation favorable ; je la saisis avec facilité, au moyen de la pince à trois branches droites, je l'attaquai avec le foret à développement, je la fis éclater et j'écrasai deux des fragmens les plus gros. Réfléchissant après cette séance aux circonstances avec lesquelles se présentait le cas de M. D...., je me repentis d'avoir mis la pièce en morceaux et de ne pas avoir commencé à la détruire en la râpant d'avant en arrière et de la circonférence au

centre , au moyen des ailes déployées du foret ; je sais bien qu'il m'eût fallu plusieurs séances pour la pulvériser, mais je pensais avoir plus de facilité à reprendre
une pierre qui me paraissait unique que je n'en aurais à retrouver un certain nombre de fragmens dans une vessie conformée d'une manière assez anormale pour
soustraire un calcul d'un moyen volume aux recherches les plus minutieuses. Quelques jours plus tard , je reconnus que j'avais eu raison de penser ainsi, car je ne
sentis plus rien avec la sonde , et je ne trouvai avec la pince qu'un fragment peu
volumineux , bien que la plus grande partie de la pierre brisée fût encore contenue
dans la vessie. L'opération avançait ainsi lentement, pulvérisant avec le brise-pierre
articulé les morceaux de calculs à mesure qu'ils sortaient de leurs retraites et qu'ils
devenaient sensibles. Dans les mois de janvier et février, j'avais fait plusieurs explorations sans rien découvrir, lorsque ramenant un jour le bec de la sonde derrière la
pubis, immédiatement au-dessus du col , je l'engageai dans une cellule profonde ,
et là je sentis distinctement le cliquetis de plusieurs petites pierres ou morceaux de
pierre. Je fis faire une sonde en métal de 3 lignes 3/4 de diamètre (c'était le volume que recevait l'urètre); je fis pratiquer sur la concavité de la courbure , près
de l'extrémité, un œil ayant 8 lignes de long et 3 lignes 1/4 de diamètre ; je por-
tai cette *sonde évacuatrice* dans la vessie , et je poussai des injections dans cet organe. L'œil de la sonde étant, par sa position, en rapport avec l'ouverture
de la cellule, le liquide s'y trouvait directement poussé. Je le laissai s'écouler partiellement, et par de petits mouvemens latéraux, je cherchais à engager dans l'ouverture de la sonde les corps durs, que je sentais très-distinctement. Je retirai de
la sorte huit fragmens gros comme des pois ; d'autres restaient encore dans la cellule , mais ils semblaient trop gros pour s'introduire dans l'œil de la sonde , car
je m'efforçai vainement de les y engager. Pour les déloger, je fis exécuter un instrument semblable au percuteur de M. Heurteloup , quant à la partie droite de
l'instrument , et à mon lithomètre quant à la partie courbe , avec cette différence
cependant que la gouttière longitudinale existait sur les deux branches de manière
à former un canal quand elles étaient rapprochées. Du reste , point de dents
comme celles du percuteur. Elles auraient nui à l'emploi que je me proposais,
(*V*. fig. 11 et 12.)

Fig. 11.

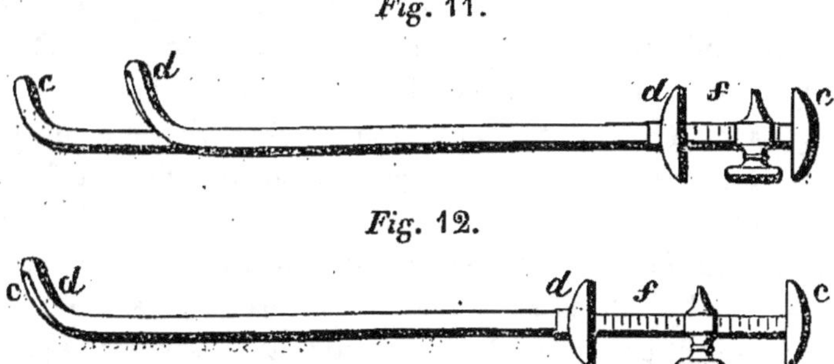

Fig. 12.

Il ne me fut pas difficile d'engager dans la cellule l'extrémité de cette *pince à*
coulisses, de l'y ouvrir et de saisir un corps dur ; mais j'éprouvai quelque peine à

le faire sortir de cette cavité anormale, soit que le calcul fût adhérent à la mu queuse, soit qu'il fût retenu par la forme de l'ouverture de la cellule; un peu de sang s'écoula, mais il ne survint aucun accident après l'opération. Le calcul ou le morceau de calcul extrait de la cellule et porté dans le centre de la vessie, y fût immédiatement brisé par percussion. Il y a un mois environ, je revis le malade avec M. Gensoul; il éprouvait encore de la douleur en urinant. Nous le sondâmes, et je fis sentir à notre habile confrère de Lyon un fragment, encore assez gros, placé au-dessus du col, derrière le pubis; je n'avais en ce moment à ma disposition que la sonde évacuatrice, dont j'ai parlé précédemment; je m'en servis pour injecter la vessie; mais je ne pus engager la pierre dans son œil. Quelques jours après, je la saisis avec la *pince-compas*; je la dégageai plus facilement que la précédente et l'écrasai par la pression des branches; car elle était assez molle. Depuis ce moment, la vessie paraît complétement débarrassée; M. D... a cessé de souffrir, et les urines commencent à devenir plus limpides. Cette amélioration ne date, il est vrai, que de peu de jours; mais tout me porte à croire qu'elle sera durable.

L'on me pardonnera, j'espère, la longueur de cette narration et les détails dans lesquels m'ont forcé d'entrer les difficultés rencontrées et les moyens qu'il m'a fallu imaginer pour les vaincre, car c'est par de semblables détails que peuvent être rendues profitables les leçons de l'expérience.

Dans les faits dont il vient d'être question la structure plus ou moins anormale de la vessie pouvait rendre raison de la difficulté ou de l'impossibilité que l'on éprouvait à sentir le calcul; mais d'autres fois cette poche n'est point bilobée; elle ne présente ni cellules ni colonnes charnues, rien enfin qui puisse soustraire la pierre au contact de la sonde, et cependant on ne la rencontre qu'avec peine, ou même on ne reconnaît pas du tout son existence. C'est ce dont on trouve plusieurs exemples dans les auteurs, ce qui, plus rarement, est arrivé chez M. Erard. L'opération du broiement avait été pratiquée par M. Civiale; 14 séances avaient été employées à détruire la pierre. Le traitement avait été difficile et traversé par un accès de fièvre pernicieuse qui faillit emporter le malade. Je note cette circonstance dont M. Civiale a oublié de parler dans sa narration, parce qu'il n'est pas très-rare de voir cette fièvre survenir dans les affections des voies urinaires, entraver les traitemens auxquels ces maladies donnent lieu, et quelquefois causer la mort, comme M. le d^r Desault nous en a fourni un malheureux exemple. M. Erard paraissait guéri, et en effet il avait cessé de souffrir pendant une année environ, temps assez long pour permettre de penser que la vessie avait été complétement débarrassée. Les douleurs reparurent alors avec les autres symptômes de la pierre, mais ce fût en vain que pendant deux ans des explorations furent faites par M. Ségalas , et par quelques autres praticiens plus ou moins habiles; l'existence d'un corps étranger ne put être reconnue. M. Erard mourut et l'on trouva dans le bas fond de sa vessie une pierre ayant le volume d'une noix., et rien dans la structure de l'organe qui pût expliquer pourquoi la sonde ne l'avait pas sentie. Une tuméfaction considérable de la prostate peut , en rendant le col de la vessie plus élevé et augmentant la profondeur du bas fond , rendre difficile la rencontre d'un calcul même assez volumineux; la convexité de la sonde passe au-dessus de lui sans le sentir, et si l'état de contraction de la vessie ne permet pas de porter en bas le bec de l'instrument, il échappe aux recherches. La plupart des auteurs donnent le conseil de porter un doigt dans le rectum lorsque l'on éprouve de la difficulté à rencontrer une pierre dont tout fait présumer l'existence ; je l'ai fait bien des fois, et, pour l'ordinaire, à moins que le volume du calcul ne fut très-considérable , ce mode d'exploration ne m'a servi à autre chose qu'à reconnaître l'état de la prostate. J'avais quelque peine à m'expliquer comment je retirais si peu de profit d'un précepte si généralement adopté , et j'aurais supposé mes doigts trop courts, plutôt que de penser que l'on aurait pu donner un conseil sans en avoir réellement reconnu la justesse, si je n'avais trouvé dans l'excellent ouvrage de Deschamps, sur la taille, le passage suivant : « Des auteurs conseillent d'introduire un ou deux doigts dans le rectum pour soulever la pierre et la faire rencontrer avec la sonde; je déclare que je n'ai aucune confiance dans ce procédé, qui ne m'a jamais réussi, et qui, par la raison suivante, ne doit pas réussir. En effet, ou la pierre est volumineuse ou elle est petite; dans le premier cas elle est sensible d'ellemême à la sonde; dans le second, le doigt dans le rectum ne la sentira pas. J'en ai fait l'essai nombre de fois; j'assure ne l'avoir jamais sentie, et je ne crains pas d'annoncer que ceux qui soutiendront le contraire se donneront gratuitement le mérite d'un tact fin et exercé et tromperont. De plus, si la pierre petite occupe le centre, le doigt la rejetera sur les parties latérales les plus enfoncées; si elle est dans ces parties plus profondes, elle sera rejetée à côté du doigt qui soulevera la vessie, et ce doigt se présentera à la sonde. »

Pour élever le bas fond de la vessie, M. Heurteloup a fait usage pendant quelque temps d'une tige de fer terminée par une surface mi-plate qu'il appelait doigt métallique et auquel il a renoncé.

M. Tanchou propose d'introduire dans le rectum un sac de baudruche monté sur un tube à robinet dans lequel on insuffle de l'air. Ce médecin pense élever ainsi le bas fond de la vessie au niveau du col, mais la prostate aussi sera soulevée, le col par là même raison sera porté à une plus grande hauteur, et la cavité qui existe derrière la glande tuméfiée n'aura point disparu.

Le moyen le plus sûr de déloger et de rendre sensible à la sonde un calcul ainsi caché dans le bas fond de la vessie, c'est de changer la position du malade; pour cela, tantôt on soulève fortement le bassin par un coussin résistant, le calcul est alors porté plus en arrière et se trouve dans la direction même de la sonde; tantôt on place le malade debout, et le calcul, s'il est libre, vient ordinairement tomber sur le col et heurter la sonde; je dis ordinairement, car dans quelques circonstances il n'en est pas ainsi; j'ai eu surtout l'occasion de m'en convaincre il y a deux ans, en explorant la vessie de M. G....

Depuis plusieurs années M. G.... éprouvait tous les symptômes de la pierre, et parfois il survenait une rétention d'urine passagère. Plusieurs chirurgiens habiles l'avaient sondé sans découvrir de corps étranger; cependant le fils de M. G...., médecin à Paris, engagea son père à se rendre dans cette ville pour connaître la cause de ses souffrances, et il le confia à mes soins. Nous sondâmes le malade sur son lit, mais l'état de contraction de la vessie ne nous permit pas de porter en bas le bec de l'instrument; nous le fîmes placer debout, laissant écouler peu à peu l'urine, et nous ne pûmes rien sentir. Quelques jours après nous fîmes une seconde exploration après avoir soulevé fortement le bassin par des coussins; cette fois nous rencontrâmes distinctement plusieurs pierres; les urines étaient glaireuses et contenaient même du pus qui, après s'être déposé par le refroidissement, se mêlait ensuite au liquide quand on l'agitait. L'introduction de la sonde était suivie d'un écoulement de sang assez abondant qui paraissait provenir des veines variqueuses du col. La vessie refusait d'admettre plus de deux cueillerées de liquide; la prostate volumineuse diminuait le diamètre antéro-postérieur de cet organe, dont la cavité mesurée dans ce sens avec la sonde n'avait que quinze lignes. De telles circonstances étaient bien peu favorables à la lithotritie, moins encore à cause des difficultés de la manœuvre qu'à cause des dangers qui pouvaient résulter de l'opération; je cédai pourtant aux instances qui m'étaient faites, je me déterminai à la pratiquer et j'eus tort. Après trois séances, dans chacune desquelles deux ou trois pierres furent saisies et brisées avec la pince à trois branches droites, les envies d'uriner devinrent plus fréquentes et accompagnées de douleurs

extrêmement vives ; les applications de sangsues et les opiacés à forte
dose ne purent les calmer ; il n'y avait point de fièvre, point de sensibilité à la pression dans la région hypogastrique : cette situation se prolongea pendant quinze jours environ, après quoi survint cet ensemble
de phénomènes que l'on a désigné sous le nom d'état adynamique, et le
malade mourut : l'ouverture du corps ayant été faite nous trouvâmes dans
cette vessie, que l'on avait plusieurs fois explorée sans rien sentir, dix-
sept calculs libres, encore entiers, gros comme des avelines, ce qui,
joint aux six ou sept qui avaient été brisés, formait un total de vingt-
trois ou vingt-quatre. La prostate était fort tuméfiée, le bas fond derrière elle était fortement déprimé et formait une cavité dans laquelle
étaient rassemblés et cachés les calculs. La membrane muqueuse était
violacée vers le trigone vésical et le col ; on voyait serpenter à sa surface des veines variqueuses desquelles on pouvait par la pression faire
suinter une matière sanieuse.

Collot rapporte un fait analogue : il sonda une première fois un
vieillard de 60 ans, sans rencontrer de pierre ; plus tard il sonda de
nouveau et ne sentit qu'un instant le calcul qui ensuite échappa aux
recherches. Néanmoins le malade fut taillé, et Collot retira 22 pierres
grosses comme des noisettes, qui étaient situées dans le col dilaté de la
vessie.

D'après tous les faits qui viennent d'être rapportés, et je pourrais
en citer un plus grand nombre encore, on voit que l'on a raison
d'hésiter à prononcer qu'il n'existe pas de pierre, lorsque les symptômes rationnels de cette maladie étant réunis, la sonde ne rencontre pas le corps étranger. Ce n'est qu'après avoir exploré la vessie à
plusieurs reprises que l'on pourra non pas être convaincu, mais penser
qu'elle ne contient pas de calcul, encore ne devrait-on pas l'affirmer,
afin de ne point se voir démenti par d'autres recherches faites en temps
plus opportun.

Cependant il ne serait pas prudent de s'obstiner à trouver
un calcul dont on aurait lieu de présumer l'existence ; des recherches trop prolongées et trop rapprochées pourraient enflammer la vessie
et devenir funestes, ainsi que j'ai pu le voir il y a six mois. M. Flu...,
de Grenoble, rendait depuis quelque temps des graviers et ressentait
quelques douleurs dans la vessie ; il vint à Paris, et consulta M. Civiale,
qui le sonda sans rencontrer de pierre ; persuadé sans doute qu'il en devait exister une, ce chirurgien, pendant un mois environ, explora la

vessie presque chaque jour, et plaça des sondes de gomme élastique dans le canal, après quoi il fit une recherche avec la pince à trois branches; il en résulta une hémorrhagie assez abondante, puis une cystite aiguë. Je fus appelé en consultation avec M. Marjolin, et pendant huit jours nous vîmes le malade conjointement avec M. Émery, médecin de sa famille, mais tous nos efforts furent inutiles, M. Flu... succomba; l'autopsie n'ayant pas été faite, nous ne pûmes savoir s'il y avait réellement un calcul dans la vessie; M. Civiale, au reste, ne paraît pas avoir dit qu'il l'eût rencontré.

Je pourrais citer encore, pour preuve du danger qui peut résulter d'explorations trop prolongées les faits rapportés, par M. Civiale, pag. 13 et 14 de son *Traité de la lithotritie*, ou bien l'histoire de Distel, chirurgien de l'ex-roi Charles X. Distel soupçonnant qu'il avait la pierre, s'était fait sonder par d'habiles chirurgiens qui n'avaient rien rencontré dans sa vessie. Il appela M. Dupuytren, qui constata la présence d'un calcul, et voulut bien engager le malade à se confier à mes soins; d'autres avis prévalurent, et M. Civiale fut appelé. D'après le dire de ce praticien, des explorations seulement furent faites; le furent-elles avec la sonde ou avec l'instrument lithotribe, je l'ignore, mais elles donnèrent immédiatement lieu à des accidens qui se terminèrent par la mort.

On aurait tort de supposer de ma part, dans le récit de ces faits, aucune intention malveillante ; on a déjà pu voir et l'on verra encore dans les mémoires qui vont suivre, que jaloux de répandre la lumière sur une méthode, à l'existence et au développement de laquelle j'ai eu le bonheur de contribuer, je ne cherche à atténuer ni mes fautes ni mes revers; il doit donc m'être permis d'en agir avec mes confrères avec la même liberté, et quand au profit de la science je retourne mes poches (que l'on me pardonne cette expression), j'ai bien le droit, je pense, de fouiller dans celles du voisin.

Dans le *Traité de la lithotritie* de M. Civiale, on lit, pag. 59 :
« Pour acquérir des données plus exactes, je pratique, dans les cas
» douteux, le cathétérisme au moyen de la pince à trois branches,
» bien préférable au cathéter pour ces sortes d'explorations. Lorsque
» la pince est ouverte, il suffit de lui imprimer de petits mouvemens
» de rotation et de l'incliner légèrement dans tous les sens pour que
» toute la surface de la vessie soit explorée avec exactitude. »

L'exploration avec la pince est utile, sans doute ; elle peut faire connaître la présence de pierres qui avaient échappé à la sonde à cause de leur ténuité, et sous ce rapport aucun instrument ne me paraît jusqu'ici pouvoir lui être comparé ; on peut en acquérir la preuve à la fin de la plupart des opérations de broiement, lorsqu'il ne reste plus dans la vessie que des fragmens d'un petit volume ; la sonde n'en fait pas connaître la présence, et cependant on peut avec la pince saisir l'instant d'après plusieurs fragmens ; j'en ai fait faire l'épreuve à MM. Marjolin et Blandin le même jour, sur deux malades : MM. de Villapol, Espagnol, et Paluel, de Lhôpital, en Savoie. M. Souberbielle, et bon nombre d'autres médecins ont été maintes fois témoins de cette expérience, que, du reste, on peut renouveler autant de fois qu'on le voudra ; mais si j'ai la confiance de pouvoir saisir les fragmens de pierre, même les plus petits, lorsqu'ils sont libres et placés au bas-fond de la vessie, sans léser cet organe, ce n'est pas que je les sente mieux avec les trois branches de la pince qu'avec la sonde ; car ce n'est le plus souvent que lorsque je les ai saisis que je suis averti de leur présence.

Je suis tout disposé à croire que M. Civiale, puisqu'il l'assure, a plus de finesse de tact avec la pince qu'avec la sonde ; je pourrais aussi prétendre avoir cette même délicatesse de main, puisque, pour saisir des petites pierres ou des fragmens, j'ai la prétention de pouvoir mettre au défi les plus habiles, et cependant, je le répète, fort souvent je n'ai pas senti cette petite pierre ou ce fragment avant de l'avoir saisi. La manifestation d'une telle prétention n'est peut-être pas très-modeste, mais je ne me la suis permise que pour donner plus de valeur à l'aveu qui la suit : lorsque la lithotripsie sera plus répandue, l'on pourra s'assurer qui est le plus dans le vrai de M. Civiale ou de moi.

Si la pince est un excellent moyen d'exploration lorsque la pierre est fort petite, il n'en est pas de même lorsque son volume est plus considérable. Que prétend-on reconnaître, en effet, par une recherche faite avec la pince ? Serait-ce le volume de la pierre ? Mais des branches élastiques sont pour cela un très-mauvais moyen ; et la sonde, employée comme je le dirai tout à l'heure, est un bien meilleur lithomètre. Ce ne peut être non plus ni la capacité ni la sensibilité de la vessie. La sonde et une injection suffisent pour cela. Introduire la pince, la développer, embrasser la pierre, n'est-ce pas là ce qu'il y a de plus fatigant et de plus difficile dans une séance de lithotritie ? si vous lâchez le calcul sans l'avoir attaqué, n'avez-vous pas fait supporter au malade une opération sans résultat ? L'exploration avec la pince, lorsque la

pierre et les conditions dans lesquelles se trouve la vessie peuvent être
facilement appréciées avec la sonde, est donc parfaitement inutile, et
l'on conçoit que M. Heurteloup, dans sa lettre à l'Académie des sciences, ait pu se demander si les recherches faites de la sorte ne seraient
pas des opérations manquées que l'on dissimulerait sous un autre nom.

L'introduction, le développement d'une pince dans la vessie et les
mouvemens qu'il faut lui imprimer pour reconnaître et saisir un calcul,
ne sont pas dangereux dans le plus grand nombre de cas, mais l'expérience a démontr que de telles manœuvres pouvaient l'être quelquefois,
et cela doit suffire pour s'en abstenir. Si nous rejetons ces recherches faites
sur l'homme malade parce qu'elles ne nous semblent pas nécessaires, que
dirons-nous d'expériences tentées sur l'homme bien portant, dans le seul
but d'essayer des instrumens défectueux. Quant à moi, j'ai relu plusieurs
fois, avant d'en croire mes yeux, le passage que je vais transcrire, et qui
se trouve dans l'ouvrage de M. Tanchou, page 322. « Notre fil constric-
» teur donne à notre méthode une supériorité notable sur celles de nos
» confrères ; c'est que si par un hasard *qui ne s'est point présenté*,
» mais que l'on doit cependant prévoir, une ou plusieurs branches de
» la pince venaient à se casser, on pourrait immédiatement les retirer
» sans que le malade s'en aperçût. *C'est ce qui nous est arrivé* chez
» l'un de ces hommes qui nous *ont prêté tant de fois volontairement*
» *leur vessie, à 3 fr. par séance*, pour répéter des essais que nous
» savions d'ailleurs sans danger. Nous avions fait faire un instrument
» à quatorze branches. Un jour, après en avoir éprouvé la solidité sur
» la table, nous voulûmes en faire usage sur l'un de ces *complaisans* ;
» nous l'introduisîmes facilement dans la poche urinaire ; mais quand
» nous nous mîmes en devoir de l'ouvrir, nous entendîmes plusieurs
» petits bruits de craquement, si bien que nous nous décidâmes à re-
» tirer notre instrument avant que notre épreuve fût terminée. Il sortit
» aisément ; mais plusieurs de ses branches étaient cassées ; il les ame-
» na à la remorque et suspendues à ce fil secourable. Le sujet, à qui
» nous fîmes part de cet accident, *ne s'en aperçut pas, et il vint quel-*
» *ques jours après nous offrir de nouveau ses services.* »

Je ne chercherai point à exprimer par des mots l'étonnement qu'a
fait naître en moi un tel passage. J'abandonne le lecteur aux impres-
sions qu'il ne peut manquer d'en ressentir.

Ne pas rencontrer une pierre contenue dans la vessie n'est pas la
seule erreur à laquelle expose le cathétérisme. Il est arrivé nombre de

fois que l'on a cru sentir dans cet organe des calculs qui n'existaient pas ; et dans un certain nombre de cas, des chirurgiens ont pu être trompés par leurs sensations au point de se déterminer à pratiquer l'opération de la taille. Bell (Cours de chir., chap. xi), dit que ce malheur est arrivé trois fois à Cheselden. Desault a commis cette erreur, et M. S. Cooper assure en connaître 7 exemples fournis par des chirurgiens actuellement existans. La lithotritie rend aujourd'hui cette erreur moins funeste ; le malade en serait quitte pour une exploration avec l'instrument lithotribe, et nous avons dit que dans certains cas il est convenable d'y avoir recours. Des tumeurs osseuses partant des os environnans (Housset, Garengeot, Brodie, MM. J. Cloquet, Belmas, Damourette, Haber) ; un kyste osseux, développé dans les parois de la vessie (Mém. de l'Acad. de chir., t. I. in-4°, p. 399), un engorgement du col de l'utérus (Journ. de méd., t. 40, obs. de Levret), un amas de matières fécales dans le rectum (Rutti, Tr. des v. ur. p. 125), ont fait croire à l'existence de pierres. Mais ce qui en impose le plus souvent c'est le développement et la saillie des fibres musculaires disposées en faisceaux. Ces colonnes charnues sont quelquefois si tendues et si rugueuses, que le choc de la sonde contre elles fait éprouver à la main une sensation voisine de celle qu'un calcul mou, phosphatique et enveloppé d'une couche de mucus pourrait produire ; cependant l'attention et l'habitude peuvent mettre à l'abri de cette erreur.

Il est une autre méprise qui pourrait être presque aussi grave que la précédente, si la taille était pratiquée, mais qui, dans l'opération du broiement, serait facile à reconnaître et n'aurait point de conséquences fâcheuses. Cette méprise est occasionée quelquefois par un calcul de la prostate, faisant saillie dans le canal, ou une pierre arrêtée dans une portion profonde de l'urètre et placée de manière à ne point s'opposer au passage de la sonde. Dans tous les mouvemens d'avant en arrière que l'on imprime à cet instrument, il frotte sur la pierre ainsi placée, et l'on peut ne pas distinguer d'abord par quelle portion il la touche ; ce n'est que par des mouvemens latéraux et de rotation que, parcourant avec le bec de la sonde la cavité de la vessie, l'on reconnaît qu'elle ne contient point de corps étranger. Cette méprise n'est pas aussi rare qu'on pourrait le penser ; je l'ai vu commettre plus d'une fois, et bien souvent rencontrant dans le cours d'une opération de lithotripsie des petits fragmens engagés dans l'urètre, à peu de distance du col, j'ai hésité un moment dans l'appréciation de leur situation véritable. Il était facile de se méprendre sur la situation du calcul chez un prêtre de Lyon, que j'ai observé en 1830. M. Gensoul sachant que la présence d'une pierre avait été reconnue dans la vessie de ce malade, le fit prévenir de mon séjour momentané. Nous introduisîmes la sonde, qui parvint dans la vessie sans rencontrer d'obstacles sur sa route, et tout d'abord nous la sentîmes frotter sur un corps dur qui, au premier instant, nous parut être dans la poche urinaire; mais, portant le bec de la sonde à droite, à gauche, en bas, et lui faisant exécuter un mouvement de cercle complet, nous reconnûmes que la vessie ne contenait point de corps étranger; il nous fut aisé alors d'apprécier le véritable siége du calcul, qui se trouvait dans l'urètre. L'opération de la boutonnière fut faite par M. Gensoul; une pierre de la grosseur et de la forme d'une olive fut extraite et le malade guérit.

Le nombre des calculs qui peuvent être contenus dans une vessie est extrêmement variable; ordinairement leur multiplicité est facile à reconnaître avec la sonde ; des mouvemens latéraux imprimés à l'instrument font entendre un cliquetis qui ne laisse presque point de doute à cet égard. Si le volume d'un ou de plusieurs de ces calculs est considérable, et si la vessie contractée s'oppose aux libres mouvemens de la sonde, le chirurgien peut se méprendre et croire à l'existence d'une seule pierre. C'est ce qui m'est arrivé, il y a quelques mois, en explorant, avec MM. Ménière et Delacroix de Fontenay, la vessie de M. Dumaine de Sceaux; il s'y trouvait deux pierres : l'une ovoïde, l'autre ayant la forme d'une cupule. Leur rapport mutuel les faisait ressembler à l'articulation de la tête de l'humérus avec la cavité glénoïde de l'omoplate. J'avais reconnu avec la sonde et j'avais tracé sur un papier d'une manière qui s'est trouvée assez exacte, le contour de ces deux calculs et la figure produite par leur réunion, mais l'immobilité dans laquelle ils étaient maintenus en contact m'avait fait penser qu'il n'y en avait qu'un seul de forme irrégulière. Le volume de ces pierres, l'hypertrophie de la vessie, l'état général de la santé de M. D.... me détournèrent de l'idée de faire aucune tentative de lithotritie. La taille fut pratiquée par M. Dupuytren, et la mort fut occasionée le neuvième jour par une hémorrhagie interne, résultat des mouvemens imprudens que fit le malade.

L'erreur contraire à celle que nous venons de signaler est beaucoup moins fréquente. Plus difficilement, en effet, l'on peut croire à la présence de plusieurs pierres lorsqu'il n'en existe qu'une seule. Cependant un calcul mural, dont les irradiations très-saillantes laissent entre elles des intervalles, peut faire croire à l'existence de plusieurs pierres. J'ai observé ce cas en 1829 sur un jeune homme de Vesoul nommé Cuvry, que j'ai opéré à l'hospice Saint-Côme; il avait 22 ans et souffrait depuis son enfance. La sonde fit reconnaître aisément la présence d'un corps étranger; inclinée à droite et à gauche, elle faisait entendre un cliquetis très-distinct, semblable à celui que pourrait produire le contact alternatif de plusieurs petites pierres. Je crus au premier abord qu'il en existait en effet plusieurs, et ce fut aussi l'opinion de MM. Bougon et Guersent fils. Mais le lendemain, ayant saisi le calcul avec la pince à trois branches droites, je reconnus aussitôt par le contact la nature du calcul, et cherchant à le faire heurter contre un autre corps dur, je m'assurai qu'il était unique. Une seule perforation suffit pour déterminer sa rupture; le malade rendit immédiatement et les jours suivans des fragmens formés par des mamelons d'oxalate de chaux, ayant 4 et 5 lignes de longueur, qui ne paraissaient avoir tenu au noyau central que par une surface de 2 lignes. Ce calcul entier devait ressembler à ces étoiles marines, dont les irradiations ont beaucoup plus de longueur que le point central sur lequel elles viennent se réunir. Deux séances suffirent pour débarrasser complétement le malade. J'ai reçu de lui depuis plusieurs lettres; sa santé est excellente. Je noterai en passant que, bien que ce calcul existât depuis plus de vingt ans, il n'avait point acquis un volume considérable et n'avait point enflammé la vessie; les douleurs produites par sa présence étaient très-vives; mais il n'y avait point de catarrhe. J'ai opéré et guéri trois malades de 20 à 25 ans qui, depuis leur enfance, avaient la pierre. Chez tous trois, elle était formée par l'oxalate de chaux, et l'organe qui les contenait était sain. Ces faits et d'autres encore m'ont persuadé que de tous les calculs, les muraux sont ceux qui, par leur présence, déterminent le moins l'inflammation catarrhale de la vessie, malgré les aspérités dont ils sont hérissés; les malades atteints de cette diathèse me semblent être aussi ceux qui guérissent le mieux par l'une et l'autre opération.

S'il est aisé dans la plupart des cas de reconnaître la multiplicité des calculs, il n'est pas à beaucoup près aussi facile d'en apprécier le nombre. Même après avoir pratiqué la lithotritie, l'on ne peut avoir à cet égard que des données approximatives. M. Civiale ne paraît pas partager cette opinion, puisqu'il dit positivement avoir broyé quarante calculs chez un malade et seize chez un autre; déjà dans une précédente publication j'avais montré de l'étonnement d'une appréciation si positive, et j'avais dit que pour écrire de telles choses, il fallait compter sur la crédulité de ses lecteurs. Dans son mémoire sur la lithotritie urétrale, M. Civiale me répond en ces termes : « Loin de refuser le jugement à » mes lecteurs, je ne supposerai pas même que M. Leroy en ait assez » peu pour ne pas comprendre qu'on peut compter facilement les cal- » culs vésicaux à mesure *qu'on les écrase* et qu'on les extrait un à un » sans les lâcher. » Si M. Civiale avait extrait les calculs entiers et sans les briser, il est bien certain qu'il en aurait connu le nombre précis; mais puisqu'il les a écrasés, je ne comprends pas comment il a pu dis-tinguer ensuite avec certitude les fragmens de la pierre brisée d'avec les calculs intacts qu'il a saisis; c'est peut être de ma part manque de ju-gement, mais, je le répète, je ne le comprends pas.

J'ai pratiqué le broiement sur plusieurs malades qui portaient dans la vessie un grand nombre de pierres; je citerai M. Philatre dont j'ai rapporté l'histoire dans mon mémoire sur la lithotritie appliquée aux calculs existans avec une rétention d'urine; M. Labiche, que j'ai opéré en présence de MM. Serres, Lisfranc et Caillard, M. de Gatines, qu'a suivi pendant son traitement son médecin, M. Tcalier. J'estime que la vessie du premier de ces malades contenait de quinze à vingt calculs; celle du second, de vingt à trente, et celle du troisième, de quinze à vingt; mais ce n'est là qu'une présomption, et je m'abstiendrais s'il me fallait en préciser le nombre. Ces trois malades ont été guéris par la lithotripsie; le dernier a 79 ans.

La connaissance du *volume* de la pierre n'était pas sans importance lorsque l'opération de la taille était le seul moyen de guérison que pos-sédât la chirurgie, mais elle n'avait pas besoin d'être extrêmement ri-goureuse; si le calcul ne dépassait pas en grosseur un petit œuf de poule, on en faisait l'extraction par l'une des tailles sous-pubiennes; au-delà de ce volume, on pratiquait la taille hypogastrique. Mais depuis que la lithotritie a pris place dans la science, l'appréciation exacte de la grosseur de la pierre a acquis une importance plus grande, elle est même devenue chose essentielle, car c'est en grande partie d'après cette appréciation que le chirurgien décide si le broiement est ou n'est pas praticable, et de quels instrumens il convient de faire usage.

En général il est facile de distinguer une pierre petite d'une pierre volumineuse. Lorsque la sonde, parcourant librement la vessie, ne rencontre de corps dur que dans un point peu étendu, lorsque ce contact n'est que momentané et difficile à reproduire, lorsque le bruit résultant du choc de la sonde est sec et clair , lorsque les symptômes existent depuis peu de temps, l'on a tout lieu de croire que la pierre est petite.

Lorsqu'au contraire la sonde, aussitôt après son entrée dans la vessie, rencontre la pierre et continue de la toucher dans les divers mouvemens qu'on lui imprime, si le bruit produit par son choc est grave et fort, la pierre a probablement un volume considérable.

Plusieurs circonstances qui se présentent assez fréquemment peuvent faire croire les concrétions vésicales plus volumineuses qu'elles ne le sont en effet. Ainsi , lorsqu'une petite pierre est engagée dans une portion profonde de l'urètre, lorsqu'un calcul prostatique se montre dans le conduit de l'urine, lorsqu'un prolongement ou tubercule d'une pierre moyenne de forme irrégulière fait saillie dans le col de la vessie, la sonde, quelque mouvement qu'on lui imprime, ne cesse pas d'être en contact avec le corps dur et de frotter sur lui ; mais, comme je l'ai dit en parlant des pierres dans l'urètre et dans la prostate, en portant par un mouvement de rotation le bec de la sonde dans les diverses parties de la vessie et surtout dans le bas-fond, lorsque ce mouvement est possible, l'on s'aperçoit de suite que le calcul n'est pas dans cette poche. Ramenant alors le bec de la sonde dans l'urètre et le faisant rentrer doucement dans la vessie, l'on reconnaît la situation véritable de la pierre, et l'on apprécie plus exactement son volume. Veut-on des exemples de la facilité avec laquelle cette erreur peut être commise, on en trouvera dans les observations 99 et 100 du *Traité de la taille*, de Deschamps.

Dans la première, Deschamps croyant, chez un enfant, à l'existence d'un calcul volumineux, avait fait une grande incision. La tenette introduite ne rencontra pas de pierre dans la vessie. Persuadé qu'il s'était mépris, il allait faire transporter le petit malade dans son lit lorsqu'un des assistans fit remarquer sur le drap une pierre de la grosseur d'un noyau d'olive, qui avait été entraînée par le flot de l'urine, et dont la situation dans le col de la vessie avait causé l'erreur du diagnostic.

Dans le second cas on croyait à l'existence d'un calcul volumineux pour lequel on se disposait à pratiquer la taille sus-pubienne, lorsque Deschamps reconnut la situation du calcul dans le col et obtint que l'on fît au périné une incision moyenne par laquelle on retira une pierre grosse comme une amande.

Obs. — En 1829, M. Guersent fils m'engagea à venir voir un enfant de 7 à 8 ans, ayant une pierre qui semblait volumineuse, et qui, dans une tentative de lithotritie, n'avait pu être saisie avec la pince à trois branches que d'une manière incomplète. Deux branches seulement avaient pu en pincer le sommet et le foret avait éraillé sa surface. Je reconnus que la pierre était engagée dans le col de la vessie et semblait y adhérer; bien que son volume ne me semblât pas considérable, je pensai qu'il valait mieux pratiquer l'opération de la taille, qui réussit en général très-bien chez les enfans, que de tenter de nouveau la lithotritie, qui n'aurait pu réussir qu'après la répulsion du calcul dans la vessie. M. Guersent, partageant cet avis, pratiqua, avec beaucoup de dextérité, la taille bi-latérale, et fit l'extraction d'un calcul de la forme et de la grosseur d'une olive. Sur l'un des points de sa surface l'on voyait des traces d'adhérences de la muqueuse. L'enfant guérit sans accident.

L'erreur contraire peut également être commise et des pierres très-grosses paraître d'un volume médiocre. N'a-t-on pas vu, en effet, nombre de fois, pratiquer la taille hypogastrique, après avoir inutilement tenté l'une des tailles périnéales pour des calculs trop volumineux pour sortir par cette voie. J'ai été plusieurs fois témoin de méprises commises au sujet de la grosseur des calculs vésicaux. Quelques-unes semblent vraiment extraordinaires, j'en citerai un exemple entre plusieurs.

M. L....., négociant à Lyon, m'écrivit, en 1827, pour me demander d'aller l'opérer. Dans sa lettre était contenue la consultation d'un chirurgien. Il y était dit qu'une première fois le cathétérisme avait été pratiqué sans que l'on eût senti de pierre; que dans une seconde exploration, un calcul avait été rencontré et qu'il était d'une petit volume. Persuadé d'après cela qu'un très-petit nombre de séances seraient nécessaires et ne me tiendraient que peu de temps éloigné, je consentis à me rendre à Lyon. Là, ayant sondé M. L...., je trouvai sa vessie remplie par une masse pierreuse, dont on pouvait apprécier le volume, non avec la sonde, cela était impossible, mais en plaçant un doigt dans l'anus et une main sur l'hypogastre. Je déclarai au malade que le broiement ne pouvait rien pour lui et je repartis immédiatement pour Paris. Huit jours après, M. Gensoul pratiqua la taille recto-vésicale, et après de longs efforts parvint à rompre la pierre et à extraire ses fragmens; elle pesait 10 onces et demie. Le malade mourut d'une inflammation pelvienne.

Les chirurgiens lithotomistes, appréciant d'une manière approximative le volume de la pierre, au moyen des signes dont nous venons de parler tout-à-l'heure, ne paraissent pas s'être attachés à la mesurer avec exactitude, du moins on ne trouve point de procédé indiqué par eux pour obtenir cette notion avec la sonde. La découverte de la lithotritie en fit sentir davantage le besoin, et l'on songea d'abord à se servir de la pince lithotribe elle-même pour apprécier la grosseur de la pierre. J'ai déjà exprimé ma façon de penser au sujet de la pince à trois branches employée comme moyen d'exploration. Cet instrument, pour un grand nombre de raisons, ne peut servir à mesurer la pierre, ses branches étant élastiques, leur écartement varie, en raison de la traction que l'on exerce sur elles; le calcul peut être plus ou moins engagé entre les branches, de telle sorte qu'une petite pierre, par exemple, qui serait saisie par deux branches près du sommet du cône qu'elles représentent pourrait paraître très-volumineuse; tandis qu'une grosse pierre, dont une extrémité seulement serait pincée par les mors, semblerait n'avoir que peu de volume.

Pour mesurer les calculs vésicaux, j'ai fait exécuter en 1827 un instrument semblable au podomètre des cordonniers. (*Voyez* fig. 11 et 12 p. 43.)

Il est formé de deux branches métalliqués. L'une plus courte, *d d*, est un tube recourbé comme une sonde ordinaire, lequel reçoit dans sa cavité l'autre branche plus longue *c c*.

L'on voit, fig. 12, le *lithomètre* fermé, prêt à être introduit dans la vessie. Lorsqu'il est arrivé dans cet organe, on pousse la branche *c c* jusqu'à ce qu'elle atteigne l'extrémité la plus éloignée du calcul. L'écartement des deux portions de l'instrument est indiqué par une échelle graduée que l'on voit sur le bout extérieur de la tige *c*. L'on obtient ainsi d'une manière exacte les dimensions de l'un des diamètres de la pierre. Pour apprécier avec le même instrument le diamètre transversal, je m'y prenais d'autre sorte, et c'est à cet usage qu'est destinée l'aiguille portée par la branche *c*; mais comme cette seconde appréciation est inexacte, je ne m'arrêterai point à décrire le procédé que j'employais pour l'obtenir. Ce procédé, ainsi que les dessins représentant le *lithomètre* et ses divers usages, se trouvent dans le tom. 109 du *Journal général de médecine*, 1829. L'instrument lui-même est déposé au cabinet de l'École.

Le diamètre antéro-postérieur actuel du calcul étant donc le seul que l'on puisse mesurer avec exactitude au moyen du lithomètre qui vient d'être décrit et représenté, je ne tardai pas à reconnaître que l'on peut arriver au même résultat avec la sonde exploratrice que j'ai décrite dans la première partie de ce mémoire, et par une manœuvre extrêmement simple. Je plaçai sur le corps de cette *sonde-lithomètre* un coulant ou curseur glissant à frottement. (V. *d*, fig. 13.) La pierre étant rencontrée, l'on enfonce la sonde jusqu'à ce que le bec soit parvenu à l'extrémité la plus éloignée de la pierre; tenant la verge tendue, l'on pousse le curseur jusqu'à ce qu'il soit en contact avec le méat urinaire. Ramenant alors doucement la sonde en avant, l'on frappe la pierre à petits coups jusqu'à ce que le bec soit arrivé à l'extrémité antérieure de ce corps. L'intervalle qui existe en ce moment entre le curseur et le méat urinaire représente exactement le diamètre antéro-postérieur. Ainsi, dans la figure, lorsque le bec de la sonde touche en *d* l'extrémité la plus éloignée du calcul, le méat urinaire répond au point *d* indiqué par le curseur; lorsqu'ensuite la sonde est ramenée à l'extrémitantérieure, l'orifice de l'urètre répond à la marque *l*, et l'intervalle entre le curseur et cette marque représente celui des diamètres de la pierre qui s'offre actuellement d'avant en arrière. Pour cette exploration, une rondelle de cuir, un cordon ou un fil peuvent remplacer le curseur métallique. La vessie ne doit contenir qu'une petite quantité de liquide, afin que la pierre ne soit pas trop mobile. Pour apprécier le diamètre transversal, on élève le pavillon de la sonde de manière à toucher le calcul avec la convexité de la courbure, l'on incline l'instrument et on le porte de l'une à l'autre des extrémités du diamètre transversal; le trajet que parcourt le pavillon dans ce mouvement indique approximativement ce diamètre. Ainsi, lorsque le mouvement du pavillon est de deux pouces, la pierre a un pouce de diamètre à peu près. L'étendue de ce mouvement est ordinairement double du diamètre du calcul.

Fig. 13.

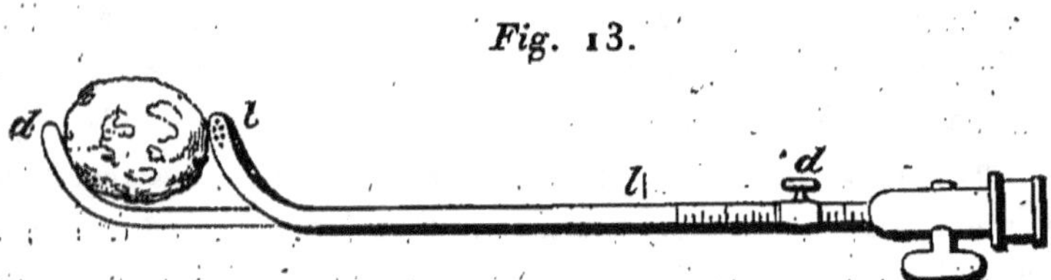

De nombreuses objections m'ont été faites sur l'exactitude rigoureuse de la mesure obtenue ainsi. Il me paraît inutile de les discuter lorsqu'il est si facile de répéter l'expérience. Je puis dire qu'il m'est arrivé maintes fois sur le cadavre d'apprécier avec la sonde le diamètre antéro-postérieur des calculs plus exactement que d'autres personnes qui pouvaient en juger par leurs yeux ; et plusieurs fois sur le vivant, j'ai annoncé à une demi-ligne ou une ligne près , le volume de pierres qui ont été extraites par la taille. Cela plusieurs fois a eu lieu à l'Hôtel-Dieu , à la Charité et aux Invalides. J'avais été appelé par M. Ivan, alors chirurgien en chef de l'hôtel , pour examiner si la lithotripsie ne serait pas praticable sur un officier atteint de la pierre ; j'annonçai que ce corps avait 27 lignes dans l'un de ses diamètres , et j'ajoutai que je ne croyais pas que l'on pût songer au broiement. La taille bilatérale fut pratiquée avec un plein succès par M. Pasquier fils , et l'on fit l'extraction d'un calcul ayant exactement le volume indiqué.

Le volume de la pierre n'est pas un obstacle absolu à la lithotripsie. Les calculs les plus volumineux pourraient être détruits par cette opération si la capacité des vessies qui les renferment permettait de développer assez les instrumens pour les saisir ; mais il n'en est pas ainsi. Les plus gros calculs se trouvent pour l'ordinaire dans les vessies les plus petites, les plus contractées et les plus malades. Pourtant chez quelques calculeux la pierre séjourne plusieurs années et acquiert un volume considérable sans déterminer une altération profonde de la poche urinaire. Si la sensibilité et la contraction de cet organe ne sont point portées trop loin et permettent de développer assez les instrumens pour embrasser le calcul et agir pendant un temps assez long pour l'attaquer d'une manière profitable, le corps étranger, malgré son volume, pourra être détruit par le broiement. M. Heurteloup et M. Civiale ont rapporté des exemples de malades porteurs de calculs volumineux et qui ont été opérés avec succès ; je puis citer également plusieurs guérisons de ce genre ; je me contenterai de relater les cas les plus remarquables par la grosseur des calculs.

Obs. — Au mois de novembre 1829 ; je me rendis à Vannes pour sonder M. Jolivet, député, qui, avant d'entreprendre le voyage de Paris pour se soumettre à l'opération du broiement, désirait savoir si cette opération lui était applicable. Je trouvai une pierre du volume d'un œuf de dinde contenue dans une vessie hypertrophiée, et j'appris que l'existence de ce corps étranger avait été constatée par M. le professeur Dubois dès l'année 1817, c'est-à-dire qu'il existait déjà depuis une quinzaine d'années. Je déclarai qu'il était entièrement impossible de tenter la lithotripsie et je partis pour Lorient. Là je fus consulté par un officier retraité, M. Muller qui, depuis six à sept ans, éprouvait de la difficulté et des douleurs en urinant ; je constatai dans sa vessie la présence d'un calcul, mais ne pensant pas avoir à opérer, je ne cherchai pas à en apprécier le volume. Cependant peu de mois après M. Muller vint à Paris pour se soumettre à la lithotripsie. Je le sondai alors avec plus d'attention et je trouvai que sa pierre avait 24 à 26 lignes dans un de ses diamètres, qu'elle était arrondie et rugueuse à sa surface. M. Souberbielle, présent à la première séance, estima qu'elle était du volume d'un œuf de poule, et m'exprima ses doutes sur la réussite de l'opération ; j'aurais bien voulu moi-même ne pas l'entreprendre, car je prévoyais qu'elle serait nécessairement longue et pénible, mais le malade avait fait un long voyage avec l'idée bien arrêtée de ne se soumettre qu'au broiement. La vessie d'ailleurs peu contractée, distensible, permettait de développer assez l'instrument pour saisir la pierre ; je résolus donc de tenter la lithotripsie. La pierre saisie avec la pince à trois branches fut attaquée avec le foret à ailes et grugée d'avant en arrière ; mais après deux séances faites de la sorte voyant que la destruction du calcul ne se faisait que lentement, car il était fort dur et la vessie ne pouvait supporter que pendant quatre minutes au plus le contact des instrumens, je me servis du développement des ailes du foret pour faire éclater la pierre et la mettre en morceaux ; les fragmens furent tantôt brisés par éclatement lorsqu'ils étaient volumineux, tantôt écrasés lorsque leur grosseur était moindre. Je n'ai retrouvé ni dans mes notes, ni dans mon souvenir le nombre précis des séances que j'employai à détruire ce volumineux calcul, mais il se monta à trente environ. Depuis trois ans, M. Muller est retourné à Lorient et n'a plus éprouvé aucun signe de pierre.

Obs. — Un des calculs les plus volumineux que je sois parvenu à détruire par le broiement après celui dont je viens de parler, existait dans la vessie de M. Alexis, rue Menars. Il avait de 18 à 20 lignes dans un de ses diamètres, était dur et chagriné à sa surface. Ce calcul avait dû rester dans la vessie pendant quelque temps sans manifester sa présence, ce qui s'observe assez souvent dans le principe, ou bien il avait dû se développer rapidement, car le malade ne faisait remonter qu'à 18 mois environ le commencement de ses souffrances.

La vessie pouvait contenir quatre onces de liquide ; elle était souple, et la sonde portée vers le sacrum, puis ramenée vers le pubis avait près de trois pouces de course. L'opération paraissait donc devoir être facile malgré la grosseur de la pierre et je n'hésitai pas à l'entreprendre. Le calcul fut saisi avec la pince à trois branches, attaqué avec le foret à développement, et mis en morceaux par éclatement dès la première perforation. Dix séances furent employées à débarrasser la vessie ; plusieurs médecins parmi lesquels M. Rayer, ont vu opérer ce malade dont la santé depuis 1831 a été excellente.

Obs. — M. Cordier, imprimeur à Paris, portait aussi une pierre d'un volume assez considérable dans sa vessie, qui, de plus, était affectée d'un catarrhe très-intense. M. Heurteloup rapporte l'histoire de ce malade de la manière suivante dans son ouvrage intitulé : *Principles of lithotrity*, p. 418. « Je fis usage du *perce-pierre* (c'est ainsi que M. Heurteloup nomme ma pince à trois branches avec le foret simple de M. Civiale), supposant le calcul large de dix lignes ; mais après l'avoir saisi et perforé trois ou quatre fois, je trouvai qu'il était beaucoup plus volumineux que je ne l'avais cru ; car, après cinq séances dans chacune desquelles j'avais à plusieurs reprises saisi et perforé le calcul, il était encore entier.

A cette époque, je quittai Paris pour aller habiter Londres, et je laissai le malade aux soins de mon collègue, M. Leroy d'Étiolles. »

Après le départ de M. Heurteloup, je fis encore onze applications, toutes fructueuses, de la pince à trois branches avec le foret simple, pour obtenir la guérison complète de M. Cordier. Elles eurent lieu en présence de M. Barbette, son médecin.

Si, dans les circonstances qui viennent d'être mentionnées, et dans la première surtout, l'opération du broiement a été suivie de succès, cela tenait à ce que la vessie n'était pas hypertrophiée; car mieux vaut pour cette méthode une grosse pierre dans une vessie ample et distensible, qu'une pierre moyenne dans une vessie excessivement irritable et contractile.

Reste maintenant à déterminer s'il convient mieux de faire un grand nombre de séances de lithotritie pour détruire une pierre volumineuse, que de l'extraire par la taille; si les chances dangereuses résultant de ces applications tant de fois répétées ne sont pas égales à celles de la lithotomie; si la somme de douleurs qu'elles occasionent ne dépasse pas la souffrance vive, mais passagère, qui accompagne l'emploi de l'instrument tranchant. Il me paraît difficile de répondre à cette question d'une manière absolue; car, à mes yeux, aujourd'hui *le point le plus délicat en lithotripsie est, dans ces cas douteux, de déterminer où finit le domaine du broiement, où commence celui de la taille*. L'application souvent, et un grand nombre de fois renouvelée, des instrumens lithotribes, n'est pas par elle-même dangereuse. En effet, dans les opérations qui nécessitent, à cause du volume de la pierre, sept, huit séances, ou même davantage, on voit, à mesure que la masse de la pierre diminue, la sensibilité de la vessie devenir moins vive, les envies d'uriner s'éloigner, l'urine s'éclaircir et l'état général s'améliorer; la vessie s'habitue au contact des instrumens et n'en éprouve aucune impression fâcheuse. L'ébranlement que cette opération fait éprouver à l'économie, loin d'augmenter, ainsi qu'on pourrait le craindre avec le nombre des opérations, va ordinairement en diminuant. Ainsi, il n'est pas rare de voir un accès de fièvre être le résultat de la première séance, et ne plus se reproduire dans celles qui suivent.

Nous devons ajouter que le procédé de l'écrasement par pression et surtout par percussion en rendant plus rapide la destruction de la pierre a élargi la domaine de la lithotripsie, dont les forets à développement avaient déja reculé les limites; le procédé primitif des perforations successives dont M. Civiale persiste a faire usage n'est plus au niveau de la science et ne saurait soutenir de comparaison. Cette opinion ne peut être soupçonnée de partialité puisque j'ai eu beaucoup plus de part à l'invention du procédé des perforations qui le premier a rendu le broiement applicable à l'homme que je n'en ai eu à l'invention du procédé de l'écrasement.

La nécessité d'un nombre assez grand d'applications n'est donc pas suffisante pour empêcher de tenter la lithotripsie. Ce n'est que d'après un ensemble de considérations basées sur le volume de la pierre, l'état de la vessie, l'âge et la santé générale du malade, que cette détermination peut être prise.

La forme des calculs n'est pas sans influence sur le succès de l'opération du broiement. Les trois quarts sont ovoïdes et légèrement aplatis sur deux de leurs faces. L'acide urique les compose pour l'ordinaire quand ils affectent cette forme. Cependant, cette espèce de concrétion est quelquefois tout-à-fait plate. Les calculs formés par l'oxalate de chaux sont arrondis et mamelonnés. Enfin, les calculs dont le phosphate de chaux, d'ammoniaque et de magnésie forment la base sont irrégulièrement sphériques.

La mesure des deux diamètres longitudinal et transversal de la pierre peut bien, jusqu'à un certain point, en indiquer la forme, mais non d'une manière bien exacte. Je ne saurais vraiment tracer pour cela de règle précise; car, suivre avec le bec de la sonde le contour d'une pierre n'est pas toujours chose facile, et ne suffit pas pour en déterminer la figure. Ce n'est que par l'habitude du cathétérisme et une grande attention que l'on peut y parvenir.

Les pierres très-aplaties sont les plus défavorables à la lithotripsie; comme elles reposent sur leur partie plate, la pince à trois branches ne les saisit que très-difficilement pour peu que leur diamètre soit étendu et la vessie très-contractée.

Cette difficulté peut même devenir un obstacle insurmontable avec cet instrument. J'en citerai deux exemples : l'un extrait de l'ouvrage de M. Civiale, l'autre pris dans ma pratique.

Obs. — M. Leblanc-Lavalière, âgé de 40 ans, avait la pierre depuis plusieurs années; il ne se détermina à se faire opérer que lorsque les souffrances devinrent excessives. La pierre, déjà volumineuse, avait produit quelques désordres locaux et même généraux. Les urines, expulsées fréquemment et avec beaucoup de douleur, contenaient des mucosités abondantes. Ces circonstances ne permettaient pas de compter sur la lithotritie. L'effroi que la cystotomie causait au malade m'engagea cependant à faire quelques essais. Je parvins à saisir la pierre avec un instrument de trois lignes et demie ; mais j'eus alors la certitude que l'opération serait longue, d'autant plus que la pierre, *qui était aplatie, m'avait échappé plusieurs fois.* Je conseillai à M. Leblanc d'avoir recours à l'opération de la taille par le haut appareil. Le chirurgien qui fit cette opération crut que la cystotomie périnéale était préférable. La pierre ne fut extraite qu'avec difficulté. Le malade mourut au bout de trois jours. »

(De la lithotritie, introd., pag, xxxj.)

Obs. — M. Garmier, jurisconsulte à Lyon, souffrait depuis plusieurs années, lorsqu'il se fit sonder par M. Bouchet, qui découvrit une pierre, et engagea le malade à se confier à mes soins. La vessie de M. Garmier, lorsque je l'observai mois de février 1830, était hypertrophiée. Cependant elle pouvait contenir un peu plus d'un demi-verre d'urine, et le besoin de rendre ce liquide ne se faisait sentir que d'heure en heure. La prostate était tuméfiée. Je ne rencontrai qu'une pierre avec la sonde ; elle me parut plate et avoir seize à dix-sept lignes de diamètre. Bien que la largeur et la forme de ce corps fussent des circonstances défavorables, je crus qu'il était possible de surmonter les difficultés qui en résultaient. Dans une première séance faite avec la pince à trois branches et un foret à ailes articulées, la pierre fut saisie sans tâtonnement et attaquée avec les ailes déployées de manière à la gruger d'avant en arrière ; mais comme la pierre présentair son bord mince, les ailes accrochaient ce bord et le foret ne pouvait tourner. Je rentrai donc les ailes et je me contentai de pratiquer une simple perforation. Je tâchai ensuite le calcul, et comme le malade était fatigué, j'en restai là pour cette fois. Quelques jours après, je voulus faire une seconde séance, mais la vessie se contractait avec une telle force qu'à peine l'instrument ayant été ouvert, le liquide de l'injection fut expulsé entre le canal et la gaîne de la pince qui, serrée par la vessie, ne pouvait se mouvoir et saisir la pierre. Je laissai un moment l'instrument immobile, puis lorsque la violence de la contraction vésicale fut un peu calmée, je fermai la pince et la retirai, prévoyant dès cet instant que la lithotritie serait impraticable. Après cette tentative, les envies d'uriner devinrent très-fréquentes, et accompagnées d'excessives douleurs ; mais sans fièvre ni sensibilité à la pression dans la région hypogastrique.

J'ai vu plusieurs fois survénir ces symptômes, et ils sont pour moi l'indice d'une inflammation du col de la vessie. Ni les évacuations sanguines, ni les opiacés, ne purent calmer ces douleurs, qui cessèrent d'elles-mêmes au bout de dix à douze jours.

M. Garmier fut taillé deux mois après par M. Bouchet, qui fit l'extraction de deux pierres plates. La plus grande présentait sur son bord un trou profond. Le malade mourut huit jours après l'opération de la taille.

Les pierres très-plates peuvent cependant être saisie, même par la pince à trois branches bien qu'elle ne soit pas l'instrument convenable à cette forme , c'est ce que prouve le fait suivant :

Obs. — M. Pelicier, depuis quelques années, éprouvait des douleurs de vessie qui , par intervales et pendant un espace de temps assez long, disparaissaient complétement ; M. Civiale ayant pratiqué le catheterisme , déclara rencontrer une pierre, et fit, en présence de MM. les docteurs Borel et Forget, mais sans avoir préalablement fait constater par ces médecins la présence du calcul, une application de la pince à trois branches qui ne donna issue à aucune portion de détritus. M. Pelicier fut quelque temps sans souffrir ; puis ses douleurs reparurent ; il vint me consulter au mois de novembre dernier, et je le sondai sans trouver de pierre, mais il arriva ce qui déjà avait eu lieu lors de l'application faite par M. Civiale ; les souffrances disparurent pour quelque tems. Au mois de mai, j'explorai de nouveau la vessie, et je sentis une pierre plate située constamment dans la portion gauche de l'organe. C'était le cas de faire usage du percuteur courbe de M. Heurteloup ; mais je n'en avais pas dans ce moment dont la construction me satisfit ; et comme il tardait au malade d'être débarassé, j'emp'oyai la pince à trois branches avec le foret à développement, j'eus recours, pour saisir la pierre, à la manœuvre suivante : Après avoir introduit et ouvert la pince , le malade étant couché sur le dos, je dirigeai un intervalle des branches vers le côté gauche de la vessie , puis je fis tourner le malade sur le côté droit : dans ce mouvement la pierre vint d'elle-même tomber dans la pince ; elle fut attaquée et brisée par éclatement ; deux séances avec le brise pierre articulé de M. Jacobson en achevèrent la destruction ; d'après l'appréciation faite avant l'opération et l'aspect des fragmens j'ai pu juger que cette pierre avait douze a quatorze lignes de diamètre et seulement trois à quatre lignes d'épaisseur : l'opération eut lieu en présence de MM. Borel, Forget Colomb , etc.

Un instrument me semble préférable , dans les cas de pierres plates, à tous ceux imaginés jusqu'ici ; je veux parler du percuteur courbe à marteau, sur l'examen et l'emploi duquel nous aurons l'occasion de revenir, et dont nous donnerons la figure ; mais on peut, en jetant les yeux sur la fig. 11 p. 43 , qui représente mon lithomètre, concevoir dès à présent qu'en élevant fortement le bassin du malade, déplaçant par cette manœuvre le calcul de dessous le col de la vessie, engageant la branche c sous ce corps , et rapprochant la branche d, il sera saisi sur le plat et de la manière la plus favorable à sa destruction. Maintenant, que l'on suppose les côtés en regard des branches $c\,d$ garnis de dents et que l'on frappe sur l'extrémité extra-vésicale c, le rapprochement brusque des deux portions de l'instrument partagera la pierre en deux parties. Le rapprochement des deux portions de ce brise-pierre à coulisses peut être aussi opéré par une vis de pression , comme on le voit dans les modifications de MM. Tousez, S. Henry, Clot-Bey, Amussat, Ségalas. Nous reviendrons sur cette modification lorsque, dans un prochain mémoire, nous comparerons l'action des divers instrumens de lithotripsie.

La *densité* des calculs vésicaux est très-variable. Cette différence dépend ordinairement de la matière qui les compose. Ainsi , les calculs formés par l'oxalate de chaux sont pour la plupart extrêmement durs ; les calculs d'acide urique et d'urate d'ammoniaque tiennent le second rang pour la densité; enfin, les plus mous sont composés des trois phosphates de chaux, d'ammoniaque et de magnésie. Cependant l'on observe des exceptions assez nombreuses à cette règle pour les deux premières espèces de concrétions. Ainsi , l'oxalate de chaux , le plus communément dense, serré, brunâtre à son intérieur et assez semblable à la section d'une truffe , se cristallise dans quelques cas sous forme de paillettes brillantes , enveloppées d'une couche brune assez friable , recouverte elle-même d'une sorte de croûte blanche : cette espèce de concrétion s'écrase avec facilité ; elle existait chez quatre malades que j'ai opérés. Une semblable différence de densité s'observe pour les calculs d'acide urique, formés le plus souvent de couches cencentriques qui les font ressembler à la section transversale de l'aubier d'un arbre; ils sont , dans quelques autres circonstances, formés d'une foule de petites granulations semblables à des grains de millet réunis ensemble par du mucus , et s'écrasant avec une extrême facilité sous la pression de tenettes ou de la pince. A quoi tiennent ces différences dans le mode de cristallisation de sels et de substances de même nature? Je ne crois pas que l'on en ait donné la raison. Le son plus ou moins clair qui résulte du choc de la sonde contre la pierre en indique assez bien la densité. Cependant il faut aussi tenir compte de son volume, qui, à dureté égale, rend le son plus grave.

Il semblerait au premier abord que les calculs mous, blanchâtres , friables, doivent être les plus favorables à la lithotripsie ; cependant il n'en est rien ; presque toujours la diathèse phosphatique est accompagnée d'un catarrhe vésical très-intense et fort souvent d'une rétention d'urine complète ou incomplète, résultant d'une tuméfaction de la totalité ou d'une portion seulement de la prostate. L'altération des mucosités qui séjournent dans le bas-fond de la vessie donne lieu au développement de l'ammoniaque qui, en se déposant, détermine l'accroissement rapide de la pierre. Si l'on parvient au moyen de la lithotripsie à débarrasser la vessie de cette espèce de calcul, et que la rétention incomplète d'urine persiste, une concrétion nouvelle de même nature ne tarde guères à se produire. Les calculs, durs et compacts, formés par l'acide urique et l'oxalate de chaux, ces derniers surtout, sont en général accompagnés d'une altération beaucoup moins profonde de la vessie, et soit que l'on en fasse l'extraction par la taille, soit qu'on les détruise par la lithotripsie, l'opération offre plus de chances de succès. Lorsque l'on pratique cette dernière, la dureté de la pierre peut bien nécessiter une ou deux séances de plus, mais cela est plus que compensé par l'espoir mieux fondé de guérir.

Cependant la dureté excessive de la pierre a quelquefois empêché de continuer l'opération du broiement; M. Civiale en rapporte plusieurs exemples.

Obs. XXVIII.—Un jeune homme placé dans l'une des salles de M. Lisfranc à la Pitié, avait une pierre volumineuse formée d'oxalate de chaux. M. Civiale fit une tentative de broiement, la pierre fut saisie mais la trituration était très-lente à cause de la dureté excessive : le malade qui avait peu souffert, dit ce chirurgien, éprouva un peu d'agitation *quelques instans après*; *le lendemain*, il y avait un peu de sensibilité à la région épigastrique, le pouls devint plus fréquent; on eut recours à des sangsues en très-grand nombre et à tous les moyens anthiphlogistiques : ce fut en vain, le *malade mourut quelques jours après*.

A l'ouverture on trouva dans les reins une altération ancienne et assez profonde pour expliquer la mort. Préoccupé de la crainte que, malgré cette circonstance, on pût rapporter à l'opération cette funeste issue, et oubliant qu'il n'y eût point d'intervalle entre l'opération et les symptômes qui furent suivis de la mort, M. Civiale ajoute : « Si j'avais con- » tinué mes tentatives de broiement, le malade serait mort pendant le » traitement, ou peu de temps après. » (2ᵉ *lettre sur la lithotritie*, pag. 135.)

DE L'INFLUENCE QUE PEUT EXERCER L'ÉTAT DE LA VESSIE SUR L'OPÉRATION DU BROIEMENT.

L'état de la vessie est, comme peut le faire pressentir ce que nous avons dit en parlant du volume de la pierre, d'une importance immense pour la lithotripsie. L'hypertrophie, avec racornissement de cet organe, et son irritabilité, sont l'obstacle le plus fréquent et le plus difficile à vaincre que rencontre la méthode nouvelle.

Lorsqu'une pierre, dont le diamètre dépasse dix-huit lignes, est contenue dans une vessie, dont la sensibilité et la puissance de contraction sont ainsi exagérées, il est bien à craindre que l'opération du broiement ne puisse réussir. Malgré l'attente de la vive douleur qui suit l'émission de l'urine, les malades sont contraints de céder au besoin impérieux d'uriner qui se renouvelle de quart d'heure en quart d'heure ; la vessie, habituée à ne contenir qu'une ou deux cuillerées de liquide, repousse l'injection que l'on veut y faire pénétrer pour pouvoir développer les instrumens lithotribes et saisir le calcul ; le malade fait des efforts involontaires et convulsifs jusqu'à ce que tout le liquide soit expulsé. Pendant cette contraction, la sonde, serrée par la poche urinaire, ne peut exécuter aucun mouvement, ou bien elle est chassée dans le canal de l'urètre. Cette réaction de la vessie paraît être sollicitée tantôt par l'injection, tantôt plus particulièrement par la présence de la sonde ou de l'instrument. Chez un certain nombre de malades, la vessie, au bout de quelques instans, fatiguée, pour ainsi dire, de l'énergie qu'elle vient de déployer, se relâche, elle devient plus souple et n'oppose plus, bien qu'elle soit vide, autant de résistance au développement et à la manœuvre des instrumens de lithotripsie ; quelquefois alors il est possible, malgré la fâcheuse réunion de ces deux circonstances, pierre volumineuse et hypertrophie de la vessie avec racornissement, de broyer le corps étranger et de procurer une guérison complète. En voici un exemple remarquable.

Obs. XXIX.— Le général Schobert éprouvait depuis plusieurs années des douleurs en urinant. Il y avait chez lui tantôt incontinence d'urine, tantôt difficulté très-grande pour évacuer ce liquide. M. Pasquier fils, ayant été consulté, introduisit une sonde et rencontra un calcul. Quoique la possibilité de la lithotritie lui parût plus que douteuse, il ne voulut pas pratiquer la taille sans avoir mon avis. Nous examinâmes le malade conjointement avec M. J. Cloquet. Nous trouvâmes une pierre qui, bien qu'elle n'eût guères plus de 17 à 18 lignes de diamètre, paraissait remplir la cavité de la vessie, laquelle était racornie et hypertrophiée. Ces circonstances nous semblèrent bien défavorables, cependant, pour condescendre aux désirs manifestés par le malade, il fut convenu que je ferais une tentative de broiement, et que si elle ne réussissait pas l'on pratiquerait la taille. Quelques jours après je fis cette tentative et toutes les applications qui suivirent, sous les yeux et avec l'assistance de M. Pasquier. Il fut impossible de faire séjourner dans la vessie une seule cuillerée de liquide, nous aurions déterminé des convulsions si nous avions voulu nous opposer à son issue ; aussi, sans insister davantage, j'attendis la cessation spontanée de cet état de spasme. J'introduisis alors une pince à trois branches, munie de son foret à développement : trouvant que la vessie avait repris de la souplesse, je déployai l'instrument et je saisis la pierre, sans être obligé d'exercer sur le col une traction trop forte ; une perforation fut faite et aussitôt

l'éclatement fut produit par l'écartement des ailes ; l'un des plus gros morceaux
du calcul restait encore dans la pince et présentait au foret une surface sur laquelle il pouvait agir ; ce fragment fut attaqué et brisé par éclatement, après quoi
je me hâtai de dégager l'instrument avec les précautions que nécessitait la vacuité
de la vessie, car cet organe, plus calme pendant cinq minutes qu'avait duré la manœuvre, entrait de nouveau dans une contraction violente, qui aurait pu rendre
l'extraction difficile. La seconde séance présenta des circonstances semblables, et
dans celles qui suivirent la contraction de la vessie alla toujours en diminuant,
en sorte que dans les dernières il était possible d'injecter deux onces de liquide.
Onze applications, de cinq à six minutes chacune, furent nécessaires pour amener
une guérison complète. M. le professeur Ekstrom, médecin du roi de Suède, as-
sistait à la dernière. Le calcul était formé d'oxalate de chaux cristallisé en lamelles brillantes, variété dont j'ai parlé tout à l'heure. Depuis trois ans le général
Schobert n'a éprouvé aucun symptôme de pierre.

Cette contraction extrême peut être maîtrisée en mettant les malades dans un état de narcotisme général auquel la vessie participe.
M. Heurteloup, dans son ouvrage, *Principles of lithotrity*, pag. 409,
en rapporte un exemple dont j'ai été témoin, ayant été appelé par lui
en consultation dans cette circonstance.

Obs. XXX. —M. le docteur Delamontagne souffrait de la pierre depuis quelques
années lorsqu'il se confia aux soins de M. Heurteloup. Sa vessie avait un diamètre
antéro-postérieur peu étendu ; elle avait au contraire de la capacité latéralement ;
elle recevait une assez grande quantité de liquide, mais elle ne pouvait le retenir,
et elle le chassa avec violence dès que la pince à trois branches fut développée.
Une nouvelle injection fut faite au moyen du courant intermédiaire aux deux canules et l'instrument put être fermé. Une seconde tentative fut faite quelques jours
après, et la veille M. Heurteloup fit prendre à M. Delamontagne 12 à 15 grains
d'opium, par doses de 2 grains d'heure en heure ; en sorte que le lendemain il était
dans un état voisin de l'ivresse. La vessie put retenir alors une assez grande quantité de liquide ; cependant la pierre ne put être saisie ; sa situation dans l'une des
parties latérales de la vessie la plaçait hors de la sphère d'action de l'instrument
droit ; circonstance dont je m'assurai avec la pince, sur la demande de M. Heurteloup. Une troisième séance eut lieu sans plus de résultat. La lithotritie fut alors
abandonnée et la taille bi-latérale pratiquée par M. Dupuytren, donna lieu à
l'extraction d'un calcul de 18 lignes de diamètre, et procura la guérison.

Plusieurs fois depuis lors, dans le but de calmer la contraction de la
vessie, j'ai administré l'opium à la dose de cinq à six grains dans l'espace de douze heures, moitié en pilules, moitié en lavemens de deux
en deux heures, mais je n'ai point obtenu une détente aussi marquée

que dans le cas dont je viens de parler. Je n'ai pas, il est vrai, osé porter la dose de l'opium aussi loin que je l'avais vu faire chez M. Delamontagne, qui, depuis long-temps, était habitué à prendre ce médicament pour calmer ses douleurs. Néanmoins les narcotiques administrés à l'intérieur à doses assez fortes pour produire un peu d'ivresse diminuent manifestement l'irritabilité de la vessie, permettent d'injecter dans cette cavité une plus grande quantité de liquide, et donnent ainsi dans quelques cas la possibilité de saisir avec les instrumens lithotribes des pierres qui sans cela n'eussent pas pu l'être. Les désordres que l'opium à si haute dose pourrait déterminer dans l'économie ne balancent-ils pas les avantages et ne doivent-ils pas éloigner d'y avoir recours ? C'est une question que déjà s'est faite M. Heurteloup, et que devra résoudre l'expérience. Quant aux injections adoucissantes ou narcotiques dans la vessie, elles ne m'ont presque jamais réussi ; je suis arrivé jusqu'à introduire dans cette poche un gros de laudanum de Rousseau, étendu dans une petite quantité de liquide sans pouvoir calmer l'irritabilité ; l'effet local était nul et il n'y avait point d'absorption ; la faculté d'absorber semble au surplus fort inutile dans un organe destiné à servir momentanément de réceptacle à un liquide purement excrémentitiel.

Il est encore une circonstance dont il faut tenir compte, c'est que dans un bon nombre de cas où la vessie contractée met obstacle au développement des instrumens, l'injection d'une certaine quantité d'eau, alors même que l'on peut la faire séjourner quelques minutes, ne facilite point la manœuvre ; le liquide distend la vessie en haut et sur les côtés, mais le diamètre antéro-postérieur, le seul important pour l'opération, n'en est point augmenté ; la diminution de la capacité de la vessie dans ce sens dépend de la tuméfaction de la prostate dont l'injection ne peut changer les rapports anatomiques ; cette tuméfaction allonge le col de la vessie et lui donne la forme d'un entonnoir dans lequel les instrumens ne peuvent que difficilement se développer.

Est-il besoin de montrer par des exemples que l'hypertrophie et l'irritablité de la vessie sont l'obstacle le plus fréquent que la lithotripsie rencontre ; les faits se présenteront en foule ; j'en citerai quelques-uns qui me paraissent des plus saillans.

OBS. XXXI.—M. Rousseau, des environs de Nevers, éprouvait depuis plusieurs années les douleurs de la pierre, lorsqu'il vint à Paris et se confia aux soins de

M. Civiale. Dans une première séance le calcul put être saisi non sans quelque difficulté et attaqué une fois par le foret; trois séances qui suivirent furent tout-à-fait infructueuses, la pierre ne put être embrassée par la pince; M. Civiale renonça alors à continuer l'opération ou le malade renonça à l'opérateur, je ne sais lequel des deux; quoi qu'il en soit, je fus appelé. La pierre avait vingt lignes de diamètre, la vessie était hypertrophiée et excessivement contractée, son diamètre antéro-postérieur avait peu d'étendue, la prostate était énormément tuméfiée, le col de la vessie formait une sorte de long et étroit vestibule. Ces circonstances jointes aux tentatives infructueuses de M. Civiale étaient bien faites pour me détourner de rien entreprendre; mais M. Rousseau ne voulait pas absolument renoncer à la lithotritie; il fut donc convenu avec M. Pillot, médecin du malade, que l'on essaierait encore. J'employai des injections narcotiques pour diminuer la contractibilité de la vessie, mais ce fut en vain que j'introduisis dans cet organe des doses énormes d'opium; je me résignai donc à opérer avec les conditions défavorables qui existaient; à peine l'instrument fut-il développé que la vessie entra dans une épouvantable contraction; le peu de liquide injecté fut chassé entre le canal et la gaîne de la pince à trois branches qui elle-même était serrée de telle sorte que l'on ne pouvait lui imprimer aucun mouvement. J'attendis sans agir que cette contraction passât, et que la vessie fatiguée se relâchât, comme cela se voit fréquemment, mais comme au contraire l'état de spasme semblait s'accroître ainsi que la douleur, je refermai la pince avec les précautions que nécessitait l'état de vacuité de la vessie, et j'en fis l'extraction. Me rappelant l'effet qu'avait produit l'opium sur M. Delamontagne, j'essayai de mettre aussi M. Rousseau dans un état de narcotisme. Six grains de ce médicament furent administrés par la bouche et par le rectum dans l'espace de 15 heures; le malade éprouvait un peu d'étourdissement, il était légèrement stupéfié et cependant la vessie ne s'était que bien peu relâchée. Elle se révolta contre l'instrument avec presque autant d'énergie que la première fois, et je ne pus saisir le calcul. M. Heurteloup, que j'avais prié d'assister à cette séance, pensa que la pince à quatre branches mobiles indépendantes qu'il nomme évideur à forceps, pourrait réussir dans cette circonstance, et il me demanda d'en faire l'application, ce à quoi je consentis avec empressement : quant au malade, il ne me fut pas difficile de le déterminer à cet essai. L'appareil instrumental de M. Heurteloup se composait de la pince à quatre branches mobiles indépendantes de la pince servante et de l'évideur. Dans une première application la pierre ne put être saisie : on sait que dans la manœuvre de l'évideur à forceps on développe les quatre branches dans la vessie, l'on rentre en partie celle qui porte le capuchon, et l'on tient l'instrument ainsi ouvert au-devant du col; on laisse alors écouler le liquide contenu dans la vessie, et la pierre vient d'elle-même se placer dans l'instrument; mais elle était chez notre malade placée au-dessous des branches, et si bien enclavée dans le bas fond par la prostate, que ni les injections, ni la pince servante, ni la bascule du lit rectangle ne la purent déplacer. Dans une seconde tentative faite peu de jours après avec le même instrument, M. Heurteloup parvint à saisir la pierre et à l'attaquer, mais elle n'était pas assez engagée dans les branches pour que l'évideur pût agir d'une manière convenable.

Une troisième séance eut lieu encore, mais elle n'eut d'autre résultat que de causer au malade de vives douleurs comme toutes celles qui l'avaient précédée. A cette époque, M. Heurteloup était sur le point de partir pour l'Angleterre, où il a importé la méthode nouvelle, enrichie par son imagination féconde, et où, depuis quatre ans, il en fait l'application avec une habileté incontestable. Il me rendit donc le malade à peu près dans le même état que je le lui avais confié.

Après tant de tentatives infructueuses, il semble que M. Rousseau dût être dégoûté de la lithotritie; cependant sa persévérance n'était pas à bout, car il m'adressa, en présence de M. le docteur Pillot, de vives instances pour que je fisse encore quelques tentatives de broiement. Pour moi, je trouvai que c'était assez comme cela et je l'engageai fortement à se soumettre à l'opération de la taille, car les souffrances étaient devenus intolérables ; il céda enfin à nos raisons et surtout à la douleur. La taille latéralisée fut pratiquée par M. Hervez de Chegoin ; elle offrit ceci de particulier qu'un flot de pus s'échappa au moment où l'incision du col de la vessie fut faite, il provenait d'un abcès dans l'épaisseur de la prostrate, lequel avait donné lieu aux atroces douleurs que le malade éprouvait depuis quelques jours. Ces douleurs ne furent point calmées par l'extraction de la pierre ; elles persistèrent tout aussi poignantes jusqu'au douzième jour que la mort eut lieu, après quelques symptômes d'adynamie. Nous fîmes l'ouverture du corps, et nous trouvâmes la prostate du volume d'une orange moyenne ; les parois de la vessie avaient près de 3 lignes d'épaisseur; le col avait près d'un pouce et demi de longueur et formait la moitié du diamètre antéro-postérieur. La pierre extraite par l'opération avait 18 à 20 lignes, était ovoïde et ne présentait qu'une seule perforation, légèrement excavée, ce qui donnerait à penser que le foret de M. Heurteloup se serait engagé dans le trou précédemment fait par M. Civiale.

On voit par l'opiniâtreté de ce malade et de tant d'autres dans l'emploi de la lithotritie, qu'il n'était pas besoin de leur tracer, ainsi que l'a fait M. Civiale dans l'introduction de son ouvrage, un tableau aussi rembruni de la taille.

OBS. XXXII.—M. de Lanougarède, sexagénaire, avait, en 1828 ou 29, été opéré de la taille hypogastrique, par M. Souberbielle. Peu de mois après, les douleurs reparurent et au bout d'un an et demi, M. Pasquier ayant sondé le malade, trouva une pierre et l'engagea à se confier à moi. La vessie était excessivement contractée. L'opération pratiquée antérieurement paraissait avoir déterminé des adhérences entre sa paroi antérieure et le tissu cellulaire sus-pubien; au moins cet organe à l'intérieur semblait déformé ; son diamètre antéro-postérieur était presque effacé, et la pierre située latéralement et en haut ; elle ne paraissait pas volumineuse, et je crus pouvoir la détruire par le broiement; mais dès que l'instrument fut développé la vessie entra dans une épouvantable contraction : Un pli saillant de la paroi antérieure de la vessie, résultant, je crois, de la traction en haut exercée par la cicatrice, s'engageait entre les branches de la pince en même temps que la pierre. J'eus quelque peine à refermer l'instrument sans léser cette portion, tant la contraction de l'organe était violente, et je renonçai à la lithotritie. M. de Lanougarède retourna à Versailles, où il fut de nouveau taillé avec succès par le haut appareil.

Nous trouvons dans l'ouvrage de M. Civiale *De la Lithotritie*, plusieurs autres faits qui prouvent combien souvent l'irritabilité de la vessie est un empêchement à l'opération. Telles sont les observations de M. Michel, page 149, taillé avec succès ; M. Pailles, page 150, chez lequel, après six mois de traitement et neuf applications de la pince, on n'avait obtenu qu'un demi-gros de détritus. La taille sus-pubienne ayant été pratiquée, dix calculs furent extraits.

M. Gobert, de Saint-Denis, page 149, chez lequel, après une tentative infructueuse de lithotritie, la taille latéralisée fut pratiquée avec succès.

M. Denise, de Paris, page 154, après trois tentatives inutiles, il fut taillé et guérit.

M. Dubois Doin, de Châteauroux, page 154. M. Civiale dit avoir fait sur ce malade très-irritable plusieurs tentatives sans pouvoir saisir la pierre ; mais il n'en indique pas le nombre et ne dit pas si la taille fut pratiquée.

M. Turgot, page 155. Dans une première tentative l'instrument fut arrêté au col de la vessie et ne put pénétrer. Dans une seconde séance, « l'état nerveux du malade, dit M. Civiale, excita des mouvemens » qui me forcèrent de retirer l'instrument avant même que la pince fût « ouverte. » Deux autres tentatives encore furent faites sans que la pierre pût être saisie. Une fistule périnéale survint après la dernière application. Le malade fut taillé par M. Dupuytren. L'opération fut heureuse.

Cette irritabilité de la vessie ne s'est jamais montrée à moi à un plus haut degré que chez M. Dadure. M. Segalas avait fait sur ce malade sans pouvoir saisir la pierre, huit tentatives de lithotritie, avec une pince à trois branches courbe (laquelle a donné lieu, de la part de M. Pravaz, à une accusation de plagiat, sur laquelle l'académie de médecine n'a pas encore statué) ; la vessie fut excitée de plus en plus par la manœuvre opératoire, et, lorsque je fus appelé conjointement avec M. Pasquier, les douleurs étaient tellement intolérables, qu'il était devenu indispensable, malgré la fièvre, d'y mettre fin par la taille le plus promptement possible. Sur mon refus de faire aucune tentative de broiement, la taille bilatérale fut pratiquée par M. Pasquier ; la pierre, blanchâtre et friable, s'écrasa sous les tenettes, et il fallut porter un grand nombre de fois cet instrument dans la vessie pour la débarrasser. La sensibilité du ventre augmenta d'instans en instans, et le lendemain M. Dadure mourut d'une péritonite aiguë que rien ne put arrêter.

Sur un autre malade, le comte H..., M. Ségalas a fait également huit tentatives sans pouvoir saisir la pierre, à cause de l'état de contraction de la vessie. La taille suspubienne a été pratiquée avec succès par M. Souberbielle. Les choses eurent lieu de la même manière pour le général Roguet.

Quelquefois la sensibilité et l'irritabilité de la vessie se développent subitement, par suite de l'introduction de la sonde, ou des tentatives d'opération. En voici un exemple récent, fort remarquable : M. Paris éprouvait de la difficulté à uriner, mais fort peu de douleur ; trois fois une sonde fut introduite dans la vessie par M. Ségalas, sans que la présence d'une pierre fût reconnue. Dans une quatrième exploration, le calcul ayant été rencontré, l'on tenta de le saisir avec le brise-pierre de M. Heurteloup, mais sans y pouvoir parvenir. Après cette tentative, la vessie contractée, enflammée, ne permit plus de songer à pratiquer le broiement, et une quinzaine de jours après le malade mourut. *La pierre, que l'on n'avait pas rencontrée dans trois explorations, pesait quatre onces et demie, et avait près de trois pouces de longueur.*

54e *observation.* — M. Cally de Bellesme, septuagénaire, vient aussi tout récemment de me fournir un exemple du développement de la sensibilité générale et de la contraction de la vessie après une première séance de lithotripsie. La pierre était un ovoïde très-aplati ; elle avait environ 26 lignes sur 22 ; malgré ce volume considérable et l'époque assez éloignée à laquelle devait remonter son existence, la vessie était souple et spacieuse ; les besoins d'uriner ne se faisaient pas sentir à des intervalles très-rapprochés ; je crus donc la lithotripsie praticable, et j'en fis l'application. La pierre fut saisie au moyen du percuteur et brisée avec le marteau ; (je n'aurais point osé, dans cette circonstance, employer l'action de l'écrou et de la vis) ; deux des plus gros fragmens furent ensuite saisis et écrasés : dès le lendemain, les envies d'uriner devinrent plus fréquentes et accompagnées de douleurs excessivement vives ; la vessie se contractait avec une extrême violence; j'ai décrit dans mon mémoire sur les calculs existans avec une rétention d'urine cette espèce d'inflammation du col de la vessie, j'y renverrai pour plus de détails. Pendant douze jours, je fis de vains efforts au moyen des sangsues, des bains, de l'opium, de la belladone, pour calmer cette exaltation de la sensibilité générale et locale. Voyant le malade s'épuiser par l'intensité de la douleur, et ne pouvant songer à continuer le broiement, je proposai de pratiquer la taille. Cette offre fut acceptée avec empressement; je fis cette opération au-dessus du pubis par un procédé que j'ai fait connaître à l'Académie de médecine, et dont je donnerai ailleurs la description; la pierre était brisée en cinq gros morceaux, et un huitième environ était réduit en poudre grossière. L'opération fut faite en présence de MM. Sanson, Ratier, Cocteau, Subervic. L'état de débilité du malade rendit la guérison fort lente; des abcès se formèrent à la racine de la verge et dans le scrotum; l'un d'eux laissa une petite fistule communiquant directement avec l'urètre; ce ne fut qu'au bout de trois mois que la guérison fut complète.

Le développement de la sensibilité et de la contraction de la vessie est fréquent lorsque l'application de la lithotritie a été inefficace ou lorsque l'on n'a fait que trouer la pierre; il arrive alors fréquemment que l'opération ne peut être continuée; mais si, dans cette première séance, la pierre a été brisée, cet état d'excitation se manifeste beaucoup moins, et s'il a lieu, il n'est pas ordinaire qu'il persiste et qu'il empêche de continuer l'application du broiement.

L'impossibilité que l'on éprouve à faire séjourner de l'eau dans la vessie n'est pas toujours un obstacle au jeu des instrumens; la vessie après avoir chassé le liquide reprend de la souplesse et permet d'agir; il vaut mieux alors ne pas insister sur l'injection.

D'autres fois, la vessie admet une certaine quantité de liquide, et cependant le diamètre antéro-postérieur, celui suivant lequel les instrumens se développent, n'éprouve aucun accroissement; cela tient pour l'ordinaire à l'augmentation du volume de la prostate, qui, transformant le col en un long entonnoir, diminue d'autant ce diamètre et le limite d'une manière invariable, tandis que les parties supérieure et latérales de l'organe se laissent distendre par l'injection. La sonde exploratrice portée horizontalement vers le sacrum, puis ramenée derrière le pubis, indique l'étendue de ce diamètre antéro-postérieur : plus la pierre est grosse, la vessie irritée, la prostate tuméfiée, plus ce diamètre est petit : rarement alors il atteint deux pouces ; lorsque la sonde donne trois pouces de course, c'est un état très-favorable.

L'une des conséquences pratiques à tirer de ce qui précède est la suivante : l'instrument qui pour saisir une pierre d'un volume donné aura besoin du moindre espace et du moindre développement devra être préféré toutes les fois que la vessie est contractée ; sous ce rapport, comme sous beaucoup d'autres, le brise-pierre à coulisse ou percuteur l'emporte jusqu'ici sur tous les autres.

La seconde lettre de M. Civiale sur la lithotritie contient l'histoire de *quarante-cinq* malades traités par le broiement : sur ce nonbre, *dix-sept* l'ont été sans succès. De ces dix-sept, il y en a *treize* chez lesquels l'hypertrophie et l'irritabilité de la vessie ont empêché l'opération d'être continuée.

Faisant dans ces résultats la part de l'infériorité du procédé des perforations successives que met en usage M. Civiale, ces chiffres n'en démontrent pas moins que de tous les obstacles que la lithotripsie rencontre, le plus fréquent et le plus difficile à surmonter est l'irritabilité de la vessie.

L'on voit aussi par tous ces exemples de tentatives inutiles qu'il n'est pas toujours facile de connaître de prime-abord les cas dans lesquels l'opération du broiement peut réussir, de ceux dans lesquels on ne doit point y avoir recours : c'est là, je le répète, le point le plus difficile de la lithotripsie.

DE LA PARALYSIE DE LA VESSIE CONSIDÉRÉE DANS SES RAPPORTS AVEC LA LITHOTRITIE.

Je l'ai dit ailleurs, et je l'ai souvent répété, la paralysie de la vessie est une maladie peu commune ; la rétention d'urine, que l'on attribue à cette cause, dépend au moins dix-huit fois sur vingt d'une affection de la prostate. Dans un travail spécial soumis à l'examen de l'Académie des sciences, j'ai montré sur quelles données est basée cette opinion ; pour éviter des redites, je ne les reproduirai point ici. Quant à la possibilité de détruire et d'extraire les calculs contenus dans une vessie privée de la faculté d'expulser l'urine, et par conséquent les débris du corps étranger, je l'ai démontrée dans la première partie de cet ouvrage. Voyez page 1 à 15, pages 43 et 135.

La cause ordinaire de la paralysie de la vessie est la lésion de la moelle épinière, mais alors elle n'existe pas seule ; le rectum et les membres inférieurs sont privés également de l'influence nerveuse. L'hémiplégie, toujours grave par l'importance de l'organe lésé, fréquemment accompagnée de l'œdème des jambes, est certainement une complication fâcheuse des calculs vésicaux, mais elle est également défavorable à la lithotritie et à la taille, et je pense que si les conditions locales sont favorables, c'est-à-dire si la pierre est petite et si la vessie n'est point profondément altérée dans sa texture, la lithotripsie, suivie de l'extraction artificielle du détritus, doit être préférée à la taille, qui, par la tendance à l'infiltration du tissu cellulaire, offre moins de chance de guérison que dans les circonstances communes. Voyez pages 36 et 37.

D'autres fois enfin, la rétention d'urine ne dépend ni du développement anormal de la prostate ni d'une lésion apparente de la moelle épinière : la seule cause à laquelle on puisse raisonnablement l'attribuer alors paraît être la paralysie de la vessie ; paralysie essentiellement bornée à cet organe musculo-membraneux, affectant la contractilité musculaire et la sensibilité organique, mais laissant intacte la sensibilité animale dont il est doué ; paralysie qui porte seulement sur les fibres musculaires du corps de la vessie sans affecter le col de cet organe, sans quoi il y aurait incontinence et non rétention d'urine. Ici point d'hypertrophie de la vessie comme dans les rétentions d'urine, qui, plus fréquentes, reconnaissent pour cause un engorgement de la prostate ; les parois de cet organe sont au contraire plus minces que dans l'état normal et supportent un alongement énorme, car la vessie peut contenir alors sept à huit pintes de liquide.

J'ai maintenant sous les yeux l'une des paralysies de la vessie les plus remarquables qui se puissent voir. J'en dirai quelques mots.

Obs. 55.—Mademoiselle de D....., de Moscou, âgée de 17 ans, a commencé à l'âge de quatre ans à éprouver de la dysurie. Des symptômes nerveux généraux, des douleurs dans la poitrine et dans le ventre, de l'hémoptysie, vinrent se joindre à l'affection de la vessie ; cet état dura pendant dix ans avec des alternatives de mieux et d'exacerbation ; la difficulté d'uriner alla toujours croissant, à l'âge de quatorze ans, la rétention d'urine fut complète, et dès ce moment mademoiselle de **D...** n'urina plus qu'avec une sonde. Les douleurs qui se faisaient sentir à la fin de l'émission de l'urine firent soupçonner l'existence d'une pierre, et plusieurs chirurgiens crurent en avoir rencontré ; un opérateur de Moscou fut même sur le point de pratiquer l'opération de la taille. Mademoiselle de **D....** se rendit à Saint-Pétersbourg, et, par le conseil des médecins de cette ville, elle prit les eaux de Carlsbad, puis de Marienbad, sans aucun succès ; l'hémoptysie en fut au contraire augmentée. Mademoiselle de **D...** fit ensuite le voyage de Berlin, où elle reçut les soins des deux chirurgiens les plus célèbres de l'Allemagne. MM. Dieffenbach et Graefe. Ce dernier, dans une des explorations qu'il fit avec la sonde, avait cru reconnaître un calcul ; conservant quelque doute à cet égard, il engagea la famille de mademoiselle de **D.......** à faire le voyage de Paris et à me consulter. J'examinai cette demoiselle avec MM. Kapeler et Marjolin ; deux fois nous fîmes l'exploration de la vessie sans rencontrer de corps étranger, une tumeur dure et saillante, formée probablement par une anté-version de l'utérus, nous parut avoir pu causer l'erreur des chirurgiens de Moscou. Le besoin d'uriner ne se fait sentir qu'après deux ou trois jours ; aussi la quantité de liquide que peut contenir la vessie est-elle de cinq à six pintes : Mademoiselle de **D.......** n'attend pas aussi long-temps pour vider cet organe ; elle introduit la sonde toutes les vingt-quatre heures. Je reviendrai sur ce fait intéressant dans mon travail sur les rétentions d'urine et la paralysie de la vessie.

Lorsque la paralysie porte sur le col et non sur le corps de la vessie, alors il y a *incontinence d'urine* (1). Cependant la paralysie du col n'est pas la cause la plus ordinaire de ce symptôme, lorsque la vessie contient un calcul. La forme irrégulière de la pierre dont un prolongement ou mamelon s'engage dans le col de la vessie et le tient entr'ouvert donne lieu à l'incontinence d'urine plus fréquem-

(1) Les urinaux portatifs de M. Grailing, quai Napoléon, 33, sont préférables à tous ceux que l'on a imaginés jusqu'ici pour l'incontinence d'urine.

ment que la paralysie. L'urine s'échappe encore involontairement
lorsqu'une petite pierre poussée hors de la vessie par le flot de
l'urine s'est arrêtée dans la portion prostatique de l'urètre et s'y
est développée. Il en est de même lorsqu'un calcul de la prostate
vient proéminer dans le canal. J'ai dit page 51 à quelles erreurs
de diagnostic peuvent donner lieu ces deux dernières circonstances.

DU CATARRHE DE LA VESSIE CONSIDÉRÉ SOUS LE RAPPORT
DE LA LITHOTRITIE.

Le catarrhe de la vessie est un accompagnement fréquent de la
pierre, et pour l'ordinaire il n'en est que la conséquence ; dans le
plus grand nombre des cas en effet, dès que la pierre est enlevée
par quelque méthode que ce soit, l'inflammation catarrhale disparaît. Les degrés auxquels peut exister cette inflammation sont
extrêmement variables ; chez un certain nombre de malades, les
mucosités qui en sont le produit et le signe sont très-peu abondantes, et chez quelques autres, elles forment le quart, la moitié
de la totalité de l'urine rendue. L'aspect de ces mucosités est également fort différent ; tantôt elles ne produisent qu'un simple
nuage, le plus souvent elles forment au fond du vase une masse
visqueuse, filante, semblable au blanc d'œuf, mais plus tenace ;
parfois c'est un dépôt formé de flocons muqueux concrétés ; d'autres fois enfin c'est un véritable pus que tient l'urine en suspension.

La nature du calcul exerce une très-grande influence sur la nature et le degré de l'inflammation catarrhale de la vessie ; la plupart des auteurs ont omis de tenir compte de ce fait, et beaucoup
de ceux qui en ont parlé ont avancé le contraire de ce qui existe,
mettant ce que le raisonnement leur faisait supposer à la place de
ce que l'observation leur aurait appris. En effet, c'est une opinion assez généralement admise, que le degré de l'inflammation catarrhale
de la vessie et la douleur qui l'accompagne sont en raison du
plus ou moins d'aspérités de la surface de la pierre ; il semble naturel au premier abord qu'il en soit ainsi, et pourtant l'observation montre le contraire ; les calculs formés par l'oxalate de chaux
ordinairement hérissés de mamelons qui les font ressembler à
une mure, et leur en ont fait donner le nom, sont ceux dont le

séjour dans la vessie produit le moins d'inflammation, tandis que les calculs formés par les phosphates triples, dont la surface est lisse dans la plupart des cas, sont presque toujours accompagnés d'un catarrhe vésical très-intense, et d'une altération profonde de la muqueuse.

Cette observation a, je crois, été faite pour la première fois par Marcet ; suivant lui, cette disposition catarrhale, non-seulement serait l'accompagnement obligé de la diathèse phosphatique dans laquelle est atteint le maximum de son développement, mais elle précéderait même la formation de tous les calculs. M. Heurteloup considère l'inflammation de la membrane muqueuse comme la cause constante et unique de la formation des calculs phosphatiques ; cette opinion, que déjà M. Forbes avait émise sans l'appuyer d'autant de faits et de raisonnemens, semble rationnelle au premier abord ; ainsi, lorsque les phosphates viennent se déposer sur une pierre existant déjà dans la vessie depuis long-temps ou sur des corps étrangers qui s'y trouvent introduits d'une manière quelconque, l'on voit manifestement l'influence de l'inflammation sur la formation de ce sel mixte ; mais si l'on se rappelle que bien des catarrhes de la vessie ne déterminent pas la formation de phosphates, que beaucoup de pierres d'acide urique ou d'oxalate de chaux séjournent pendant des années dans cet organe, y acquièrent un volume considérable, l'irritent plus ou moins sans que la déposition des phosphates survienne, on en conclura que cette déposition n'est pas simplement un produit inflammatoire, et l'on reconnaîtra qu'il existe une diathèse phosphatique de même qu'une diathèse urique et oxalique. La diathèse phosphatique la plus grave de toutes est accompagnée d'une altération profonde de la constitution, fort bien décrite par le docteur Prout, dans son traité de la gravelle, quoiqu'il assigne à son développement une cause peu probable. Quelle que soit au surplus la raison de la formation des calculs de phosphate mixte, qu'ils soient cause ou effet de l'inflammation ou mieux cause et effet tout à la fois, cette inflammation est profonde ; elle ne produit pas seulement une sécrétion muqueuse, mais fréquemment l'urine entraîne un véritable pus ; et l'extraction de la pierre par l'une ou l'autre méthode ne suffit pas toujours pour guérir cette forme du catarrhe vésical.

Lorsque le catarrhe de la vessie est causé par une rétention d'urine, le liquide ne laisse pas ordinairement déposer de mucosités plastiques, mais il est trouble, blanchâtre et fétide, quelquefois alors la vessie, au lieu d'être hypertrophiée, comme elle l'est ordinairement quand elle contient un calcul, a plus de capacité et des parois très-minces ; mais ce n'est pas la pierre qui produit cet amincissement, comme le dit M. Civiale dans un article sur le catarrhe vésical, inséré dans le Bulletin de Thérapeutique, tom. 7, pag. 263. Comment en effet cela pourrait-il avoir lieu ?

L'amincissement des parois de la vessie et l'accroissement de la capacité de cet organe, qui du reste s'observent fort rarement, sont produits par la rétention d'urine, qui elle-même reconnaît pour cause première, tantôt une paralysie de vessie, chose infiniment moins commune qu'on ne le pense généralement, et plus souvent un gonflement de la totalité, ou d'une portion de la prostate. La tumeur prostatique, fermant partiellement le col de la vessie, empêche d'abord l'évacuation entière de l'urine ; elle augmente la rétention à mesure qu'elle prend du développement, et elle finit par la rendre complète, sans pour cela mettre un obstacle appréciable à l'introduction des sondes ; l'urine ainsi retenue s'altère, la vessie s'enflamme, et le plus ordinairement c'est seulement alors que la pierre se forme. Aussi les calculs qui existent dans ces vessies dites paralysées et affectées de catarrhe sont-ils presque toujours composés de phosphate de chaux, d'ammoniaque et de magnésie, c'est-à-dire qu'ils sont formés par déposition secondaire. Pour plus de détails sur les calculs existant avec catarrhe de vessie et rétention d'urine, je renvoie au premier chapitre de cet ouvrage.

La réunion du catarrhe de la vessie, de la rétention d'urine et de la pierre, n'est point un empêchement absolu à la lithotritie ; cette opération peut même faire disparaître à la fois les trois maladies, comme on le voit par deux observations rapportées dans le même chapitre ; les chirurgiens qui croient chose commune la paralysie essentielle de la vessie sans lésion de la moelle épinière attribueront le retour de la faculté d'uriner à l'excitation produite sur la vessie par l'action des instrumens ; pour moi, d'après les idées que je viens d'émettre sur la cause la plus fréquente de cette espèce de rétention d'urine, j'attribue la cessation de cette maladie à l'affaissement produit sur la tumeur par l'introduction des instrumens lithotribes. Dans ces cas de pierre avec rétention d'urine, divers moyens ont été imaginés pour procurer la sortie artificielle des détritus ; ce n'est pas ici le lieu de les décrire.

Lorsque le catarrhe est joint à la rétention d'urine et au calcul, il arrive parfois, surtout dans un âge avancé, que les symptômes s'aggravent subitement, et que la mort ne tarde pas à en être la suite. Cette terminaison funeste peut être l'effet de la résorption purulente ; mais elle est, je crois, plus souvent produite par le développement d'une néphrite à laquelle donne lieu la rétention d'urine prolongée ; dans ce cas, on observe avec un état adynamique bien prononcé un hoquet presque continuel et très-fort, que rien ne peut calmer ; ce hoquet est pour moi un signe certain d'une prochaine et funeste terminaison des affections des organes urinaires, et spécialement des reins. Je suis surpris de ne pas voir ce symptôme si caractéristique indiqué par les auteurs : J.-L. Petit, seulement, dit que, dans l'étranglement de la vessie, le hoquet précède le vomissement ; nulle part ailleurs je ne le vois mentionné.

Le catarrhe de la vessie, lors même qu'il existe à un haut degré, ne doit pas détourner de pratiquer la lithotripsie, quand d'ailleurs la poche-urinaire n'est pas trop contractée, et que la pierre est de moyenne grosseur. En s'en tenant au raisonnement et à ce que l'on voit sur d'autres organes, on pourrait croire que le contact répété des instrumens lithotribes doit accroître l'inflammation de la vessie, et que, par suite, la sécrétion catarrhale doit aller en augmentant avec les applications. En observant ce qui se passe, on voit au contraire en général le dépôt diminuer après chaque séance, et disparaître tout-à-fait avant même que le dernier fragment de pierre soit évacué. Ce n'est pas que l'action des instrumens atténue le degré de l'inflammation, elle ne fait que la modifier, ou même c'est par un léger accroissement de cette inflammation, que la sécrétion diminue ou se supprime dans les premiers jours du traitement, ainsi que cela se voit du reste sur toutes les muqueuses, lorsque de l'état chronique, l'inflammation passe à un état un peu plus aigu ; aussi observe-t-on fréquemment que le lendemain et le surlendemain d'une séance de lithotritie, la sécrétion muqueuse disparaît presque complètement pour reparaître quelques jours plus tard.

Si, dans la plupart des cas, le broiement fait cesser peu à peu le dépôt catarrhal à mesure que la destruction de la pierre avance, il faut convenir aussi que lorsque ce dépôt n'existe pas primitivement, l'opération le développe momentanément, et même quelquefois en abondance ; mais cette sécrétion disparaît encore plus vite que celle qui existait avant l'opération.

Le catarrhe ne cesse pas toujours complètement avec l'expulsion du dernier fragment ; parfois il persiste, et la douleur avec lui, pendant quinze jours ou un mois ; j'ai opéré une dixaine de malades chez lesquels les choses ont eu lieu ainsi : l'un d'eux, M. Cordier, imprimeur, rue des Mathurins Saint-Jacques, n'a cessé qu'au bout de deux mois de rendre des mucosités déjà légèrement concrétées au moment de leur sortie, qui était accompagnée encore d'une assez vive douleur.

Quelquefois enfin, et c'est la condition la plus fâcheuse, le catarrhe vésical succède à l'opération ; et persiste pendant des années, résistant à tous les remèdes, et produisant des douleurs égales à celles de la pierre. Cependant, il ne faut pas croire trop légèrement à la nature essentielle de ces catarrhes, qui se prolongent ainsi indéfiniment après une opération de lithotritie ou de taille ; il est bon de revenir à plusieurs reprises au cathétérisme, car d'ordinaire on finit par reconnaître qu'ils sont entretenus par des calculs.

J'ai déjà rapporté un fait, celui de M. Danzel, qui, opéré deux fois de la lithotritie, une fois par M. Civiale, une autre fois par moi, recommençait à souffrir et à rendre des urines troubles peu de temps après chaque opération : ayant été sondé par un grand nombre de chirurgiens habiles sans que l'on eût trouvé de corps étranger, le catarrhe fut considéré long-temps comme essentiel ; j'ai fini par découvrir une pierre enchatonnée, que j'ai enlevée par la taille suspubienne, avec des circonstances remarquables, qu'il serait trop long de rapporter, et qui trouveront place ailleurs. Je pourrais citer un assez grand nombre de faits analogues ; j'en choisirai quelques-uns, que je relaterai brièvement.

Observ. 56. — M. Poterlet fut opéré de la lithotritie en 1826, par M. Heurteloup. La pierre était blanchâtre, et formée de

phosphate : les applications de l'instrument furent douloureuses ; après huit séances faites avec la pince à trois branches, la sonde ne rencontrait plus de corps étranger, mais
l'urine demeura trouble, et bientôt la douleur en urinant se
fit de nouveau sentir. Deux ans après, M. Amussat trouva une
pierre dans la vessie de M. Poterlet, et pratiqua la taille sus-
pubienne : cette fois, il y avait presque certitude que la vessie
avait été débarrassée complètement : cependant, les urines con-
tinuèrent à être troubles, et deux ans plus tard, une troisième
fois, M. Poterlet avait la pierre. M. Amussat fit choix de la
lithotripsie avec le percuteur ; mais, éprouvant de la difficulté à
saisir le calcul, il pria M. Heurteloup de pratiquer la première
séance ; l'opération fut ensuite continuée par M. Amussat. M. Poterlet fut encore considéré comme guéri, mais l'urine ne revint
pas à son état naturel, et la douleur se reproduisit. Le cathétérisme ne faisant trouver aucun corps étranger, le catarrhe de
vessie fut regardé comme essentiel. M. Poterlet vint me consulter, envoyé par mon ami M. le docteur Louis ; je le sondai debout avec une sonde de gomme élastique terminée par un bout
métallique, et je sentis à l'instant une pierre. J'engageai M. Poterlet à revoir M. Amussat, et à lui faire part de mon opinion sur
la nature de sa maladie. J'essayai ensuite d'introduire une sonde
d'argent, mais je rencontrai au col de la vessie un obstacle produit par une tuméfaction considérable de la prostate ; je ne cherchai pas à le franchir, car M. Poterlet n'ayant point de sujet de
plainte contre le chirurgien qui précédemment lui donnait des
soins, je ne crus pas devoir insister sur une exploration qui m'é-
tait personnellement inutile, et devait être renouvelée par l'o-
pérateur. Cette manière d'agir était loyale et d'un bon confrère ;
elle fut pourtant méconnue et dénaturée dans le compte-rendu
de la suite de l'opération ; j'aime à croire que ce fut contre le gré
de M. Amussat, et à son insu. Ce chirurgien distingué pratiqua
de nouveau la lithotripsie ; les applications furent, comme les
précédentes, fort douloureuses, car la sensibilité de la vessie de
M. Poterlet est développée au plus haut degré. La guérison cette
fois sera-t-elle durable ?

Observ. 57. — M. Chopin d'Arnouville, âgé de 76 ans, fut
opéré de la pierre par la lithotripsie, il y a trois ans à-peu-près.

L'observation contenant les détails de ce fait et l'annonce de la guérison furent publiées dans la *Gazette médicale*. Cependant M. Chopin d'Arnouville continua de rendre des urines troubles et de souffrir en urinant ; ces douleurs s'accrurent ainsi que le catarrhe, et atteignirent le plus haut degré d'acuité. Le cathétérisme, pratiqué par M. Ségalas à plusieurs reprises, n'ayant point fait trouver la pierre, le catarrhe fut considéré comme essentiel, et pendant deux ans le malade fut en proie à de vives souffrances. Cependant, la persistance de cette maladie donna la pensée de revenir à l'emploi de la sonde ; et cette fois l'exploration fit découvrir une pierre ; la lithotripsie fut de nouveau pratiquée par M. Segalas ; après deux séances, la sonde ne faisait plus rencontrer de calcul, et cependant le catarrhe et la douleur persistent ; plusieurs fragmens ont été expulsés depuis cette perquisition.

Observ. 58. — M. Oudet fut opéré de la lithotritie en 1826, par M. Civiale. Quelque temps après, les douleurs reparurent, et le malade s'étant confié à M. Souberbielle, fut soumis à la taille hypogastrique, à laquelle succéda une fistule. Bientôt, retour de la douleur ; un catarrhe des plus intenses se manifesta contre lequel on épuisa les ressources de la médecine. Le cathétérisme fit découvrir une nouvelle pierre, qui fut encore extraite par la taille suspubienne : au lieu d'une fistule, il y en eut cinq cette fois, l'une au-dessus du pubis, les autres dans l'aîne et le scrotum ; le catarrhe vésical reparut plus violent que jamais ; la sonde fit pour la quatrième fois reconnaître un calcul. M. Civiale, auquel le malade avait rendu sa confiance, fit pénétrer une pince à trois branches à travers la fistule hypogastrique ; puis, après avoir dilaté l'urètre, il introduisit l'instrument par ce canal, et acheva la destruction de la pierre. Cependant, au dire de cet opérateur, le catarrhe vésical persiste, les fistules sont les mêmes, les extrémités inférieures sont œdématiées, et l'état de M. Oudet, joint à son grand âge, est de nature à inspirer des craintes, et à faire douter de la possibilité de guérir.

L'observation rapportée page 208 du Traité de la Lithotritie de M. Civiale prouve également avec quelle promptitude la pierre se reproduit quelquefois. Les observations rapportées dans le même ouvrage, pages 79 et 188, dans lesquels on voit des malades que l'on supposait guéris rendre encore après quelques semaines des fragmens de pierre, montrent la nécessité qu'il y a de renouveler les explorations.

Quelquefois les malades se refusent à des recherches ultérieures, et retardent leur guérison en s'abusant sur la nature du catarrhe, et persistant à le considérer comme indépendant de l'existence d'un corps étranger. J'en ai actuellement un exemple sous les yeux dans la personne de M. le comte de L... D..., que j'ai opéré de la pierre dans les mois d'avril, mai et juin 1834, et chez lequel, après treize séances employées à détruire dix à douze calculs, un catarrhe s'est manifesté au moment où la vessie paraissait presque complètement débarrassée. Il ne m'a point été permis depuis lors d'explorer cet organe, pour m'assurer si un reste de pierre ne serait pas la cause d'une fluxion aussi persistante, bien que mes instances fussent appuyées de l'avis de MM. Dubois, Magendie et Salmade. J'aurai l'occasion de revenir sur ce fait, et j'espère qu'alors l'observation sera complétée par une entière guérison.

Lorsque le catarrhe est purulent, lorsque la vessie saigne abondamment au moindre contact, mais n'est pas hypertrophiée et contient une pierre de moyenne grosseur, la lithotripsie me paraît présenter des chances à-peu-près égales à celle de l'opération de la taille.

Enfin, lorsque le catarrhe étant de mauvaise nature, la vessie est hypertrophiée, racornie, la pierre volumineuse, la sensibilité exaltée, alors la lithotripsie doit être repoussée : à plus forte raison si à ces conditions défavorables viennent s'en ajouter d'autres tirées de l'âge et de la constitution du sujet. Si l'opération de la taille elle-même n'offre alors que peu d'espoir, du moins elle donne la certitude d'enlever la cause du mal, et elle ouvre la seule voie qui reste pour la guérison.

L'unique remède du catarrhe entretenu par l'existence d'un calcul, c'est l'extraction du corps étranger par l'une ou l'autre méthode.

Lorsque le catarrhe dépend de l'altération de l'urine que produit une rétention complète ou incomplète, il cesse avec la rétention ou même par l'introduction de la sonde répétée plusieurs fois chaque jour.

Lorsque le catarrhe persiste après l'opération, et que la vessie est libre de corps étranger; le traitement est celui du catarrhe essentiel; ici, comme pour beaucoup d'autres maladies, la multiplicité des remèdes proposés n'est qu'une fausse richesse et un indice de leur peu d'efficacité. Toutefois, ceux qui réussissent le mieux sont les résineux à l'intérieur et en injection unis à l'opium; le goudron, la térébenthine, le copahu, telles sont les substances dont je fais le plus souvent usage. Les diurétiques quissans et à haute dose font disparaître des catarrhes qui avaient résisté à l'emploi des résineux. Les injections légèrement excitantes, irritantes même, réussissent à guérir quelquefois. Les bains de Barrèges et de vapeur sulfureux produisent de bons effets dans le catarrhe qu'entretiennent les vices dartreux et rhumatismal; enfin, il y a des catarrhes de vessie qui ne cèdent qu'au temps et au changement de climat.

DE L'ULCÉRATION DE LA VESSIE.

L'ulcération de la vessie me paraît contre-indiquer la lithotritie, car le frottement des instrumens ainsi que le contact de fragmens plus ou moins aigus peuvent achever une perforation déjà commencée par l'ulcération, et donner lieu à un épanchement d'urine mortel. Mais comment reconnaître cette érosion? comment la distinguer du catarrhe poussé à son maximum d'intensité? Je déclare que je ne connais aucun signe qui permette d'établir le diagnostic d'une manière certaine. L'ulcération de la vessie s'observe surtout lorsque, par une cause quelconque, une pierre est constamment en contact avec un même point de la vessie; il n'est pas rare par exemple de trouver des ulcérations au fond d'une cellule qui contient une pierre enchatonnée. Quand le calcul est libre, les deux points où l'on observe le plus ordinairement les érosions de la muqueuse sont le trigone vésical, le pourtour du col et le sommet de la vessie. Le mécanisme de l'excrétion de l'urine explique d'une manière satisfaisante cette circonstance, car ce sont les points érodés qui, dans la contraction de la vessie, pressent avec le plus d'énergie sur le calcul. La position qu'affectent certaines pierres et leur aspect me semblent fournir une autre preuve de ce fait: ainsi, lorsque ces concrétions ont la forme d'un galet ou d'un ovoïde aplati sur deux faces, et que leur volume rend leur position invariable., le grand diamètre est situé transversalement dans la vessie, les deux surfaces planes sont chagrinées et rugueuses, tandis que les bords longitudinaux sur lesquels s'exercent à chaque émission d'urine la pression. et le frottement du sommet et du col de la vessie sont lisses et polis pour l'ordinaire.

L'observation suivante, dans laquelle on voit une ulcération de la vessie, est encore remarquable à plus d'un titre.

Observ. 59. — *Pierre contenue dans une large cellule, érosion au sommet de la vessie, rétention d'urine, néphrite.*

Le général Fournier d'Albe, âgé de soixante-neuf ans, d'une bonne constitution, avait, depuis sa jeunesse, éprouvé de la douleur en urinant et de la difficulté ; cependant il continua de servir jusqu'en 1814, époque à laquelle il prit sa retraite. Les accidens augmentèrent lentement, mais d'une manière continue, sans que le général voulût consentir à se laisser sonder, malgré les instances de M. Rayer, son médecin. Enfin, au mois d'octobre 1834, il fut pris d'une rétention d'urine complète ; il fallut bien alors consentir au cathétérisme, et je fus appelé sur la demande de M. Rayer; le général rendait encore de cinq en cinq minutes une cuillerée d'urine purulente avec d'incroyables efforts. La vessie s'élevait jusqu'à l'ombilic.

Je voulus faire pénétrer une sonde d'argent ordinaire, mais je fus arrêté par un rétrécissement situé à six pouces et demi, j'insinuai une bougie de gomme élastique très-fine, je la laissai pendant une heure, et le soir je pus faire arriver une sonde d'argent de petit calibre qui donna issue à quatre verres d'urine environ. La sonde rencontrait une pierre qui pressait sur le col et s'opposait à tous les mouvemens de l'instrument, soit en avant soit latéralement. La vessie s'élevait encore presque aussi haut qu'avant l'évacuation du liquide, et continuait à former une tumeur dure : Je crus pour un moment que nous avions affaire à une pierre monstrueuse, et les quarante années écoulées depuis l'apparition des premiers symptômes pouvaient corroborer cette idée ; cependant, en pressant sur le sommet de la tumeur avec une main, tandis qu'avec la sonde j'imprimais un soulèvement à la pierre, j'acquis la certitude qu'elle ne s'élevait point aussi haut, et qu'une certaine quantité d'urine était encore contenue dans la vessie, au-dessus de la pierre et probablement retenue par elle. Je glissai le bec de ma sonde sur la face supérieure de ce corps, je l'insinuai entre lui et les parois de la vessie et j'arrivai dans une arrière cavité, de laquelle je fis sortir une pinte d'urine purulente. Je pus alors apprécier d'une manière plus exacte le volume du calcul : je déclarai que la lithotritie me paraissait impraticable, et que la taille suspubienne était la seule opération qui pût raisonnablement être pratiquée, tant à cause du volume de la pierre que de la disposition anormale de la vessie que devait faire supposer la circonstance indiquée ci-dessus. Cependant, avant de pratiquer cette opération, je voulus attendre la cessation d'une fièvre continue avec redoublement, qui, depuis trois semaines environ, s'était manifestée ; mais, bien loin de se calmer, cette fièvre augmenta, les urines rares, bourbeuses et infectes, finirent par se supprimer presque complètement ; un abattement extrême s'empara du général ; il fut pris, pendant six jours, d'un de ces hoquets violens que rien ne peut calmer, et qui, dans les affections des voies urinaires et surtout des reins, sont le précurseur de la mort ; la langue se couvrit d'un enduit semblable à de la lie de vin, autre symptôme qui apparaît souvent à la fin de la néphrite ; enfin la mort eut lieu.

A l'ouverture du corps, nous trouvâmes une adhérence entre une portion de l'intestin grêle et le sommet de la vessie ; un petit abcès existait en ce point entre la tunique celluleuse et le péritoine. La vessie était partagée à l'intérieur par une sorte de cloison dont l'épaisseur était égale à celle des parois de ce viscère. La cloison, large de deux pouces, laissait communiquer les deux cavités par une ouverture semi-lunaire ; mais le calcul, dont la forme était tout-à-fait celle d'un utérus dans son état de vacuité, avait son col engagé dans l'ouverture, et pouvait, momentanément au moins, empêcher l'urine de s'écouler de l'arrière-cavité ; cette disposition explique pourquoi le cathétérisme ne vidait qu'en partie la vessie. Le fond de la large cellule qui formait le tiers du viscère présentait une érosion dans le point où existait l'abcès sous le péritoine et l'adhérence avec l'intestin grêle ; en sorte qu'il est permis de supposer qu'une perforation complète et une communication entre la vessie et l'intestin n'auraient pas tardé à s'établir. Les deux reins étaient farcis de petits abcès gros comme des grains de chenevis. Le rétrécissement de l'urètre qui m'avait semblé très-résistant n'était formé que par une bride, et n'avait laissé presque aucune trace. Cette pièce est dans ma collection ; elle a été dessinée fraîche par M. Young, dont le pinceau reproduit la nature avec tant de vérité.

Les ulcérations non cancéreuses de la vessie ne me paraissent pas être chose très-commune. Pascal Baseilhac, dans le long cours de la pratique de son oncle le frère Côme et de la sienne, n'a vu qu'un seul sujet ayant la vessie ulcérée. « Nous « remarquâmes, dit-il, une ouverture ronde d'environ un « pouce de diamètre à la tunique interne latérale droite vers son « centre, que la maladie avait rongé et détruit ses connexions « avec les tuniques externes, qui par leur isolement d'avec l'in- « terne, avaient formé une espèce de poche assez vaste où crou- « pissait une matière purulente très-fétide : le reste de l'organe « était en assez bon état. »

Il y a une espèce d'érosion superficielle mais étendue de la membrane interne de la vessie dans laquelle l'épiderme muqueux paraît détruit sur tous les points ; en sorte que les papilles dénudées laissent transsuder le sang sous l'influence de la cause la plus légère, ou même sans cause apparente : la muqueuse elle-même est réduite à un tel état de ténuité qu'il semble que les fibres musculaires soient tout-à-fait à nud. Ces fibres sont disposées en faisceaux rugueux et saillants, leur contact avec la sonde fait éprouver à l'opérateur une sensation tout-à-fait caractéristique, et présentant quelque rapport avec le frottement sur un palais de bœuf ; rarement alors la vessie revient complètement sur elle-même.

Cette forme de l'altération de la muqueuse est toujours grave ; je l'ai observée sur six malades, trois sont morts, je ne sais ce que sont devenus les autres.

Observ. 59. — *Calcul engagé dans l'urètre, extraction, hématuries, destruction de l'épiderme muqueux.*

M. Leray d'Abbeville, âgé de soixante-quatre ans environ, était depuis quelque temps sujet à des hématuries, il éprouvait aussi de la douleur en urinant ; il consulta un chirurgien qui, l'ayant sondé, trouva dans sa vessie une petite pierre. M. .... vint immédiatement dans la capitale, où je le vis avec M. Paris au mois de septembre 1833. La sonde ayant rencontré un calcul engagé dans l'urètre et arrêté dans la portion membraneuse, j'en fis l'extraction sans difficulté avec la pince urétrale à trois branches. Pénétrant alors avec facilité dans la vessie, je n'y trouvai plus aucun corps étranger. Toute la surface interne était tellement rugueuse qu'elle semblait tapissée de colonnes cartilagineuses, elle ne revenait point sur elle-même, et dans l'état de vacuité ses parois demeuraient éloignées l'une de l'autre ; la sonde semblait parcourir l'intérieur d'une boîte de carton.

L'urine trouble, catarrhale, contenait des flocons muqueux, elle était habituellement teinte en violet par un peu de sang. Des hématuries abondantes avaient lieu presque chaque semaine, et duraient deux ou trois jours ; je conseillai les résineux unis à l'opium en boissons et en injections froides, et j'engageai le malade à retourner chez lui ; j'ai appris qu'il a succombé six mois après, j'ignore si l'autopsie a été faite.

DES FONGUS DE LA VESSIE.

Sous le nom de fongus de la vessie, les auteurs ont réuni et confondu des tumeurs de nature diverse : que l'on parcoure, en effet, les observations rapportées dans leurs ouvrages, et l'on aura la conviction que, sous le nom de fongus, ils ont décrit tantôt des tumeurs de la prostate, tantôt des tumeurs squirrheuses, des polypes fibreux, des cancers ulcérés, tantôt enfin des excroissances molles formées par la muqueuse ; ainsi les fongus dont parle Morgagni dans ses lettres 37, 41, 42 et 43, provenaient tous d'un développement de la prostate. Des deux fongus dont parle Zacutus Luzitanus *de praxi med. lib.* 2, *obs.* 71, l'un était une tumeur fibreuse, l'autre un kyste rempli d'une matière visqueuse.

Presque tous les cas observés par Chopart, et rapportés dans son excellent ouvrage sur les maladies des voies urinaires, tome 2, pages 82, 83, 88, 89, 90 et 92, étaient des tumeurs de la prostate et non des fongus. Le malade dont parle Fabricius Hildanus, cent 2, obs. 65, avait une tumeur squirrheuse grosse comme un œuf de poule et du poids de deux onces.

Les seules tumeurs auxquelles la dénomination de fongus me semble convenir sont les végétations molles cellulo-vasculaires, provenant du développement de la muqueuse : celles qui prennent leur origine dans le tissu cellulaire sous-muqueux, ordinairement squirrheuses, et seulement recouvertes par la membrane villeuse, doivent en être distinguées.

Les fongus tiennent à la vessie tantôt par un pédicule, tantôt par une base plus ou moins large. Lorsqu'ils sont en grand nombre, ils sont ordinairement petits ; quand il n'y a qu'une tumeur de cette nature, elle acquiert parfois un volume considérable, quelquefois elle remplit la vessie complètement.

Les fongus se développent rarement chez les adultes, et surtout chez les enfants. On trouve dans le Traité de la taille de Deschamps, tome 1, pag. 29, l'histoire d'un adolescent sur lequel la cystotomie ayant été pratiquée et la pierre extraite, une tumeur lisse et polie à base large, de la grosseur d'une noisette, fut sentie par le doigt de l'opérateur ; elle était distante d'un pouce de l'orifice de l'urètre.

Les véritables tumeurs fongueuses existent ordinairement avec la pierre ; souvent elles sont le résultat du contact prolongé de cette concrétion sur la muqueuse. Les calculs, dont la surface est très-inégale et présente des saillies et des enfoncements, donnent plus souvent lieu aux végétations fongueuses, que ceux dont la surface est lisse ou seulement légèrement chagrinée. Ainsi, il n'est point très-rare de voir des calculs d'oxalate de chaux adhérer à la muqueuse par des végétations qui s'engagent entre les mamelons de ces calculs muriformes ; mais bien plus fréquemment encore ce sont les calculs de phosphate triple qui produisent le développement de ces fongosités ; leur surface, qui touche la vessie, est ordinairement poreuse, elle prend l'aspect de la pierre ponce, et dans chacune des cellules, la muqueuse envoie des prolongements qui établissent entre elle et le corps étranger une adhérence intime. Les fongosités continuent alors à se développer au pourtour du calcul, et souvent elles l'enveloppent complètement. Dans d'autres cas, il semble que les végétations se sont développées primitivement, et qu'elles se sont incrustées plus tard de matière lithique. Parfois, le pourtour de l'ouverture d'une cellule vésicale contenant une pierre, est garni de fongosités qui dérobent au contact de la sonde la portion de calcul qui déborde le chaton.

Un certain nombre d'auteurs nient l'adhérence des pierres à la vessie, mais je ne sais vraiment pas ce qu'ils entendent par pierre adhérente ; par exemple, suivant Chopart, il faudrait qu'il y eût *continuité entre les parties molles et les calculs*, tom. 2, p. 72. J'avoue que je ne comprends pas la possibilité de cette continuité de tissu , et que je ne sais pas ce que cela signifie ; veut-on, pour qu'une pierre soit adhérente, que la muqueuse se pétrifie comme s'ossifie la tunique interne des artères? Lorsque les végétations fongueuses pénètrent dans les porosités du calcul, s'attachent à sa surface et l'enveloppent, ou bien lorsque des granulations lithiques se déposent dans les sillons et les inégalités du fongus, il est positif que les pierres adhèrent à la vessie ; et puisque celles qui sont retenues dans des cellules ont reçu un autre nom, je ne vois pas pourquoi l'on refuserait à celles-ci la désignation de pierres adhérentes, la réservant, par une dispute de mots, pour une condition que l'on déclare ne point exister.

Il n'est pas difficile de reconnaître avec la sonde, et mieux encore avec les instruments lithotribes, l'existence des tumeurs de la vessie ; bien des fois il m'est arrivé de saisir ces tumeurs, soit avec la pince à trois branches , soit avec le brise pierre articulé de M. Jacobson, soit avec le brise pierre à coulisse ou percuteur de M. Heurteloup, et de les lâcher après avoir reconnu leur texture charnue. Il est plus difficile de distinguer entre elles ces tumeurs ; il ne serait pourtant pas sans importance d'établir ce diagnostic, car il n'est pas indifférent de déchirer, de triturer et d'arracher une tumeur squirrheuse d'un certain volume, ou bien une simple végétation cellulo-vasculaire qui ne tient à la vessie que par un pédicule. Dans quelques cas, lorsque les caractères du squirrhe et de la végétation fongueuse seront bien tranchés, l'on pourra distinguer les unes des autres ces tumeurs, avec les instruments que j'ai cités, pourvu que l'on ait quelque habitude de les manier ; mais dans beaucoup d'autres circonstances, même avec cette habitude, il serait impossible d'y parvenir ; ainsi, la sensation que donnent le fongus cellulo-vasculaire et le cancer dégénéré, est absolument la même ; dans l'un et l'autre cas, il y a des hématuries spontanées, et le contact de la sonde produit un écoulement de sang plus ou moins abondant. Quelques caractères accessoires; telle serait par exemple la douleur lancinante du cancer, pourraient aider au diagnostic ; mais elle manque parfois, et le malade ne la distingue pas des autres souffrances que lui causent la pierre et le catarrhe de la vessie.

Peut-on pratiquer la lithotritie lorsqu'avec la pierre existent dans la vessie des tumeurs fongueuses? Oui, si la pierre n'est pas grosse, si la vessie est assez spacieuse, si les fongosités n'ont pas un développement énorme : non si les conditions sont opposées. Je puis citer plusieurs faits qui prouvent que les tumeurs fongueuses de la vessie ne sont pas un empêchement à la lithotritie. J'en ai rapporté, pag. 8, un exemple très-remarquable.

J'opère en ce moment un percepteur des impositions des environs de Chartres, dans la vessie duquel, outre plusieurs calculs, existent des fongus. Déjà sept séances ont été faites avec succès ; dans plusieurs, la plus grosse des tumeurs située, autant que j'ai pu en juger, au bas-fond de la vessie vers l'angle supérieur droit du trigone, s'est engagée entre les branches du brise-pierre à coulisse. J'ai reconnu cette circonstance par la pression légère de la branche mobile, qui donnait à la main la sensation d'un corps élastique ; après l'avoir dégagée, j'ai saisi les calculs en portant en bas et à gauche les extrémités des mors du percuteur.

Les fongus de la vessie sont une fâcheuse complication des calculs urinaires, puisqu'ils rendent plus difficile la découverte de la pierre, l'action de la saisir, et diminuent les chances de guérison ; cependant ils ne sont pas, je le répète, un empêchement absolu à la lithotritie. Mais là se présente une autre question ; doit-on briser les calculs en évitant autant que possible de saisir et de déchirer les fongus, ou doit-on chercher au contraire à les détruire? M. Civiale paraît avoir adopté depuis peu ce dernier précepte comme règle de conduite, et récemment il a lu à l'Académie des Sciences un Mémoire dans lequel il prétend prouver que la trituration et l'arrachement des fongus de la vessie sont parfaitement innocents. Il est difficile de changer plus complètement d'opinion que ne l'a fait à cet égard M. Civiale, car dans ses précédentes publications, non-seulement il pensait qu'il fallait s'abstenir de léser les fongus de la vessie, mais il les considérait même comme un empêchement absolu au broiement de la pierre.

Voici comment il s'exprimait dans la deuxième lettre sur la lithotritie, pag. 122. « Il est encore d'autres circonstances qui,
« quoique assez rares, méritent cependant une attention particu-
« lière, parce qu'elles peuvent s'opposer à l'emploi de la lithotri-
« tie, en même temps qu'elles diminuent singulièrement les
« chances de l'opération de la taille. Je veux parler de diverses
« espèces de tumeurs formées et développées dans l'épaisseur des
« parois de ce viscère, et plus fréquemment à sa surface in-
« terne. »

M. Civiale a joint l'exemple au précepte, car immédiatement
après il rapporte l'histoire de trois malades chez lesquels il a cru
devoir abandonner les tentatives de broiement, par suite de la
découverte de tumeurs fongueuses au col de la vessie. Le premier
de ces malades, le sujet de l'observation 40, pag. 126, avait une
pierre volumineuse, une vessie contractée, et d'autres circonstances encore très-peu favorables à l'opération du broiement. Aussi
M. Civiale fit-il sagement d'y renoncer ; mais le principal motif
qu'il en donne, c'est « Qu'il avait à redouter le développement,
« et peut-être la dégénérescence carcinomateuse de cette fongosité
« par le passage répété des instruments. » Ce malade ne voulut
pas consentir à se soumettre à l'opération de la taille ; il revint
mourir chez lui.

Dans l'observation 41, nous voyons un malade sur lequel la
lithotritie était pratiquable ; une première tentative même avait
eu un plein succès, et cependant M. Civiale y renonça parce qu'il
reconnut l'existence d'un fongus au col de la vessie. L'opération
de la taille fut proposée et acceptée ; elle fut faite au-dessus du
pubis, parce que « la vessie spacieuse présentait près du col une
« fongosité qu'il fallait ne pas intéresser. » Le fongus situé au-
dessous de la prostate, était de la grosseur du petit doigt, et à
base large. « A l'exemple de Deschamps, ajoute M. Civiale, je
« crus ne devoir rien faire pour débarrasser le malade de cette
« fongosité ; toute tentative aurait aggravé l'opération qu'il venait
« de subir. »

Le sujet de l'observation 42, pag. 130, était, d'après l'exposé
de son état, dans des conditions qui devaient éloigner de faire
aucune tentative. Une première application fut sans succès ; dans

une seconde, la pierre fut saisie et perforée ; dans une troisième, la complication d'un fongus fut reconnue. « Cette circonstance « une fois bien déterminée (continue M. Civiale), je dus renoncer « complètement à la méthode lithotritique. »

Les opinions de ce patricien ont bien changé, comme on le voit, depuis quelques années ; son Mémoire n'ayant point encore été publié, j'ignore quels motifs lui font paraître aussi complètement innocent aujourd'hui ce qui lui semblait si dangereux alors.

Pour moi, je ne partage ni l'une ni l'autre de ces opinions extrêmes. Chercher à détruire les fongus de la vessie dans la généralité des cas, et représenter cette opération comme simple et innocente, me paraît faux et dangereux, en voici les raisons :

1º Il est souvent difficile ou même impossible de reconnaître leur nature, et de distinguer par exemple un fongus carcinomateux d'un simple fongus vasculaire ;

2º Lorsque la base des fongus est large, l'arrachement ne pourrait se faire sans lacérer les parois de la vessie ;

3º Il n'y a pas de moyen de s'assurer de la destruction complète de ces végétations ;

4º Lorsque les fongus ont précédé la formation des calculs, et sont indépendants de leur existence, ils se reproduisent ; et s'ils ont un certain volume, non-seulement ils ne peuvent être détruits entièrement, mais encore leur trituration et leur arrachement ne pourraient être opérés sans danger ;

5º Lorsque les végétations fongueuses dépendent de la présence d'une pierre, elles m'ont paru s'atrophier et se flétrir lorsque la cause qui les avait produites n'est plus là pour les entretenir ; ou bien elles restent stationnaires, et ne manifestent leur présence par aucun symptôme, ainsi que Deschamps l'a vu sur l'adolescent dont je citais l'exemple tout-à-l'heure.

Deschamps, Chopart, et la plupart des auteurs, considèrent la complication de la pierre et du fongus comme tellement dangereuse, que l'on devrait se condamner à l'inaction. « Si l'on soup- « çonnait, dit Chopart, par la sonde et par les symptômes, l'exis- « tence de ces excroissances, ne vaudrait-il pas mieux, dans le cas « même de certitude d'une pierre dans la vessie, n'employer que

« les secours indirects et palliatifs de la chirurgie. » En effet, plusieurs chirurgiens qui dans l'opération de la taille avaient arraché des fongus avec les tenettes en faisant l'extraction de la pierre, ont vu périr leurs malades en quelques jours. Cela est arrivé à Houstet, à Guérin et à Morand.

Cependant, la mort n'a pas toujours été le résultat de l'arrachement ou de la section des fongus. Covillard a vu l'un de ses malades survivre ; il en a été ainsi d'un homme opéré à l'Hôtel-Dieu par Desault. Pascal Baseilhac semble même, contre le sentiment de la plupart des chirurgiens, considérer les fongus de la vessie comme une complication peu grave, et leur broiement comme peu dangereux. « Les mouvements que fait la tenette, « dit-il, pour saisir la pierre, les froissent et les entraînent dans ses « serres, et les ramènent, soit seuls, ou de concert, avec la pierre. « Les froissements qu'ils ont reçus de cet instrument pendant l'o-« pération, les font tomber en fonte, en sorte que ceux qui sont « restés sont entraînés avec les urines. J'ai vu plusieurs cas où les « malades en ont été délivrés , soit au moment de l'opération ou « dans la suite, et qui sont parfaitement guéris. »

On voit, par ce que je viens de dire, et par les faits que j'ai rapportés, que si la destruction des fongus est extrêmement grave, cependant leur lésion n'est pas nécessairement mortelle : plus d'une fois il m'est arrivé de lacérer avec les instruments lithotribes, des végétations de la muqueuse, lorsque leur union intime avec les calculs m'en faisait une nécessité ; mais toutes les fois que j'ai pu dégager les pierres et les détruire en ménageant les fongus, j'ai cru devoir le faire.

La trituration de ces fongus (j'entends toujours parler des végétations cellulo-vasculaires seulement) amène ordinairement un écoulement de sang assez considérable, mais je n'ai pas vu d'accident grave en résulter ; il est vrai, je le répète, je n'ai broyé de la sorte que des petites portions de tumeur, ou des végétations d'un petit volume ; j'ignore, si j'avais lacéré complètement des tumeurs volumineuses, ce qui aurait pu en advenir, et je n'ai nulle envie d'en faire l'essai. Je préférerais même laisser quelques concrétions lithiques embarrassées au milieu des fongus, plutôt que de m'exposer à produire de grands désordres par la destruction d'une portion trop considérable de ces tumeurs. La reproduction de la pierre aura lieu, il est vrai, plus promptement dans un cas que dans l'autre, car dans tous les deux elle est presque certaine. Hé bien ! lorsque la douleur et l'aspect de l'urine apprennent que cette reproduction s'est faite, on peut revenir à la lithotritie, apporter dans son application les mêmes précautions, et prolonger ainsi les jours du malade. Que l'on relise l'observation de M. Genty, pag. 8 ; c'est en 1828 que je l'ai opéré, voilà par conséquent sept ans que son existence se prolonge. Chaque printemps, je fais une exploration ; si les pierres se sont reformées, deux ou trois applications les détruisent, et procurent pour le reste de l'année une existence fort tolérable. Quant aux fongus, ils sont restés stationnaires, et leur volume me paraît être aujourd'hui le même que lorsque je vis pour la première fois le malade.

Dans un cas seulement, je pense qu'il convient de chercher à détruire les fongus ; c'est lorsque, situés près du col de la vessie, ils mettent obstacle à l'émission de l'urine. J'agis alors à leur égard comme avec les tumeurs prostatiques, et j'emploie pour faire cesser la rétention d'urine la série de moyens que j'ai indiqués, c'est-à-dire la dépression, la trituration, la scarification, la ligature et la cautérisation. Les divers appareils, au nombre de 17, que j'ai imaginés pour exécuter ces différents procédés, ont été soumis à l'examen de l'Académie des Sciences ; ils seront décrits dans un autre travail. Dès que l'effet que je me propose est obtenu, c'est-à-dire lorsque le cours de l'urine est rétabli, je m'arrête, et je me garde bien de pousser plus loin la destruction des fongus.

Le choix d'un instrument pour briser la pierre dans le cas de complication de fongus de la vessie, est d'une grande importance. Les chirurgiens qui considèrent comme exempte de danger la destruction de ces tumeurs, peuvent, s'ils le veulent, faire usage de la pince à trois branches, pourvu toutefois que sa rectitude ne soit pas alors un obstacle à son introduction. La manière d'agir de cet instrument est telle en effet, que la pierre est rarement saisie sans que la tumeur s'insinue dans l'écartement latéral des branches, et s'interpose entre le calcul et le foret. Mais si l'on pense que les tumeurs fongueuses doivent être ménagées, autant que possible on devra préférer le brise-pierre à coulisse qui permet d'aller chercher les calculs dans les intervalles des végétations, de les dégager, et de n'agir pour les écraser que lorsque l'on est certain de ne tenir aucune partie molle entre les deux mors de la pince. Cet instrument donne encore le moyen de reconnaître la situation des fongosités, d'apprécier jusqu'à un certain point leur volume, et de se déterminer, d'après ces notions, à les ménager ou les attaquer si les circonstances sont telles qu'il soit convenable de le faire.

DU CANCER DE LA VESSIE.

Le cancer de la vessie n'est pas très-commun, et moins souvent encore on le voit exister avec un calcul ; cependant, j'ai deux fois rencontré des vessies cancéreuses sur des cadavres, et deux fois j'ai vu des malades atteints de calculs et de cancer de la vessie. J'ai déjà, dans le précédent chapitre, indiqué la difficulté que l'on éprouve à distinguer avec certitude le fongus d'avec le cancer dégénéré ; la connaissance que l'on acquerrait de la véritable nature de l'une ou l'autre des tumeurs existant dans la vessie devrait pourtant influer sur la détermination du chirurgien. S'il doit, comme je l'ai conseillé, prendre garde de léser sans nécessité les tumeurs fongueuses, à plus forte raison devrait-il s'abstenir de tentatives imprudentes lorsqu'il est certain ou croit être certain que la tumeur ou les fongosités qu'il rencontre sont de nature cancéreuse. J'ai dit que la douleur lancinante manque parfois : ainsi, des deux malades que j'ai vus ayant des calculs et un cancer, l'un éprouvait ces douleurs lancinantes, l'autre ne les ressentait pas ; chez tous deux l'urine entraînait parfois quelques rares flocons d'une matière grasse noirâtre ; mais une remarque faite sur deux malades seulement doit-elle être regardée comme un signe pathognomonique ?

OBSERV. 60. — Le nommé Thiou d'Ivilet, près de Senlis, vint à Paris en 1829 pour se faire traiter de la pierre ; il éprouvait en effet des douleurs en urinant, et ses urines étaient parfois sanguinolentes ; mais la douleur ne se faisait pas seulement sentir au moment de l'émission de l'urine, elle était continue et ordinairement gravative. Je fis entrer ce malade à l'Hôtel-Dieu, où l'ayant examiné, je crus ne devoir rien entreprendre. M. Breschet, dans le service duquel il se trouvait placé, pensa comme moi qu'il fallait s'en tenir aux calmants ; au bout d'un mois, cet homme mourut, et dans sa vessie l'on trouva une tumeur cancéreuse ulcérée, située au bas-fond et à gauche ; le reste de cette région était occupé par un calcul plat adhérent à la muqueuse au moyen de végétations et formant une espèce de pavage.

OBSERV. 61. — M. Torrens, membre des anciennes cortès espagnoles, commença vers l'année 1827 à éprouver de la difficulté pour uriner, mais sans douleur. La dysurie augmenta peu à peu, et la rétention devint complète. M. Torrens était alors en Belgique : un chirurgien fut appelé ; mais ce ne fut pas sans de grands efforts et sans faire couler beaucoup de sang que la sonde pénétra dans la vessie. A partir de ce moment, l'émission spontanée de l'urine fut impossible, et l'on fut obligé de laisser une sonde à demeure ; le malade en opérait lui-même le changement. Cependant le cathétérisme était devenu parfois impossible au malade ; divers chirurgiens furent appelés pour le pratiquer ; plusieurs, et Dupuytren fut de ce nombre, rencontrèrent dans la vessie une tumeur molle qu'ils considérèrent comme un fongus. Des hémorrhagies abondantes avaient lieu spontanément presque tous les mois, elles duraient de trois à six jours, et nécessitaient parfois l'emploi d'injections avec une solution de sulfate d'alumine. Une douleur gravative, quelquefois lancinante, se faisait habituellement sentir. L'urine était blanchâtre, trouble, et de temps à autre on y voyait des flocons semblables à de la mélanose, dont je parlais tout à l'heure. Vers le mois de mai 1834, la douleur devint plus vive, surtout en urinant. Cette circonstance ayant déterminé à faire une exploration, MM. Marjolin et Laugier rencontrèrent une petite pierre, et me firent alors appeler.

L'impossibilité d'obtenir la guérison ne fut pas pour moi l'objet d'un doute : nous pensions, M. Laugier et moi, que la tumeur fongueuse n'était autre qu'un cancer ulcéré ; cependant, comme l'accroissement récent de la douleur paraissait dépendre de la formation de la pierre, et que ce corps était d'un très-petit volume, nous convînmes que je tenterais de l'écraser, en apportant à cette opération toutes les précautions qu'elle nécessitait. La pierre semblait engagée entre deux tumeurs fongueuses, où il fallut

aller la saisir ; ce qui fut fait sans difficulté avec le deux-branches
courbe. Lorsqu'ensuite je voulus saisir les fragments, la tumeur
se présentait entre les mors, circonstance que je fis apprécier à
M. Laugier, présent à l'opération. Malgré les fréquentes hématuries dont j'ai parlé, cette application ne donna lieu à aucun
écoulement de sang. Quelques jours après, une autre séance eut
lieu, dans laquelle un seul fragment put être saisi ; les autres ne
furent rencontrés ni avec l'instrument ni avec la sonde. L'hématurie habituelle survint et força de suspendre. Dans une exploration que je fis peu de jours après, la sonde introduite dans la
vessie ayant été abandonnée un instant, je fus surpris de la voir
obéir à une impulsion assez forte, parfaitement isochrone aux
pulsations du cœur ; ce n'était pas du fongus cancéreux que venaient les battements, mais d'un point dur, situé au-devant et
un peu à droite de la partie moyenne du sacrum ; on pouvait
très-bien sentir là une tumeur et la circonscrire avec la courbure
de la sonde. Ce phénomène, que nous étudiâmes avec soin,
M. Laugier et moi, nous fit croire à l'existence d'un anévrisme
d'une artère du bassin, ou mieux à une tumeur érectile, espèce
de fongus hématode dans l'épaisseur des parois de la vessie. Je
pensai dès lors ne devoir plus faire aucune tentative pour détruire
le reste du calcul. M. Torrens vécut encore six mois ; les hématuries devinrent plus fréquentes et plus abondantes ; enfin, au
mois de janvier 1835, il en vint une que nous ne pûmes arrêter,
malgré l'injection d'eau à la glace, de la décoction de ratanhia,
de la dissolution de sulfate d'alumine concentrée, etc. Au bout
de six jours de sa durée, un putrilage infect sortait avec le sang ;
l'affaiblissement alla toujours croissant, et la mort eut lieu. A l'ouverture du cadavre nous trouvâmes une tumeur du volume d'un
petit œuf, ayant sa base sur la prostate, tuméfiée et squirrheuse.
Quatre ouvertures différentes, résultant de fausses routes, con-
duisaient dans la vessie ; l'une au-dessous de la prostate ; deux
à travers cette glande et le canal véritable au-dessus, mais fortement déjeté à gauche ; la paroi postérieure était, dans l'espace
d'un pouce de diamètre environ, plus dure et plus épaisse que
dans les autres points de la vessie, qui cependant était hypertrophiée ; on y voyait quelques petits vaisseaux entrelacés ; mais
non plus cette tumeur que nous avions circonscrite avec la sonde

et qui imprimait à cet instrument des battements si énergiques : peut-être la dernière hémorrhagie qui avait précédé la mort en avait-elle produit le dégorgement et l'affaissement. J'ai conservé cette pièce pathologique.

DE L'INFLUENCE DES AFFECTIONS DE LA PROSTATE SUR LA LITHOTRITIE.

L'engorgement de la glande prostate, si fréquent chez les vieillards, est à d'autres époques de la vie un accompagnement ordinaire des affections de la vessie ; il est rare par exemple que le séjour prolongé d'un calcul ne produise pas une tuméfaction plus ou moins considérable de ce corps glandulaire.

Les conditions dans lesquelles se trouve la prostate sont d'une grande importance pour la pratique de la lithotritie. La tuméfaction de la totalité de cette glande peut mettre obstacle à l'introduction des instruments, et cela de plusieurs manières ; en diminuant le diamètre du col de la vessie, en formant en ce point un bourrelet ou relief contre lequel viennent buter les sondes et les lithotribes ; en élevant le col de la vessie et augmentant par conséquent la courbure de l'urètre.

Lorsque mon *trois-branches* droit était le seul instrument au moyen duquel le broiement pouvait être pratiqué, la tuméfaction de la prostate, en augmentant la courbure du canal, apportait à l'introduction des instruments un grand et fréquent obstacle : c'est pour obvier à cet inconvénient que j'ai imaginé le procédé de la dépression de la prostate et du redressement graduel de l'urètre. Ce procédé, je l'exécutais d'abord en introduisant une bougie creuse avec un mandrin courbe, et substituant à celui-ci une tige droite, insinuée doucement dans la cavité de la bougie. L'effort que l'on est obligé d'employer pour faire pénétrer la tige donna l'idée à mon ami, M. Rigal, de fixer dans l'intérieur de la bougie une spirale faite avec un élastique de bretelles, et de pratiquer un pas de vis serré sur la tige droite, qui de la sorte pénétrait plus sûrement et plus également ; mais ces bougies étaient d'une construction fort difficile et fort dispendieuse. Je remplis le même but en fixant sur l'extrémité externe de la bougie un pavillon métallique faisant l'office d'écrou. Voyez fig. 37.

Dépresseurs de la prostate.

Fig. 37.

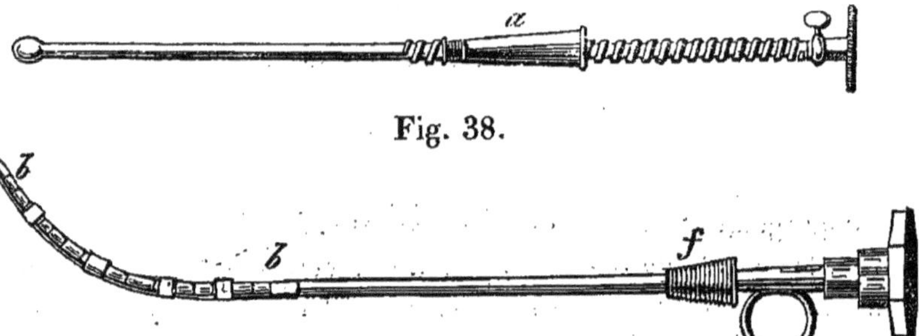

Fig. 38.

Meyrieux et M. Tanchou ont, pour obtenir le même effet, formé le redresseur d'une série d'articulations, qu'un ressort de montre courbe ou redresse, suivant qu'on le pousse ou qu'on le tire. Ce mécanisme est préférable à celui que j'avais précédemment imaginé ; seulement le ressort de montre me paraît avoir trop de flexibilité pour opérer l'affaissement de la prostate : je l'ai remplacé par une tige moins élastique, et un peu plus résistante. Voyez fig. 38., on voit en *b. b.* la série de petites pièces articulées par tenons et mortaises ; en *c.*, se voit la tige qui détermine la flexion et le redressement ; d est un écrou qui sert à opérer ces mouvements ; en *f* est un curseur qui indique le degré de la courbure. Cet appareil se place dans une bougie creuse.

Les instruments dépresseurs du col de la vessie n'ont plus l'importance qu'ils avaient en lithotritie lorsque j'inventai ce procédé, puisque les instruments courbes sont maintenant presque seuls mis en usage. Pour moi, je n'emploie plus guère la dépression que comme moyen curatif de la rétention d'urine occasionnée par un développement partiel de la prostate ; dans ce cas, elle est réellement efficace, comme le prouvent les faits consignés dans les mémoires que j'ai lus à l'Institut sur les maladies de cette glande.

La sonde courbe, ainsi que les brise-pierres de même forme, peuvent bien aussi rencontrer au col de la vessie un peu de résistance par le fait du gonflement de la prostate ; mais d'ordinaire il suffit de laisser un moment l'instrument en contact avec le point où cette résistance se fait sentir, pour que bientôt et sans faire d'effort la glande s'affaisse, le col s'entr'ouvre et l'instrument pénètre.

La tuméfaction de la prostate rend la découverte de la pierre plus difficile et même peut empêcher qu'elle soit sentie. On conçoit en effet que plus le col de la vessie se trouve porté en haut par le gonflement de la glande, et plus le bas-fond est vaste et déprimé. Il en résulte que l'on ne peut sentir la pierre en cet endroit; la sonde passe au-dessus d'elle sans la toucher, et ce n'est qu'en portant en bas le bec de l'instrument qu'il peut atteindre le calcul : or, pour peu que la courbure de la sonde soit étendue, il est impossible de lui faire exécuter ce demi-cercle. Le mouvement d'avant en arrière ou de va et vient est seul possible, et ce mouvement ne peut faire sentir la pierre, à moins qu'elle ne soit délogée du bas-fond où elle est enclavée, et portée au devant du sacrum par une forte élévation du bassin. J'ai parlé assez au long de cette difficulté du cathétérisme explorateur aux pages 44 et suivantes, pour être dispensé d'y revenir.

Si le gonflement de la prostate rend la découverte de la pierre difficile, à plus forte raison doit-il être un empêchement à l'action de la saisir. Les raisons que je viens d'en donner ne sont pas les seules; en voici d'autres encore : L'hypertrophie, et par suite l'état de contraction de la vessie, existe d'ordinaire en même temps que l'engorgement de la prostate; de plus, le diamètre antéro-postérieur est diminué et réduit presque à rien, en sorte que le développement des instruments est impossible ou très-borné. Si les circonstances étant telles que je viens de les décrire et la pierre étant aplatie, l'on veut faire usage de la pince à trois branches sans relever fortement le bassin, l'on peut à l'avance assurer que la tentative sera infructueuse et qu'elle causera de vives douleurs par la traction que produit sur le col le développement de l'instrument et la forte élévation de la portion extra-vésicale, élévation indispensable pour faire plonger dans le bas-fond les branches ouvertes de la pince. L'instrument avec lequel on a le plus de chances de réussir est le deux-branches à coulisse : j'en ai donné les raisons à la page 75.

La rétention d'urine que produit fréquemment le développement partiel de la prostate peut apporter une difficulté de plus à la lithotritie, en s'opposant à l'issue spontanée du détritus de la pierre. Je renvoie le lecteur au premier chapitre, p. 1 et suivantes, dans lesquelles je me suis occupé de ce qui a rapport à l'extraction artificielle des débris de la pierre.

L'atrophie ou l'absence presque complète de la glande prostate n'est pas chose assez fréquente pour mériter d'occuper une place bien étendue dans un ouvrage pratique ; cependant, puisque l'occasion s'en présente, je parlerai d'un cas de ce genre que j'ai vu à l'hôpital Saint-Antoine, dans le service de M. Berard jeune, et qui m'a paru fort remarquable sous divers rapports.

Observ. 63. — Le sujet de cette observation, né à 12 lieues de Paris, près de Rozoi, portait dans son enfance deux hernies, probablement congéniales. Dans le but de le débarrasser de cette infirmité, on imagina (et cela au 19e siècle) d'enlever les deux testicules ; ce qui fut exécuté. Lorsque le malade vint à Paris pour réclamer les secours de la chirurgie il avait 25 ans ; son visage était ridé comme celui d'une femme de 60 ans ; la verge avait le développement de celle d'un enfant de 12 ans : depuis plus de dix ans il était sujet à une incontinence d'urine. La sonde introduite dans l'urètre rencontrait le calcul immédiatement au-dessous de la symphyse des pubis, et la main le sentait à travers le périnée, à un pouce au-devant de l'anus. Le doigt porté dans le rectum pouvait en suivre au loin la face inférieure, sans autre intermédiaire que les parois de l'intestin et de la vessie ; car la prostate semblait ou ne s'être point développée ou s'être atrophiée : une similitude de fonctions plus grande qu'on ne le suppose existe-t-elle entre cette glande et les testicules, pour que l'absence des uns ait arrêté le développement de l'autre ? Ce n'est pas ici le lieu d'examiner cette question ; je me contente de signaler cette coïncidence.

Le volume de la pierre ayant déterminé M. Berard jeune à pratiquer la taille suspubienne, cette opération fut faite en présence d'un grand nombre de médecins et d'élèves. L'introduction d'une sonde à dard étant impossible et la vessie constamment vide, l'incision de la paroi antérieure de cet organe fut faite sur la pierre même, dont l'extraction présenta de très-grandes difficultés, causées par le prolongement qu'elle envoyait jusque sous la symphyse, et surtout par l'adhérence intime qui existait sur tous les

points entre le calcul et la muqueuse vésicale, adhérences telles
que l'on ne pouvait, sans les déchirer, insinuer les tenettes pour
embrasser le calcul. On crut qu'il serait impossible d'extraire la
pierre en bloc ; l'écrasement avec les tenettes ordinaires étant impraticable, je proposai de faire éclater le calcul après avoir fait un
trou avec un foret à écartement, ce que j'exécutai de suite à la demande de M. Berard : mais le foret, non approprié à ce cas, ne pouvait pénétrer dans le calcul que de 7 à 8 lignes ; en sorte que son
développement ne fit éclater qu'une portion de la couche superficielle : M. Berard détruisit alors les adhérences de la pierre avec la
muqueuse au moyen des doigts et d'une spatule, et l'extraction put
se faire ; il fallut ensuite détacher avec l'ongle et enlever les
incrustations pierreuses qui restaient sur la face interne de la
vessie. Le malade succomba le lendemain de cette laborieuse
opération.

DE L'INFLUENCE QUE PEUT AVOIR L'ÉTAT DE L'URÈTRE SUR L'OPÉRATION DE LA LITHOTRIPSIE.

Il est inutile de faire sentir de quelle importance doivent être
pour la lithotritie toutes les altérations des dispositions physiques
de l'urètre : car il est indispensable pour cette opération que
les instruments pénètrent librement et que les débris des calculs
trouvent une issue facile.

Plusieurs causes peuvent, de différentes manières, altérer les
dispositions du canal. Une hernie scrotale volumineuse, une hy-
drocèle ancienne, des tumeurs de différente nature, surtout des
hémorroïdes du rectum, peuvent apporter des changements dans
sa direction et son diamètre, au point de rendre l'introduction
des instruments difficile.

Le degré de courbure de l'urètre était, il y a quatre ans, une
circonstance capitale en lithotritie ; alors que les instruments
droits étaient seuls mis en usage ; aujourd'hui que la plupart des
brise-pierres sont courbes, son importance est moindre. La tuméfaction plus ou moins grande de la prostate, dont je me suis
occupé dans le précédent chapitre, n'est pas la seule cause de

l'augmentation de la courbure naturelle de l'urètre ; j'ai fait voir, dans mon *Traité des moyens de guérir de la pierre sans pratiquer la taille*, p. 5, que la symphyse du pubis présente une hauteur variable, non-seulement suivant l'âge et le sexe, mais encore suivant les individus de même sexe et de même âge, et que parfois cette hauteur plus grande change la direction de l'urètre et augmente sa courbure. Le point où s'attache au pubis le ligament surpenseur de la verge, ajoute encore souvent à la difficulté que l'on éprouve à effacer la courbure antérieure du canal ; et si en même temps la seconde courbure, celle du col, est augmentée par l'accroissement de volume de la prostate, l'introduction des instruments droits est tout à fait impossible.

L'existence simultanée d'une pierre dans la vessie et d'une autre pierre arrêtée, puis développée dans un point de l'urètre, est une circonstance fâcheuse et l'une des plus grandes difficultés que la lithotritie rencontre. Lorsque le calcul ne s'est engagé que depuis peu de temps et n'a pas eu le temps de s'accroître, il n'est pas difficile de l'extraire ou de le repousser dans la vessie ; mais, quand par un séjour prolongé son volume s'est accru au point de dépasser les dimensions naturelles des autres parties de l'urètre, alors il devient nécessaire ou de le briser dans la cellule qu'il s'est creusée, ou de l'extraire au moyen d'une boutonnière.

La lithotritie pratiquée sur une pierre qui s'est développée dans l'urètre, au-delà de la portion spongieuse, est loin d'être chose facile ; et dans la majorité des cas l'opération de la boutonnière est préférable, parce qu'elle est peu dangereuse, parce qu'elle évite au malade de la douleur, et au chirurgien beaucoup d'ennui. Mais cette boutonnière une fois faite et la pierre enlevée, si l'on s'aperçoit avec la sonde que d'autres pierres sont contenues dans la vessie, quelle conduite devra-t-on tenir ? Faudra-t-il, si l'incision de l'urètre a été faite dans le voisinage du col, transformer la boutonnière en une taille ? Devra-t-on faire servir l'ouverture faite à l'urètre au broiement de la pierre et à l'extraction de ses débris ; ou bien enfin vaudra-t-il mieux cicatriser la plaie en tenant une sonde dans le canal et attendre pour faire la lithotritie que cette cicatrisation soit achevée ? Cette dernière manière d'agir ne peut, je crois, entrer en parallèle, et doit être écartée. Si le volume de la pierre contenue dans la vessie dépasse douze lignes, je crois qu'il vaut mieux inciser à l'instant le col et faire immédiatement l'extraction. Si la pierre est plus petite, on peut tenter de la broyer ; mais les séances, dans le cas où plusieurs seraient nécessaires, devraient être plus rapprochées que lorsque l'urètre est intact, afin de ne pas exposer le malade à une fistule urinaire, ce qui probablement aurait lieu si l'on tenait l'ouverture trop long-temps ouverte ; l'opération terminée, il pourra devenir nécessaire, avant de placer la sonde dans le canal pour donner pendant quelques jours issue à l'urine, d'aviver les bords de la petite plaie ou de les toucher avec le nitrate d'argent ; puis de les tenir en contact, soit par un simple bandage, soit même par un point de suture. En agissant à travers l'ouverture faite à l'urètre, on ne doit pas plus que dans les circonstances ordinaires dépasser la limite que la sensibilité du malade et la susceptibilité de la vessie mettent à la durée de l'opération.

Je renvoie pour plus de détails au chapitre dans lequel je traiterai de la lithotritie urétrale et de l'extraction des fragments arrêtés dans le canal.

Je placerai seulement ici la figure de la curette articulée au moyen de laquelle je fais l'extraction de ces fragments. Portée droite dans l'urètre, elle glisse entre les parois de ce canal et la pierre ; parvenue derrière le corps étranger ou la courbe, elle ne peut manquer alors de l'accrocher, et de l'amener au-dehors.

Les rétrécissemens de l'urètre sont une maladie, tellement commune, qu'il n'est pas étonnant de les voir exister en même temps que les calculs de la vessie ; souvent même ils deviennent la cause déterminante, de la formation de ces concrétions, par la difficulté qu'ils apportent à l'émission de l'urine. Aussi, lorsque des graviers descendent des reins et qu'ils sont d'un petit volume, ils franchissent facilement l'urètre ; mais si le canal est rétréci dans un point, si l'urine sort par un filet mince et sans aucune force d'impulsion, le gravier ne sera point expulsé et ne tardera pas à devenir une véritable pierre. Les rétrécissemens peuvent encore d'une autre manière devenir cause de calculs : lorsqu'ils sont très-forts et que l'urine sort avec grande difficulté, il est rare que la contraction de la vessie se soutienne assez long-temps pour que l'évacuation du liquide soit complète ; la portion restante s'altère, elle irrite la vessie, la sécrétion des mucosités augmente, l'ammoniaque se développe dans le dépôt qu'elles forment, et de sa combinaison avec les acides urique et phosphatique de l'urine résulte la formation d'un ou de plusieurs calculs.

Il est indispensable, avant d'entreprendre la lithotritie, de rendre au canal de l'urètre son diamètre naturel, autant pour livrer passage aux instruments que pour donner une libre issue aux débris des pierres. On sait que six procédés sont actuellement mis en usage pour le traitement des rétrécissemens : la dilatation continue, la dilatation temporaire, la dilatation brusque, le caustique, les scarifications et les injections forcées.

Les trois dernières méthodes ne peuvent seules produire une guérison complète ; elles ont besoin que la dilatation vienne à leur aide pour obtenir une cicatrice plane et sans relief dans l'urètre. La dilatation, au contraire, peut, sans le secours des deux autres procédés, rendre au canal son diamètre naturel. Je ne prétends pas dire pour cela que tous les rétrécissemens de l'urètre doivent être traités par la dilatation ; je me hâte d'ajouter, au contraire, que certains rétrécissemens ne cèdent qu'à la cautérisation ; que d'autres, sous l'influence de la cautérisation et de la dilatation, deviennent plus calleux, plus résistants, et guérissent par des scarifications légères, suivies de l'emploi de quelques bougies ; le difficile est de les distinguer de prime abord. Le motif pour lequel je préfère la dilatation dans les cas de rétrécissements avec pierres dans la vessie, c'est que l'on ne peut, quelque précaution que l'on apporte à la cautérisation et la scarification, être certain qu'il ne surviendra pas une enflammation un peu vive, suivie d'un écoulement qui persiste pendant quelques jours; or, l'on doit éviter avec soin tout ce qui pourrait ajouter à l'excitation de la vessie et développer sa sensibilité.

Mais ce n'est pas avec des sondes à demeure que la dilatation doit se faire; de tous les procédés, ce mode de dilatation serait le pire; car, lorsque la vessie contient une pierre, le séjour de la sonde augmente le catarrhe vésical s'il existe, il le produit s'il n'existe pas; il cause au malade de vives douleurs, et détermine presque inévitablement cet état de contraction et d'irritabilité de la vessie que nous avons dit être le plus grand et le plus fréquent obstacle à la lithotritie. C'est en laissant, pendant une ou deux heures chaque jour, les bougies dans le canal, augmentant leur calibre d'un quart de ligne tous les trois ou quatre jours et les faisant succéder l'une à l'autre, que s'opère la dilatation dans le cas dont il est question; chose remarquable, on arrive presque aussi vite par cette distension temporaire que par la dilatation continue.

On objectera peut-être que la guérison des rétrécissements par la seule dilatation n'est pas toujours durable; je suis tout disposé à le reconnaître; mais ici le point important est de ne pas compromettre le succès de l'opération de la lithotritie. Lorsque le malade sera débarrassé de sa pierre, il sera temps alors de voir si le rétrécissement est d'une telle nature que la cautérisation ou de légères mouchetures soient nécessaires pour empêcher son retour. Il n'est pas à craindre que, pendant la durée des applications, le canal se rétrécisse; le passage répété des instruments est plus que suffisant pour l'entretenir dans le point de dilatation acquise. Il y a mieux, c'est que ce passage répété m'a semblé rendre plus certaine la guérison des rétrécissements; au moins puis-je assurer que plusieurs malades, opérés par moi de la lithotritie il y a quatre ou cinq ans, dont les rétrécissements avaient été traités par la simple dilatation temporaire, urinent encore aujourd'hui comme aux premiers jours qui suivirent leur guérison.

Il est inutile de dire que le traitement des rétrécissements de l'urètre ne devrait être entrepris ou du moins complété que lorsque les circonstances paraissent favorables à la lithotritie : dans le cas où l'on aurait acquis la certitude que la lithotomie est seule praticable, il serait superflu de prolonger les douleurs et l'anxiété du malade par le traitement nécessaire à la guérison parfaite du rétrécissement. Ce n'est qu'autant que le passage du cathéter serait impossible, qu'il conviendrait de dilater, et l'on devrait s'arrêter dès que l'on aurait obtenu ce résultat, sauf à rétablir le canal dans son intégrité si le malade survit à l'opération.

Je me borne ici au peu que je viens de dire sur les rétrécissements de l'urètre ; dans un travail spécial je m'occuperai bientôt de cet important sujet.

Autant il est urgent de rendre au canal rétréci son diamètre naturel, autant il serait imprudent de le dilater au-delà de sa capacité. Dans les deux premières années de la lithotritie, lorsque de simples perforations étaient faites au calcul et que la rapidité de la destruction était en raison du volume et de la force des instruments, on a tenté de dilater l'urètre ; mais bientôt on s'est vu contraint d'abandonner une manière de procéder aussi dangereuse ; une douleur insupportable, la fièvre, l'uréthrite, en étaient le résultat ordinaire ; et plusieurs fois l'état fâcheux dans lequel ce traitement préparatoire jetait les malades, a rendu impossible l'application de la lithotritie et compromis l'existence. C'est surtout la distension du méat urinaire qui produit la douleur et tous les accidents dont je viens de parler ; mais s'il convient d'éviter de dilater ce point, à plus forte raison devra-t-on s'abstenir d'y porter le nitrate d'argent ; car l'on peut être certain que l'on obtiendrait un effet tout contraire à celui que l'on se propose. Un resserrement plus grand serait le produit immédiat et permanent de l'application du caustique ; et si l'on persistait dans son emploi l'on finirait par rendre l'émission de l'urine difficile.

Il n'est pas douteux que le méat urinaire est plus étroit que le reste de l'urètre, et cela devait être pour qu'il y eût projection du jet de l'urine ; mais il n'existe pas de proportions constantes entre le diamètre de cette ouverture et des autres points du canal. Sur beaucoup d'hommes dont l'urètre a quatre lignes un quart dans sa partie spongieuse, le méat urinaire n'en a que trois. Cette disposition, non-seulement rend impossible l'introduction d'instruments, lithotribes d'un certain calibre, mais ce qui est bien autrement important, elle s'oppose à l'issue des fragments de pierre, qui s'arrêtent et s'amoncèlent dans la fosse naviculaire et en arrière de sa lèvre profonde. Cette circonstance devient, pendant tout le cours de l'opération, un sujet de tribulation et cause au malade bien plus de douleurs que le broiement lui-même : je prouverai cela par de nombreux exemples, car je n'exagère pas en disant que j'ai été obligé d'extraire sur divers malades plus de six cents fragments de pierre arrêtés dans divers points du canal. Je reviendrai sur ce sujet et j'indiquerai l'emploi de ma pince urétrale, ainsi que de ma curette articulée, lorsque je parlerai des accidents qui peuvent survenir après la lithotritie. Pour se mettre, pendant le cours de l'opération, à l'abri d'un inconvénient aussi grave, il est nécessaire de pratiquer une moucheture sur le méat urinaire et de la faire de manière qu'elle porte un peu sur le bord profond de la fosse naviculaire, sans quoi l'on ne serait pas certain de le prévenir. Des bougies d'un certain calibre sont ensuite, pendant quelques jours, introduites à deux ou trois pouces de profondeur dans l'urètre : leur séjour, après la moucheture, ne produit plus les douleurs et les accidents dont il aurait été accompagné si cette petite opération n'eût point été pratiquée. Cependant telle est la tendance qu'a le méat urinaire à revenir à son diamètre naturel, que si l'opération du broiement se prolonge pendant un mois ou deux, il n'est pas très-rare qu'une seconde moucheture soit nécessaire. Pour pratiquer ce léger débridement, M. Civiale fait usage d'un petit instrument entièrement semblable, à la dimension près, au lithotome caché du frère Côme : un bistouri boutonné peut très-bien le remplacer.

Si les bougies, lorsqu'elles sont assez volumineuses pour remplir l'urètre et le distendre, produisent des douleurs intolérables et de la fièvre, il n'en est pas de même lorsqu'elles sont d'un diamètre inférieur à celui du canal. Leur introduction, pendant une demi-heure, renouvelée deux ou trois jours de suite, émousse parfois la sensibilité trop vive de certains malades, et rend l'action des instruments plus facilement supportable. Il est bon de savoir aussi que pour beaucoup de personnes les deux ou trois premières introductions de la sonde produisent sinon de la douleur, au moins une vive impression, et déterminent la syncope, puis un accès de fièvre ; tandis qu'après ce premier effet passé, il n'y a plus ordinairement de ces phénomènes généraux à craindre.

Comme la muqueuse de la vessie, la muqueuse de l'urètre est souvent fongueuse et saignante ; bien souvent aussi le sang est fourni par des varices, et le moindre contact de la sonde suffit pour en provoquer l'écoulement. Cette circonstance, bien que défavorable, n'est cependant pas un empêchement à la lithotritie ; la disposition au saignement diminue même pour l'ordinaire à mesure que l'opération avance, et souvent il cesse complètement avec les dernières applications.

Le spasme de l'urètre a été récemment l'objet d'assez vives discussions, dans lesquelles il y a de l'exagération de part et d'autre. M. Amussat me semble avoir eu tort d'en nier absolument l'existence, et M. Civiale lui fait jouer un rôle trop important. Il est certain qu'une contraction spasmodique du canal apporte quelquefois un obstacle momentané, soit à l'entrée des instruments, soit à la sortie des débris de la pierre ; mais je ne l'ai jamais vu assez persistant pour empêcher l'opération de la lithotripsie.

L'hypospadias peut favoriser, jusqu'à un certain point, la formation des calculs urinaires lorsque l'ouverture est étroite, et rendre un peu plus difficile l'introduction des sondes et des instruments ; mais cette coïncidence n'est point assez fréquente pour mériter une attention particulière, et d'ailleurs l'ouverture anormale se laisse plus facilement distendre que le méat urinaire. Je n'ai eu que trois fois l'occasion de sonder des personnes ayant des hypospadias ; l'une avait une névralgie du col de la vessie ; une autre avait un calcul que j'ai détruit par le broiement, après avoir dilaté l'ouverture ; une troisième avait un rétrécissement du canal, pour lequel j'ai mis en usage la dilatation temporaire ; M. Leblanc, de Fontainebleau, a continué le traitement et complété la guérison.

NOTA. — Les différents mémoires dont se compose cet ouvrage ayant été publiés à diverses époques dans les journaux de médecine, et le mémoire qui suit étant imprimé avant la terminaison de celui-ci, la pagination me force de reporter à un autre chapitre le complément de l'*Examen des circonstances qui peuvent influer sur la lithotritie :* il me reste encore à parler des conditions dépendantes de la santé générale, de l'âge, et du sexe.

HISTOIRE

DE

LA LITHOTRITIE,

DESCRIPTION

DES DIVERS PROCÉDÉS ET INSTRUMENS.

L'existence de la lithotritie ne date en réalité que de douze années, cependant son histoire remonte à une époque très-reculée : comme beaucoup d'autres cette histoire aussi a ses temps fabuleux ; en effet : en lisant les ouvrages d'Al-zaharavius, qu'un lithotritiste nous donne pour contemporain d'Albucasis , (ce qui ne pouvait manquer d'être , puisque ce sont les noms divers d'un même homme), on peut voir que l'idée de broyer la pierre avait déjà été conçue. Quant aux moyens d'exécution , nous ignorons en quoi ils consistaient, et même il est permis de croire que les Arabes ne les possédaient pas. Que l'on en juge par le seul passage où cette idée du broiement de la pierre est exprimée : *Accipiatur instrumentum subtile quòd nominant mashaba rebilia et suaviter intromittatur in virgam. Nunc volve lapidem in medio vesicæ et si fuerit mollis frangitur* (1). Alexander Benedictus, qui du reste n'a fait que copier les Arabes, semble dire que cette opération du broiement dont Albucasis indiquait la possibilité, avait été tentée de-

(*) *Albucasis liber theoricæ*, in-4°, fol. 94. 1549.

puis. Voici comme il s'exprime : *Per fistulam quá prius humor profusus dolores levent aliqui intus sine plagá lapidem conterunt ferreis instrumentis, quod equidem tutum non invenimus.* Ici encore, point de détail sur les moyens d'exécution , qui probablement n'étaient pas très-satisfaisans, puisque Benedictus ne parle du broiement que pour le blâmer. Si donc l'on veut admettre que les Égyptiens ont broyé des calculs dans la vessie, l'on conviendra au moins qu'ils n'ont pas transmis leurs moyens à leurs successeurs, et que cette méthode restait tout entière à découvrir.

Le premier procédé pour briser la pierre sans incision indiqué par les auteurs, se trouve dans Haller (*Bibliot. Chirurg.* t. I, p. 313); il dit en parlant de Sanctorius : *Catheterem delineat trifidum, per eum in grandiorem calculum specillum sagittatum immitit, eo ut putat càlculum dividit, fragmenta inter specilli crura cadant et possint extrahi : speculationem puto meram.* Ne croirait-on pas lire la description de la pince à trois branches avec son foret ; eh bien! Sanctorius, ainsi que je l'ai fait voir par une citation textuelle du passage dans lequel est décrit son instrument, n'a point du tout songé à s'en servir pour broyer les calculs ; il n'avait en vue que l'extraction des petites pierres , et la tige en forme de flèche que Haller supposait destinée à perforer, le calcul ne servait en réalité qu'à ouvrir et fermer l'instrument. Ainsi cet homme célèbre avait, sans s'en douter, imaginé un procédé de lithotritie qu'il jugeait pourtant inapplicable « *Speculationem puto meram.* » Il n'est peut-être pas inutile d'ajouter que le dessin de Sanctorius est complétement inintelligible , et qu'il est impossible en le voyant de se faire une idée du mécanisme de l'instrument qu'il représente. On a parlé aussi de la pince de Fabricius Hildanus, imitation du tire-balle d'Andréa della Crocce ; mais cet instrument ne peut être placé que d'une manière indirecte dans l'histoire de la lithotritie, car Fabricius ne l'employait ou ne le proposait que pour extraire entières des petites pierres engagées dans la partie antérieure de l'urètre ; quant à celles de la vessie, il n'y songeait en aucune manière.

Ainsi, jusqu'au commencement de ce siècle, aucun procédé de broiement de la pierre n'avait été publié par les générations de chirurgiens qui se sont succédées. On nous dit bien que des tentatives pour obtenir ce résultat auraient été faites avec succès par des malades sur eux-mêmes. C'est ainsi qu'un moine de Cîteaux serait parvenu à

briser une pierre dans sa vessie en introduisant par l'urètre une tige
de fer terminée par un ciseau, et frappant avec un marteau sur l'extrémité externe. Le major Martin, aurait, au dire de Marcet (*on calculous
desorders*, p. 20 et fig. 5), pulvérisé la sienne en la rapant avec une
tige de fer garnie d'une lime. Que ces deux hommes soient arrivés,
avec des moyens aussi défectueux à détacher des parcelles de calcul, on
le conçoit : ils agissaient à peu près comme le conseillait Albucasis :
Volve lapidem in medio vesicæ et si fuerit mollis frangitur. Mais
qu'ils soient parvenus à débarrasser complétement leur vessie, il est au
moins permis d'en douter. On lit au surplus dans une biographie con-
temporaine, que le major Martin est mort de la pierre auprès de Cal-
cutta. Croira-t-on devoir accorder plus de confiance au médecin de Ma-
laga, Rodriguez, qui brisa en 1800 une pierre dans la vessie en la
frappant avec un catheter? Du moins alors, on conviendra qu'il fallait
qu'elle fût bien petite ou bien friable, et que fort peu pourraient être
broyées de la sorte.

C'est en 1812 que pour la première fois un procédé fut proposé
d'une manière sérieuse pour détruire mécaniquement les pierres de la
vessie, encore n'était-il présenté que comme un auxiliaire de la dissolution chimique dont les travaux de Fourcroy et de Vauquelin avaient
fait espérer la possibilité. L'auteur de ce procédé, M. Gruithuisen
médecin bavarois, dans l'intention de multiplier les points de contact
entre l'agent dissolvant et le calcul, imagina de pratiquer dans la pierre
des perforations suivant diverses directions. L'appareil qu'il inventa
pour arriver à ce but se composait d'une grosse canule droite dans laquelle passait une anse de fil de laiton et une tige, terminée par une
couronne dentée ou un fer de lance. La pierre devait être embrassée et
fixée par l'anse métallique, tandis que la couronne dentée, mise en
mouvement par un archet, agissait sur elle pour la perforer. Il est
inutile de dire que par un tel instrument la pierre ne pouvait être fixée
d'une manière convenable et que la vessie était exposée à l'action du
foret. Cependant si l'appareil de M. Gruithuisen était inapplicable, du
moins ce médecin avait démontré que l'on peut arriver dans la vessie
avec des sondes droites et volumineuses, et fait entrevoir le parti que
l'on pourrait tirer de cette circonstance pour détruire mécaniquement les
calculs.

Quatre ans après, un chirurgien écossais, M. Elgerton, publia,
dans l'*Edinburgh medical journal*, le dessin d'un instrument courbe

8.

s'ouvrant en deux parties pour saisir la pierre, sur la surface externe de laquelle agissait une râpe par un mouvement alternatif. Cet appareil était moins dangereux que celui de M. Gruithuisen, mais il n'était pas non plus applicable ; car la pierre n'était pas suffisamment assujettie par deux branches, pour résister à l'effort latéral, et la vessie n'était pas protégée contre l'action de la rape.

Nous voici maintenant arrivés à l'époque où la lithotritie cesse d'être spéculative pour devenir un procédé rationnel; l'instrument qui le premier a rendu possible l'application de cette méthode, et l'a fait entrer dans la science, est la pince à trois branches, à gaîne et à foret, que j'ai présentée à l'académie de chirurgie en 1823, instrument dont M. Civiale a fait le premier l'année suivante l'heureuse application sur l'homme vivant. Cette démonstration pratique d'un moyen de guérir, regardé jusqu'alors comme une chimère, était, pour ainsi dire, le complément de l'existence imprimé à la méthode du broiement; aussi j'aurais applaudi de grand cœur et sans réserve à un succès glorieux pour celui qui l'avait obtenu et dans lequel je voyais la réalisation de mes espérances s'il ne m'avait fallu dans le même temps défendre la part que j'avais à l'invention elle-même contre des prétentions rivales. Je me garderai bien de revenir sur cette pénible et trop longue discussion; l'académie des sciences appelée à juger la question, a fait la part de chacun de nous, elle a décerné trois grands prix pour la lithotritie : l'un à M. Civiale, *pour avoir le premier opéré sur l'homme vivant:* un autre à moi, *pour l'invention du procédé qui le premier a rendu le broiement praticable,* un autre enfin à M. Heurteloup *pour les perfectionnemens qu'il a introduits dans cette opération.*

Si au lieu de suivre pas à pas les développemens de la lithotritie nous considérons cette méthode du point où elle est arrivée, nous verrons qu'elle s'est partagée en trois procédés principaux, l'usure progressive, l'éclatement et l'écrasement.

Le procédé de l'usure progressive comprend tous les instrumens à forets, l'évidement et l'écopement ou grugement extérieur.

L'éclatement peut être considéré comme la transition du système de l'usure progressive à celui de l'écrasement. Il tient du premier par son mode d'action, et du second par son effet, qui est la division immédiate de la pierre.

L'écrasement comprend quatre systèmes ou modes d'action différens, l'écrasement par frottement, l'écrasement par pression, l'écrase-

ment par percussion, et la combinaison de ces deux derniers, c'est-à-
dire, l'écrasement par pression et par percussion.

Entrons dans l'examen de ces divers procédés, et commençons par
celui de l'usure progressive puisque, comme nous l'avons dit, c'est
à lui qu'appartient la pince à trois branches, qui la première a rendu

Fig. n. 45. Pince à trois branches de l'auteur.

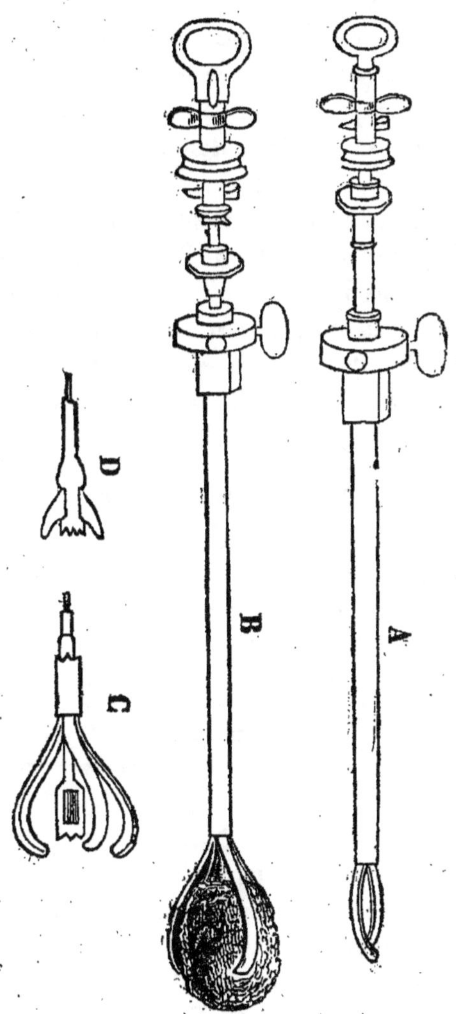

la lithotritie praticable. Je passe sous silence deux instrumens que j'ai imaginés et publiés avant la pince à trois branches, dont un à quatre branches croisées disposées en forme de cage, parce que ces instrumens n'ayant pas reçu d'application ils rentrent dans la catégorie de ceux de MM. Gruithuisen, Eldgerton, Civiale, etc. La pince à trois branches est représentée dans la fig. n. 15. Elle est formée de trois parties principales, un tube d'acier divisé en trois parties à l'une de ses extrémités, lesquelles par leur élasticité s'ouvrent en forme de cône; un second tube en argent, plus gros, qui reçoit le premier tube, lui sert de gaine; et tient les trois divisions rapprochées lorsqu'on le glisse sur elles comme on le voit en A, ou permet leur développement lorsqu'on le retire, comme on peut le voir en C. Dans la cavité du tube d'acier est reçue une tige terminée par des dents, et destinée à agir sur la pierre; ce foret est représenté dans les figures B C. On voit dans la fig. B la pierre saisie, et le foret ayant déjà pénétré dans sa substance. Outre ces trois pièces principales de l'instrument, il y a quelques (accessoires, tels sont une manivelle pour imprimer un mouvement de rotation au foret, ou bien une poulie et un archet pour produire le même effet, mais avec plus de rapidité; enfin un étau s'adaptant à la pince pour maintenir le foret et le faire avancer. Cet étau est représenté dans la fig. n. 6.

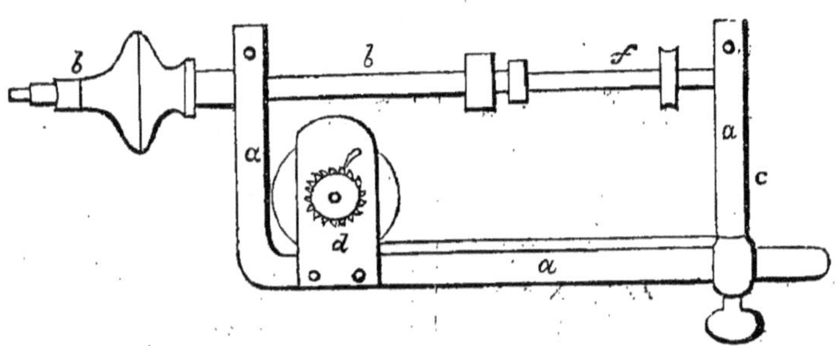

Fig. n° 6. Étau de l'auteur.

Deux mois après la présentation de la pince à trois branches, M. Civiale publia un ouvrage intitulé : *Nouvelles considérations sur les rétentions d'urine*, dans lequel il donne la description et le dessin de son instrument lithotriteur, qui consistait dans *une pince à quatre branches* munie d'un foret à tête. Cette pince n'a jamais été mise en usage, et l'on se convaincra qu'elle ne pouvait l'être en jetant les yeux

sur la planche qui la représente, et en lisant le texte et la descriptio
qui s'y rapportent. Quant au foret à tête, c'était une innovation utile,
car ceux que j'avais présentés à l'Académie étaient cylindriques. A
cette époque, M. Civiale regardait comme superflu l'emploi de l'archet, et il supposait qu'il suffisait de tourner le foret avec les doigts.

L'année suivante, 1824, M. Civiale pratiqua la première opération
de lithotritie, et il la fit *avec la pince à trois branches*, à laquelle
il avait apporté deux modifications. L'une d'elles est sinon essentielle,
du moins fort utile; c'est lui en effet qui renferma dans des boîtes les
liéges qui garnissent les extrémités des tubes, pour empêcher le liquide
de s'échapper de la vessie. De plus il changea la disposition du ressort
qui dans l'étau fait avancer le foret, et il la rendit plus simple. On voit
en *d*, fig. n° 6, le ressort qui dans mon étau faisait marcher le foret.
Le ressort de M. Civiale est une spirale contenue dans un étui *g*,
fig. n° 7.

Fig. n° 7. Étau modifié par M. Civiale.

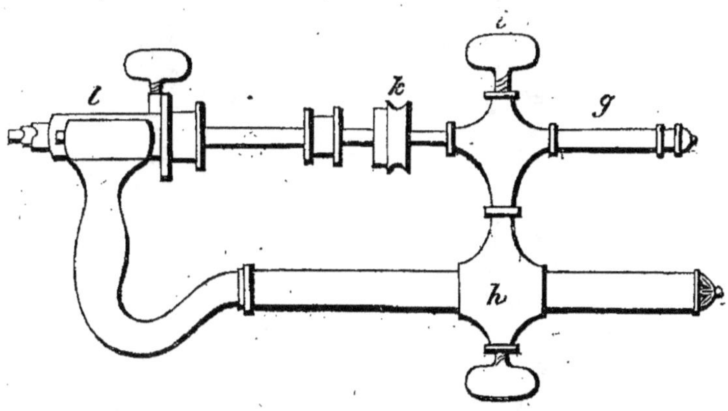

Plus tard je remplaçai l'étau par le support à main représenté dans
la fig. n° 9. Alors ce ne fut plus un ressort, mais la pression de la main
de l'opérateur qui fit avancer le foret.

Le procédé primitif résultant de l'application de l'instrument que
nous venons de décrire consistait à forer le calcul jusqu'à ce qu'il fût divisé. Pour cela il fallait le saisir, le forer, le lâcher, le saisir de nouveau, le forer encore, jusqu'à ce qu'il fût brisé; répétition de manœuvres
difficiles pour l'opérateur, longues et pénibles pour le malade; si l'on

considère surtout combien fréquemment il arrive que l'on retombe
dans l'un des trous que l'on a déjà pratiqués. Ce procédé, malgré des

Fig. n° 9. Étau à main de l'auteur.

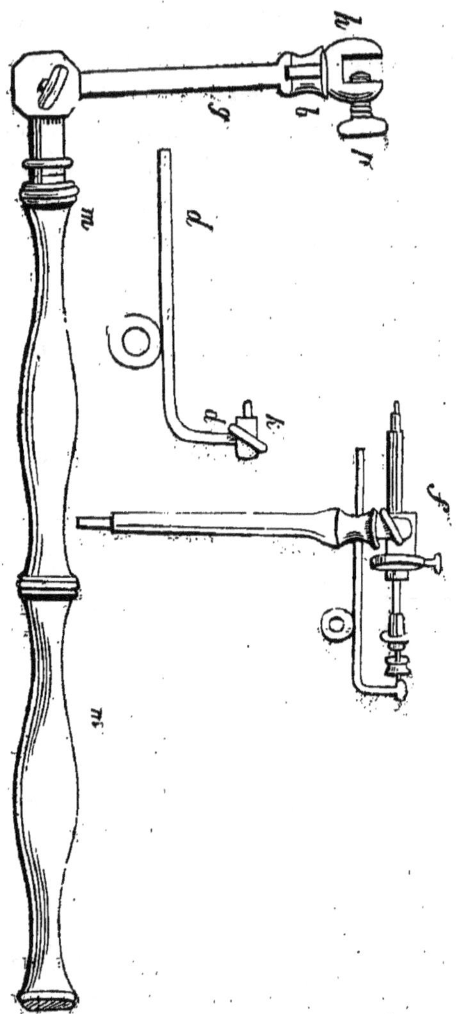

inconvéniens aussi nombreux et aussi palpables, est encore uniquement
mis en usage par le chirurgien qui le premier en fait l'application. Cette
persistance de la part d'un homme dont la pratique fixait tous les re-
gards a été, pendant plusieurs années, un empêchement au développement de la lithotritie. J'ignore si M. Civiale finira par modifier les
opinions qu'il a émises sur la perfectibilité de cette méthode ; mais

ces opinions ne paraissent plus exercer aujourd'hui la même influence sur les chirurgiens; car le procédé des perforations successives n'est plus guère pratiqué que par lui.

Procédé de l'évidement. — Nous venons de dire que dans le procédé primitif des perforations successives, la pierre devait être lâchée, après chaque perforation pour être reprise de nouveau. Or le temps de saisir le calcul est le plus difficile pour l'opérateur et le plus pénible pour le malade. Agir le plus long-temps possible sur la pierre sans la lâcher me parut donc une amélioration. C'est cette idée qui m'a conduit à faire des forets à inclinaison latérale et à double écartement. De là le procédé de l'*évidement*, qui est devenu bientôt l'objet de nombreux travaux. M. Heurteloup fut le premier qui entra dans cette voie, et, selon son habitude, ce fut en y apportant des perfectionnemens. Voici comment la commission des prix de l'Institut s'exprimait à cet égard, dans son rapport, en 1827 : « Le procédé de l'évidement, » dont l'idée première appartient à M. Leroy d'Étiolle, déjà connu » de l'Académie comme le principal inventeur des instrumens lithotri- « teurs, a été rendu praticable par M. Heurteloup, au moyen de la ré- » sistance qu'il a su donner à son évideur. »

Mais l'évideur de M. Heurteloup ne pouvait être mis en usage qu'avec sa pince à quatre branches indépendantes, qu'il appelle pince forceps, instrument dont son auteur lui-même ne se servait que dans des cas exceptionnels, pour de très-grosses pierres, par exemple. La pince à trois branches continuant d'être appliquée dans la généralité des cas, c'était avec cet instrument surtout qu'il convenait de faire l'évidement; de là mon foret à développement à tête fenêtrée, que l'on voit dans la figure n° 15, C, D; de là le foret à virgule de M. Heurteloup, le foret incliné de M. Pecchioli, les forets à double écartement de MM. Greiling, Charrière, et plusieurs autres encore.

Procédé du grugement de la pierre. — Le procédé de l'évidement creusant la pierre du centre à la circonférence, la réduisait à l'état d'une coque dont les éclats devaient être ensuite recherchés et écrasés : pour éviter de faire des fragmens, qu'il supposait difficiles à rencontrer ensuite, Meyrieux imagina d'agir sur la pierre en sens inverse, c'est-à-dire de la circonférence au centre, au moyen d'un foret formé de deux ailes articulées, qu'il nomma lithorineur. Cette idée, bonne en elle-même, ne put être mise à exécution d'une manière convenable; l'appareil dont ce foret faisait partie, ingénieusement conçu sous le rapport mécanique, présentait sous le rapport pratique des vices capitaux, dont nous dirons un mot tout à l'heure.

M. Rigal, pour obtenir le même effet, s'y prenait d'une autre manière; c'était la pierre qui, emmanchée en quelque sorte sur le foret, tournait ensuite avec lui, et frottait sur les branches, garnies d'aspérités, lesquelles faisaient l'office de râpe. M. Rigal est doué d'un trop bon esprit pour avoir songé sérieusement à mettre en pratique ce moyen de destruction de la pierre, et cependant on se ferait difficilement une idée, si l'on ne voyait son instrument, de toutes les ressources d'imagination qu'il a déployées pour réaliser cette donnée. C'est au procédé du grugement que peuvent encore être rapportés le mandrin denté du major Martin, l'instrument à rape d'Eldgerton, dont nous avons parlé dans l'historique de la lithotritie.

Les moyens d'agir sur la pierre ont été, comme on vient de le voir, l'objet de nombreuses modifications, dont quelques-unes, les évideurs, par exemple, étaient de véritables perfectionnemens; les moyens de saisir et de fixer les calculs ont aussi donné lieu à un presque aussi grand nombre d'essais; ainsi la pince à forceps de M. Heurteloup, dont nous avons déjà dit un mot, avait pour but de mieux saisir la pierre, de mieux la fixer, que ne le faisait la pince à trois branches, et ces conditions, elle les remplissait en effet; mais la complication de sa structure; l'attention soutenue que demandait son application, pour éviter les dangers qui résultaient du défaut de rapport constant entre la longueur des branches; la nécessité d'employer un autre instrument pour achever la destruction de la pierre, ont déterminé l'abandon de cette pince, qui n'en restera pas moins dans l'histoire de la science comme un témoignage de la féconde imagination de son auteur.

La difficulté de retrouver les fragmens de la pierre brisée, la crainte de ne pouvoir tout extraire, devait faire naître la pensée d'envelopper le calcul et d'en retenir les débris jusqu'à ce qu'ils fussent pulvérisés. Dans ce but, j'ai fait exécuter deux instrumens, garnis d'un filet, s'ouvrant et se fermant comme une bourse, et disposés de manière à ne laisser échapper que la poudre fine; ces deux instrumens sont représentés dans la planche V de mon ouvrage intitulé : *Exposé des Procédés pour guérir de la Pierre,* in-8°, 1825. Il ne me fallut pas un bien long examen pour comprendre qu'envelopper une pierre dans cette poche exposerait à ne pouvoir retirer l'instrument; aussi je me gardai bien de l'appliquer.

Meyrieux, guidé par les mêmes idées, exécuta une pince à dix branches, très-flexibles, lesquelles se rapprochaient au moyen d'un cordonnet de soie, de manière à ne laisser entre elles que fort peu d'intervalle ; la pierre enfermée dans cette cage était, comme nous l'avons dit, usée de la circonférence au centre, ou plutôt d'avant en arrière, au moyen du lithorineur. La difficulté que l'on éprouve à saisir le calcul avec cet instrument, l'espace que son développement réclame, l'impossibilité dans laquelle on peut se trouver de lâcher la pierre, lorsque l'on ne parvient pas à la pulvériser dans une seule séance, comme il arrive dans les neuf dixièmes des cas ; le défaut de rapprochement complet de branches aussi flexibles, tenues écartées par le *magma*, formé de la poudre de la pierre du mucus de la vessie et de la fibrine du sang ; la section du cordonnet par le foret, qui a lieu fréquemment ; toutes ces raisons, et quelques autres encore, ont fait rejeter l'instrument de Meyrieux, malgré les efforts qu'a faits M. Tanchou pour en corriger les défauts.

Pour compléter l'indication des instrumens appartenant par leur mode d'action au système de l'usure progressive, il me reste à mentionner un lithotribe imaginé par un horlóger de New-York, M. Luckens, lequel n'est autre que le premier instrument à ressort de montre, nommé lithoprione, que je présentai à l'académie de chirurgie en 1822 et dont je n'ai jamais fait usage : enfin il nous reste les instrumens que M. Fournier de Lampdes a publié en 1829, et qu'il dit avoir imaginé en 1812 : l'académie des sciences appelée à juger cette assertion n'a pas été probablement convaincue de son exactitude, car elle n'en a pas même fait mention malgré les demandes réitérées de M. Fournier. Tout le monde a pu voir les instrumens de ce médecin représentés dans les annonces du *Constitutionnel* et d'autres journaux politiques, ce qui me dispense d'en donner une description que rend d'ailleurs superflue leur disposition vicieuse ; car j'ignore ce qu'ils pouvaient être dans leur origine, mais aujourd'hui encore ils sont complétement inapplicables.

Il s'en faut, comme on le voit, que les tentatives faites pour perfectionner les moyens de saisir et fixer la pierre aient amené des résultats bien satisfaisans ; la pince à trois branches, plus simple dans sa structure et son mode d'action était sortie victorieuse de toutes ces épreuves, et ce n'est que par des instrumens appartenans à un autre système, celui de l'écrasement, qu'elle a pu être dépossédée de sa supériorité ; aussi voyons-nous que les seuls perfectionnemens, qui dans la ligne de l'usure progressive aient été utiles, sont ceux qui avaient la pince à trois branches pour objet ou pouvaient s'y appliquer. Il en a été ainsi de l'évidement dont nous avons parlé; du conduit au moyen duquel M. Heurteloup imagina de renouveler à travers l'instrument l'eau chassée par la contraction de la vessie. Il en a été ainsi encore pour le procédé de *l'éclatement* dont nous allons nous occuper.

Procédé de l'éclatement. Si l'on ne considérait que la structure des instrumens au moyen desquels l'éclatement s'opère, ou devrait le placer dans la classe que nous venons de parcourir à côté de l'évidement, puisque les instrumens qui servent pour l'un et l'autre sont identiquement les mêmes; cependant si l'on réfléchit qu'au lieu d'user la pierre il en produit immédiatement la division, l'on reconnaîtra qu'il convenait d'en faire un procédé distinct.

L'éclatement s'opère avec des forets à développement semblables à celui qui est représenté en C. D. fig. n° 15. Ce foret est creux et contient une tige terminée par deux petits renflemens dentés en formes d'ailes, qui sont renfermés dans l'épaisseur de la tête du foret comme on le voit en C. Pour produire l'éclatement, l'on fait un trou à la pierre comme dans le procédé des perforations successives, puis, faisant agir un écrou sur la tige du foret garnie d'une vis, l'on développe, comme on le voit en D, les ailes au centre de la pierre qui cède à cet effort d'expansion ou de soulèvement. Il faut beaucoup moins de force pour rompre une pierre en la faisant éclater qu'en l'écrasant; parce que ses molécules se prêtant mutuellement appui, résistent mieux à un effort de compression qu'elle ne peuvent faire contre une force d'expansion agissant de dedans en dehors.

Le mécanisme qui fait développer et rentrer les ailes du foret se voit dans les fig. A. B. pl. n° 15.

L'éclatement a été mis pour la première fois en usage par Fisher sur une pierre engagée dans l'urètre; ne pouvant l'extraire même après l'avoir perforée avec la tarière d'Ambroise Paré, il imagina d'engager dans le trou une pince à pansement et de la briser par l'écartement des mors. (*Haller disputn. chir.*) J'ai dit, en parlant de l'évidement que le premier j'imaginai de produire l'élargissement de la partie vésicale du foret par l'interposition d'une tige en forme de coin; je proposai de faire usage de ce foret pour faire éclater la pierre engagée dans l'urètre; ces forets à développemens, je les employai également pour les calculs vésicaux; et cet effet, l'éclatement je le produisais quelque fois, sans le vouloir, dans la vessie, lorsque je faisais l'évidement; mais je n'avais pas alors apprécié les avantages de ce mode d'action et ce fut mon ami M. Rigal qui le posa en principe comme procédé. (*Destruction mécanique de la pierre*, pag. 53.)

L'éclatement augmente de beaucoup la vitesse d'action des instrumens à forets ainsi que des faits pratiques le démontreront plus tard.

Le procédé de l'écrasement de la pierre date du même temps que celui des perforations successives; mais le succès obtenu au moyen de la pince à trois branches ayant absorbé l'attention générale, le perfectionnement des instrumens à foret devint le but de toutes les tentatives, et ce ne fut qu'après huit ans environ que l'on sut apprécier ce que l'écrasement pouvait produire.

Dans le même temps que M. Gruithuisen imaginait de fixer la pierre avec une seule anse de fil de laiton pour la forer, il inventait un instrument, qu'il appelait *tranche-pierre,* au moyen duquel il pensait pouvoir subdiviser les fragmens. Cet instrument était formé de deux branches tranchantes par leurs bords en regard comme les lames d'une paire de ciseaux; ces lames, portées par la même tige, s'écartaient en vertu de leur élasticité; en les retirant dans un tube, on déterminait leur rapprochement. Ce tranche-pierre de M. Gruithuisen n'était pas plus applicable sans doute que son perce-pierre; mais du moins nous devons convenir qu'il a dans son travail indiqué presque toutes les routes dans lesquelles nous avons marché depuis pour arriver au point où nous sommes aujourd'hui parvenus.

Bien que dans cet article je ne me sois proposé que d'esquisser les traits principaux de la lithotritie, et non d'en tracer le tableau; bien que d'après le but tout pratique dans lequel il est écrit je ne dusse représenter que les instrumens ayant reçu la sanction de l'expérience, et rappeler seulement, à mesure qu'ils s'offrent dans l'ordre que j'ai adopté, les diverses modifications et tentatives de perfectionnement; cependant une exception a été faite en faveur de quelques appareils, parce qu'ils montrent les idées mères et sont les points de départ des divers procédés; c'est à ce titre que nous donnons la figure des deux instrumens de M. Gruithuisen, du brise-pierre à encliquetage ou à frottement du M. Amussat, et de mon brise-pierre à écrou ou à pression.

Fig. n° 16. et fig. n° 17. Instrumens du M. Gruithuisen.

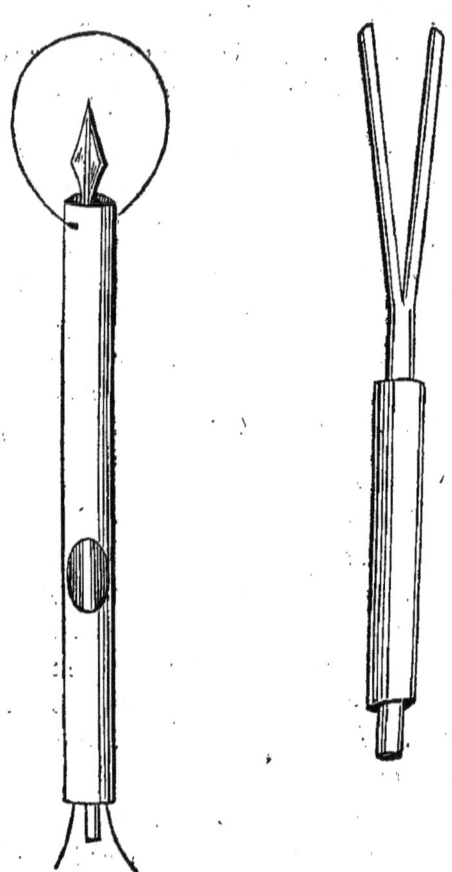

La figure n° 16 fait voir le perce-pierre de M. Gruithuisen ; son tranche-pierre est représenté dans la figure n° 17. Toutes deux ont été calquées sur les gravures du Mémoire de ce médecin, publié dans la *Gazette de Saltzbourg.*

Ecrasement par frottement. — Ce mode de destruction de la pierre fut inventé par M. Amussat en 1822, et, par une coïncidence remarquable, soumis à l'examen de l'Académie de Chirurgie dans la séance où moi-même je présentai mon premier perce-pierre ; l'instrument au moyen duquel M. Amussat se proposait d'écraser les calculs, est représenté dans la figure n° 18.

Un tube reçoit deux fortes tiges de fer, formant deux demi-cylindres appliqués par leur partie plate, terminées par des dents ou mors, d'un côté, et de l'autre par une crémaillère, dont les crans reçoivent deux cliquets placés sur l'extrémité du tube. Un levier, passé dans deux mortaises, produit alternativement la traction des branches et leur retrait dans le tube, chacune d'elles devenant successivement, au moyen de l'encliquetage, un point d'appui pour l'élévation de l'autre, de là, frottement sur la pierre et pression croissante. M. Amussat ne fit point sur le vivant l'essai de son instrument, et son attention se porta vers le perfectionnement des instrumens à forets.

Fig. n° 18. Brise-pierre de M. Amussat. Fig. n 19. Brise-coque de M. Heurteloup.

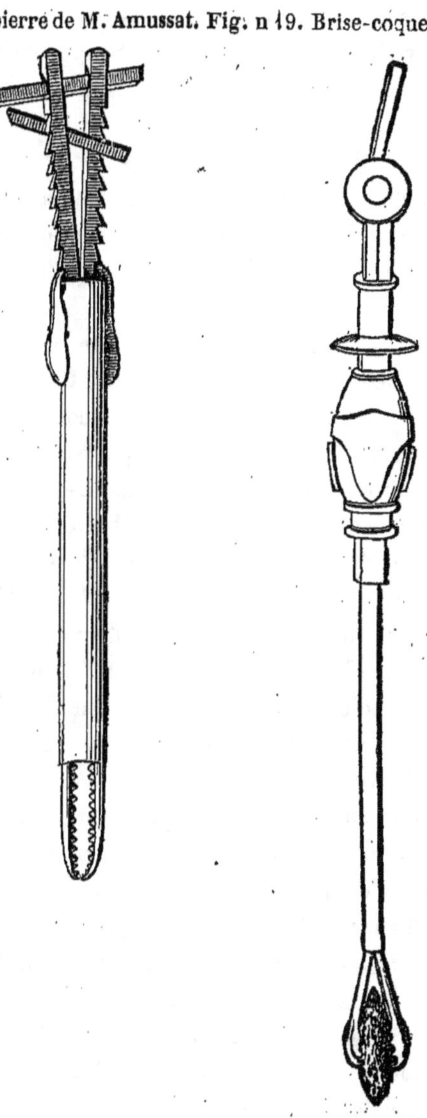

Cinq ans après, M. Heurteloup, après avoir perfectionné, ainsi que nous l'avons dit, le procédé de l'évidement, pensa qu'il serait utile d'y joindre un instrument qui pût saisir les fragmens minces et plats provenant de la coque, lesquels, comme toutes les pierres très-plates, ne pouvaient être que très-difficilement saisis et attaqués par les instrumens à forets; l'idée d'après laquelle avait été conçu le brise-pierre à frottement de M. Amussat lui sembla pouvoir devenir féconde, au moyen de plusieurs modifications. Ce brise-pierre était d'un volume énorme M. Heurteloup le réduisit : la disposition des mors, formés de deux arêtes en regard, s'opposait à ce que les pierres pussent être saisies; M.Heurteloup en changea la forme; il donna aux branches, par le moyen de deux mamelons, plus d'écartement qu'elles n'en avaient; il changea la disposition du levier, et renferma l'encliquetage dans une enveloppe métallique servant de poignée. C'est cet instrument qu'il a nommé brisecoque, et que l'on voit dans la figure n° 19.

M. Heurteloup a mis dix fois cet instrument en usage, huit fois en Angleterre et deux fois avant de quitter la France. J'ai assisté à ces deux opérations; l'une avait pour témoins les commissaires désignés par l'Institut pour examiner le brise - coque; l'autre fut pratiquée publiquement dans l'amphithéâtre de l'hospice Saint-Côme. Toutes deux ont réussi : cette dernière fut extrêmement laborieuse, et il y eut ceci de remarquable, que les pierres, qui étaient petites, furent broyées sans que l'opérateur en eût la conscience; une seule séance suffit pour la guérison. Le malade est venu deux fois depuis chez moi se faire sonder, à deux années d'intervalle, croyant être de nouveau atteint de la pierre, et je n'ai point trouvé dans sa vessie de corps étranger. Les autres observations sont consignées dans l'ouvrage de M. Heurteloup, intitulé *Principles of lithotrity*.

Le brise-coque n'était certainement pas exempt de défauts. Nous venons de voir par l'un des faits cités que le chirurgien, à moins d'une grande habitude, n'est pas suffisamment averti de la présence du corps étranger entre les mors de l'instrument, parce que ses mouvemens ne s'exécutent que par frottemens considérables et n'ont pas assez de liberté. La longueur des branches pourrait encore faire craindre une rupture. Cependant cet instrument fut, à l'époque où il parut, un progrès véritable; son action sur les petites pierres et les fragmens est beaucoup plus rapide que celle de la pince à trois branches, le seul instrument appliqué jusqu'alors, le seul par conséquent avec lequel il peut être comparé. Il est donc probable qu'il serait resté dans la pratique sans l'invention du brise-pierre articulé de M. Jacobson et du percuteur courbe de M. Heurteloup.

Plusieurs autres instrumens écrasant la pierre par frottement ont encore été imaginés par diverses personnes. Dans celui de M. Civiale, une des branches est fixe, l'autre exerce le frottement par un mouvement de va et vient que lui imprime un pignon engrenant sur une crémaillère. Celui de M. Colombat est à deux branches mobiles; il est dépourvu d'encliquetage et muni d'une chaîne, à l'extrémite des branches, destinée à ramener au dehors celle qui viendrait à se casser. L'instrument de M. Rigaud est à trois branches mobiles et à encliquetage. De tous ces instrumens agissant par frottement et par pression tout à la fois, le plus puissant est sans contredit le brise-coque de M. Heurteloup; c'est, de plus, le seul qui ait été appliqué.

Procédé de l'écrasement par pression. — Nous avons vu que le tranche-pierre de M. Gruithuisen pouvait être rangé dans cette catégorie, et nous avons ajouté avec raison qu'il était complétement inapplicable, non-seulement à cause du danger que deux lames semblables à celles de ciseaux, agissant librement dans la vessie, feraient courir, mais encore à cause de l'insuffisance de la traction de la main pour opérer la division. (Voy. fig. 17, p. 126.)

La pince à trois branches peut servir à l'écrasement par pression; mais il faut que l'on agisse sur une pierre molle, sans quoi elle résisterait. M. Civiale l'emploie souvent de cette manière, et moi-même j'ai bien des fois écrasé des pierres ou des fragmens de pierre par la pression du foret et le rapprochement des branches, lorsque je me servais habituellement de la pince.

M. Sir-Henry avait pensé aussi pouvoir transformer la pince à trois branches en un brise-pierre, mais par la seule pression et non par l'action du foret. Le rapprochement était opéré par un levier du premier genre, qui, prenant son point d'appui sur le tube extérieur, agissait par son extrémité sur le cylindre portant les branches. Ce brise-pierre, le seul que M. Sir-Henry eût fait connaître avant 1831, devait avoir, pour agir, des dimensions énormes. Dans un essai qui fut fait sur table, à la clinique de l'Hôtel-Dieu, l'une des branches de l'instrument se brisa, et la pierre demeura intacte.

L'écrasement par pression s'opère généralement aujourd'hui par l'action d'un écrou ailé sur une vis. Le premier instrument dans lequel ce mode d'écrasement se trouve est le brise-pierre que j'ai présenté à l'Académie de chirurgie, en 1823, pour détruire les fragmens et servir de complément aux procédés de la perforation et de l'évidement. Cet instrument est représenté dans la figure 20.

(Premier brise-pierre à écrou de l'auteur.)

Fig. 20.

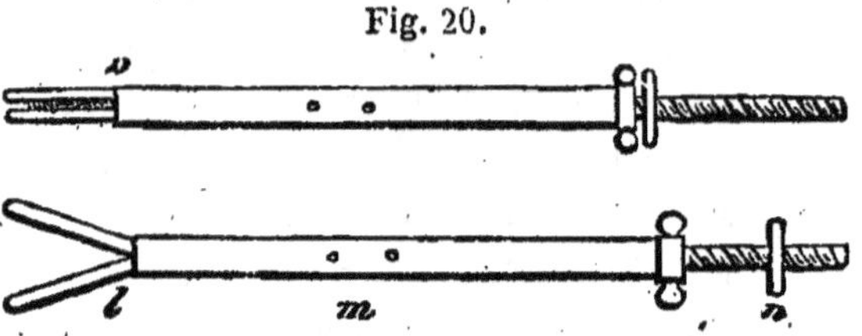

Comme l'écrasement par l'action d'une vis de rappel est devenu depuis quelque temps fort en usage et qu'il a pris de l'importance, je crois convenable de rapporter les termes précis du mémoire que je lus à cette époque, lequel existe dans les cartons de l'Académie. « Je suis » parvenu, disais-je en 1823, à réduire sur le cadavre tous les frag-» mens de la pierre à un tel état de ténuité qu'ils peuvent franchir » l'urèthre avec facilité, en les écrasant avec une pince particulière. » Cette pince est formée, ainsi que vous pouvez le voir, d'une gaîne » extérieure, d'une tige terminée par deux mors forts et courts, qui » sont rapprochés avec beaucoup d'énergie l'un de l'autre par une vis » de rappel, laquelle agit à l'extrémité externe de l'instrument ; mé-» canisme que nous trouvons encore dans le tireballe d'Alphonse » Ferri. »

Je n'avais point dès lors, comme on le voit par la dernière phrase, de prétention à l'invention de l'instrument lui-même, mais seulement à une application nouvelle de ce mécanisme. Il n'était besoin que de peu d'efforts d'imagination pour trouver cela, j'en conviens : aussi c'est seulement cette petite part que je réclame dans *l'invention* du procédé de l'écrasement par pression.

Un autre instrument plus voisin encore de celui-ci, non par sa structure, mais par son usage, puisqu'il était destiné à l'extraction des petites pierres de l'urèthre, a été imaginé par un chirurgien nommé Germanus et décrit par Sévérinus (*De efficaci medicinâ, cap. 135, pag. 2 de sectionibus*). *Mihi instrumentum extractorium proposuit Joannes Germanus chirurgus, sæpius a me licet non satis laudatus;*

*fistulare illud cum ternis in extremo prehensoriis quasi digitatis,
interne dentatis, et modice cimis incurvisque, qui dum inseritur fis-
tula in penem contracti manserint ; postquam intrusum calculi lo-
cum attigit claviculo, qui per cochleam in imo torquetur, dehis-
cunt, et, corpusculum alienum apprehentes, rursus coarctantur
rotato cochleari scapo, sic ut revertentes calculus sequatur. »*

La vis et l'écrou n'étaient pas, comme on le voit, destinés à l'écrasement, mais seulement à fermer la pince à trois branches sur la petite
pierre engagée dans l'urèthre, afin d'en faire l'extraction.

M. Rigal, dont l'imagination inventive s'est exercée sur plusieurs
des procédés de lithotritie, s'est attaché à perfectionner ma pince à
écrasement. Un double écrou, semblable à celui des tire-bouchons,
dits anglais, devait, suivant lui, prévenir la torsion de la tige, torsion qui du reste n'a pas lieu ; un fil passé dans l'extrémité des branches devait en cas de rupture de l'une d'elles servir à la ramener au
dehors.

L'instrument qui le premier a montré ce que pourrait produire
l'écrasement par pression, est le brise-pierre articulé de M. Jacobson
ublié en 1829 ; cet instrument est représenté dans les fig. 21 et 22.

(Brise-pierre articulé de M. Jacobson.)

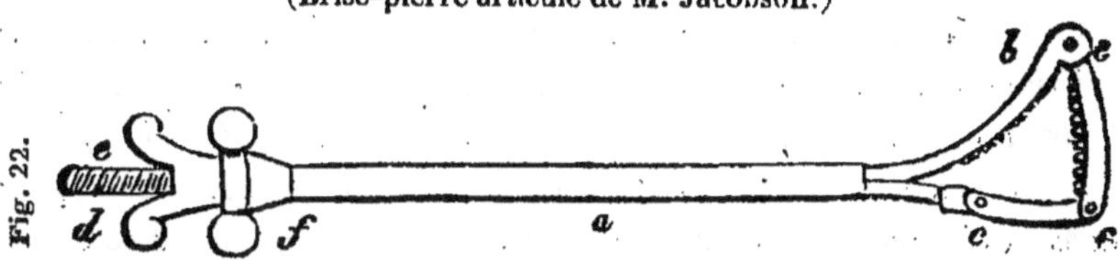

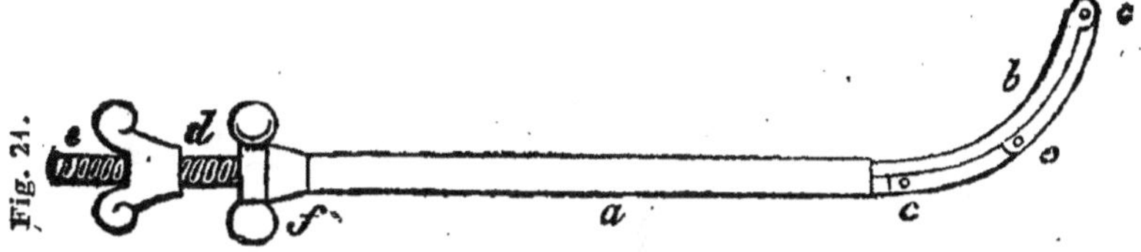

Dans la fig. 21 on voit le brise-pierre fermé, il est développé dans
la fig. 22 et forme une anse dans laquelle il faut engager la pierre. *a*
est la gaîne ou le corps de l'instrument, *bb* est la la branche fixe,
ccc. sont les articulations de la branche mobile, *f* est le pavillon qui
sert de point d'appui à l'écrou *ee*, lequel agissant sur la vis *dd* que
porte la branche mobile, tire avec force cette branche, détermine son

rapprochement de la branche fixe *b*, et produit l'écrasement de la pierre qu'elle embrasse.

La force de cet ingénieux instrument est beaucoup plus grande qu'elle ne paraît l'être au premier abord; cependant elle n'est pas telle qu'il ne puisse se rencontrer un certain nombre de calculs capables, par leur volume et leur dureté, de résister à son action; dans ce cas, le brise-pierre est exposé à se rompre, car la puissance de l'écrou sur la vis ne peut être ni calculée, ni modérée, et, comme elle va toujours croissant, il faut que la pierre cède, ou que l'instrument se brise. Il est donc indispensable de prévoir le cas où, la résistance du calcul étant supérieure à celle de l'instrument, la rupture de ce dernier aurait lieu, et de se mettre à l'abri des accidens, en assurant son extraction. Ce danger ne paraît pas avoir frappé M. Jacobson, car l'instrument qu'il a envoyé à l'Académie des sciences était construit de telle manière que la première phalange de la branche mobile formait avec la branche fixe dans son *maximum* d'écartement un angle de 100 degrés environ, Cette circonstance exposait, dans le cas de rupture de l'une des phalanges ou de la branche fixe, à ne pouvoir faire l'extraction de l'instrument sans de très-grandes difficultés, la portion rompue venant, à cause de son mode d'articulation, se placer transversalement. Pour faire disparaître ce danger qui me semblait assez grand pour me déterminer à rejeter le brise-pierre, il m'a suffi d'apporter un léger changement au point de jonction de la branche fixe avec la branche mobile, duquel il est résulté qu'en cas de rupture de l'une de ces branches la portion brisée se place dans la direction de celle avec laquelle elle s'articule et sort en suivant son mouvement, ainsi que j'ai cherché à le faire comprendre dans les figures 23 et 24.

Fig. 23.

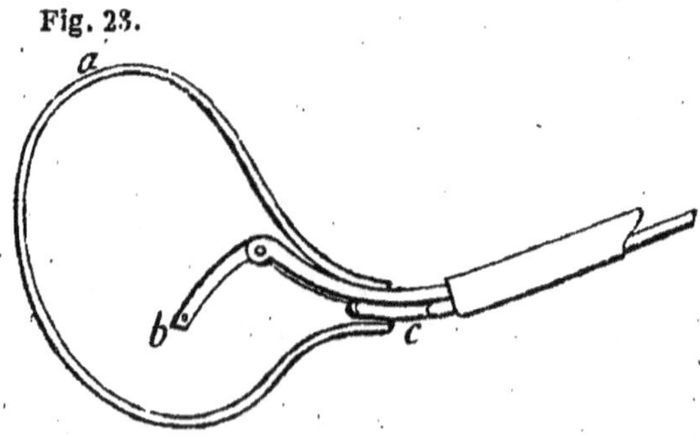

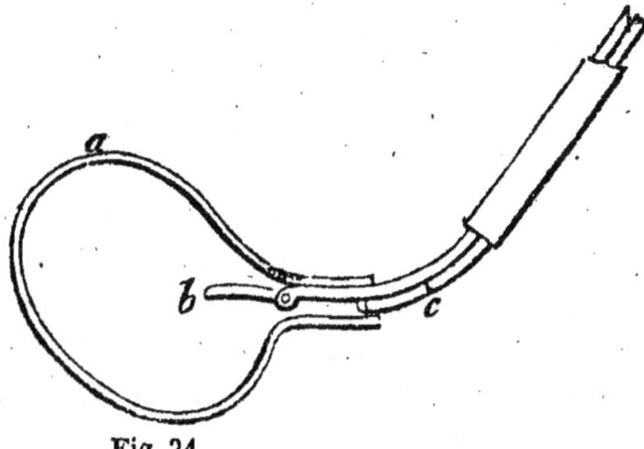

Fig. 24.

a est la vessie, *b* est la portion de branche brisée, qui, dans l
fig. 23, représentant l'instrument primitif, forme avec la branche fixe
un angle qui s'opposerait à l'extraction, tandis que dans la fig. 24
cette branche n'empêcherait pas l'issue de l'instrument.

Cette disposition a, comme on le voit, autant d'importance pratique
qu'elle a peu de mérite comme invention. Une autre modification a
également pour objet d'assurer la sortie du brise-pierre articulé lorsque plusieurs pierres ou fragmens de pierres ont été écrasés, leur détritus forme entre les branches de l'instrument une sorte de mastic
qui s'oppose à leur rapprochement complet, quelque force que l'on
exerce sur l'écrou ; ce détritus a quelquefois une ligne et demie d'épaisseur ; et augmente d'autant le diamètre du brise-pierre dont le volume est déjà nécessairement assez fort. Ce n'est pas sans difficulté, et
sans une vive douleur que l'on peut extraire l'instrument distendu,
surtout lorsqu'il franchit le méat urinaire. Pour éviter cet inconvénient grave, j'ai placé sur la branche fixe une demi bague *b*, fig. 14,
qui va et vient au moyen d'une tige *t* qui se prolonge jusqu'à l'extrémité
extra-vésicale, et fait l'office d'un rateau pour nettoyer l'instrument,
sans en affaiblir la structure et sans en compliquer la manœuvre.
(Voyez fig. 25 et 26.)

(Brise-pierre à rateau.)

Fig. 25.

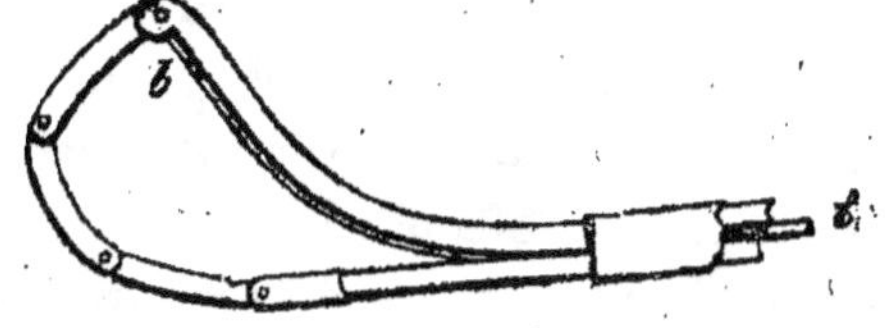

J'ai encore ajouté au brise-pierre articulé d'autres dispositions nouvelles : l'une a pour objet de mieux retenir le liquide; pour cela j'ai fait donner plus de longueur à la portion de la branche mobile qui dépasse la canule extérieure, afin que la boîte de liége, indispensable à tous les instrumens lithotribes, et que pourtant M. Jacobson avait omis dans le sien, fût parcouru par une tige lisse qui permît un glissement facile. Le pas de vis, qui, s'il eût traversé le liége, eût donné lieu à l'écoulement du liquide, est reporté un peu plus loin. La portion de tige, qui, dans la fig. 27 traverse le manche et la boîte en liége de *m* à *n*, est lisse et sans pas de vis.

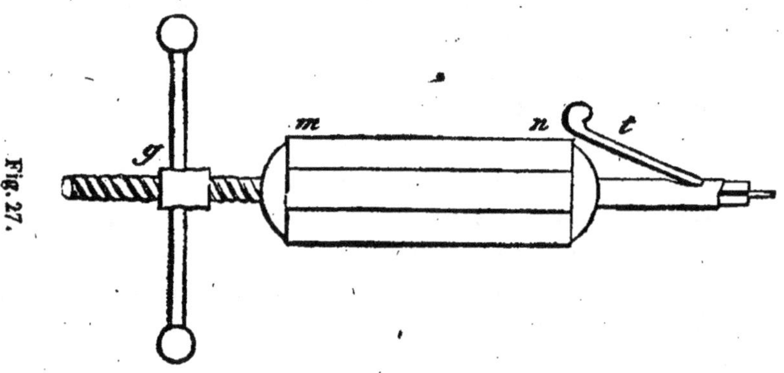

Dans la manœuvre du brise-pierre articulé, les mouvemens de l'écrou sur la vis occasionent une perte de temps : pour abréger cette partie de l'opération j'ai disposé l'écrou en deux portions articulées; il s'adapte ainsi au point convenable et il peut s'enlever en un instant.

J'avais encore, il y a deux ans, tenté d'autres perfectionnemens : par exemple, dans le but de fixer plus solidement la pierre, j'avais partagé en deux la branche articulée; plus tard, j'avais placé sur les côtés deux branches plates qui retenaient le calcul latéralement; mais ces dispositions nuisaient à la solidité de l'instrument, et j'y ai renoncé; les dessins qui les retracent sont dans les cartons de l'Académie des Sciences.

D'autres chirurgiens ont aussi contribué à perfectionner le brise-pierre de M. Jacobson : ainsi, pour rendre moins saillans les angles ormés par les articulations, M. Dupuytren en a augmenté le nombre, et il a obtenu ce résultat sans affaiblir l'instrument.

Quelques modifications encore ont été apportées au brise-pierre de

M. Jacobson par deux habiles fabricans d'instrumens de chirurgie, MM. Greiling et Charrière : le premier, pour empêcher le mouvement de torsion des branches, fait glisser la tige dans un carré ; le second a disposé les parties de l'instrument de telle manière qu'il peut être facilement demonté et nettoyé ; de plus il l'a pourvu d'une espèce de poignée qui en rend la manœuvre plus commode, voyez fig. 27.

Tandis que le lithotribe articulé était en France l'objet de nos recherches, M. Jacobson lui-même travaillait à en étendre l'application ; lors de son voyage à Paris, il m'a remis, comme souvenir, un instrument qu'il a imaginé pour extraire le détritus de la pierre, lorsque la vessie ne s'en débarrasse pas spontanément. La disposition principale et le mode d'action sont les mêmes que dans le brise-pierre ; mais ils diffèrent l'un de l'autre par trois circonstances principales : 1° l'instrument pénètre dans la vessie à travers une canule métallique a (fig. 28) servant de conducteur : cette canule est destinée à mettre le canal de l'urèthre à l'abri des lacérations que les débris de la pierre, faisant saillie sur les parties latérales des branches, pourraient produire ; 2° la courbe de cet instrument à extraction b est celle d'une portion de cercle ; cette courbe régulière était nécessaire pour qu'il pût glisser dans la canule ; 3° les intervalles des articulations ccc sont creux, et c'est dans ces petites gouttières ou canelures que le détritus de la pierre est amoncelé.

Fig. 28.

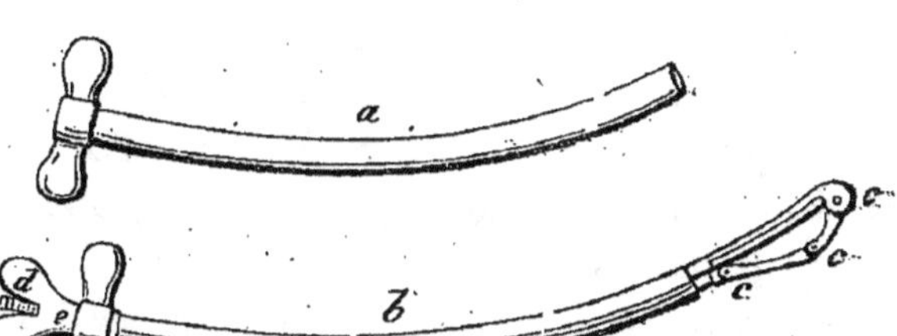

Tels sont les divers perfectionnemens apportés au brise-pierre articulé de M. Jacobson ; je ne parle pas de l'addition d'une troisième branche à l'écrou ailé, improprement appelé volant : c'est là un de ces changemens de forme insignifians, dont certains inventeurs à la suite font toute leur étude ; il n'en faut pas davantage en effet pour se croire en droit de dire au public que l'on a perfectionné un procédé.

Je suis entré dans des détails un peu étendus sur le brise-pierre articulé de M. Jacobson, parce qu'il est l'un des trois instrumens qui sont mis aujourd'hui en pratique. Lorsqu'il fut adressé par son auteur à l'Académie des Sciences, de nombreuses préventions s'élevèrent contre lui ; on douta que les articulations multipliées, dont l'une de ses branches est formée, présentassent assez de solidité pour écraser les calculs : deux branches, disait-on encore, étaient insuffisantes pour saisir et fixer la pierre qui devait fuir sous la pression. Ces préventions ne furent point partagées par M. Dupuytren : une application du brise-pierre articulé fut faite avec succès par ce chirurgien célèbre sur un malade de la ville. Pour moi, dès que je vis l'instrument, je pensai qu'il pouvait être utilement employé dans les cas de calculs multiples d'un petit volume, et pour la pulvérisation des fragmens d'une grosse pierre divisée préalablement par un autre procédé ; je m'attachai à le rendre plus parfait, ainsi que je l'ai dit plus haut, et j'en obtins des résultats qui me paraissent de nature à fixer l'attention des praticiens. Sans l'invention du brise-pierre à coulisse, ou percuteur de M. Heurteloup, le brise-pierre articulé de M. Jacobson modifié serait encore le meilleur des instrumens à écrasement.

Procédé de l'écrasement par percussion. — Nous avons vu, en traçant l'histoire de l'enfance de la lithotritie que l'origine de ce mode de destruction de la pierre se trouve dans le fait semi-fabuleux du moine de Cîteaux ; une guérison complète autait été obtenue par le malade, ce dont je doute, que l'on ne pourrait voir dans les moyens employés un procédé rationnel et présentant la moindre chance de réussite. M. Heurteloup est le premier chirurgien qui ait brisé des calculs vésicaux par la percussion au moyen de sa pince à quatre branches indépendantes, appelée évideur à forceps. Le foret étant cylindrique, M. Heurteloup le retirait d'une certaine longueur dans la canule de l'instrument, puis il le poussait vivement contre la pierre qui, après quelques coups, se séparait en éclats.

Dès 1829, ainsi que je l'ai dit dans mon tableau historique de la lithotritie, je brisais la pierre dans l'urèthre, en frappant avec un marteau, une clef ou tout autre corps sur l'extrémité du foret mousse de ma pince urèthrale ; c'est un procédé dont je me sers encore habituellement. Jusqu'alors la percussion n'était qu'un accessoire bien secondaire de la lithotritie, tandis qu'elle est devenue entre les mains de M. Heurteloup le plus puissant des moyens de destruction de la pierre.

L'instrument avec lequel cet ingénieux et habile chirurgien a imaginé d'écraser les pierres par percussion, n'était pas sans analogie en lithotritie : il en existait plusieurs tout-à-fait semblables sous le rapport de la structure. Un coutelier de Londres, M. Weiss, avait fabriqué, en 1825, un instrument à deux mors, manœuvrant à coulisses et muni d'une petite scie agissant sur la pierre par un mouvement de va et vient. La figure de cet appareil se trouve dans une brochure intitulée *Catalogue of chirurgical instruments*. (Voy. fig. 29.)

Le lithomètre que j'ai imaginé, en 1827, pour mesurer les pierres dans la vessie, et que je publiai avec une figure dans le *Journal général de Médecine*, en 1828, est analogue, sous le rapport du mécanisme, au percuteur, ainsi que l'on peut s'en assurer en comparant les fig. 11 et 12, page 43, sous lesquelles le lithomètre est représenté avec les fig. 30 et 31, où le percuteur est retracé.

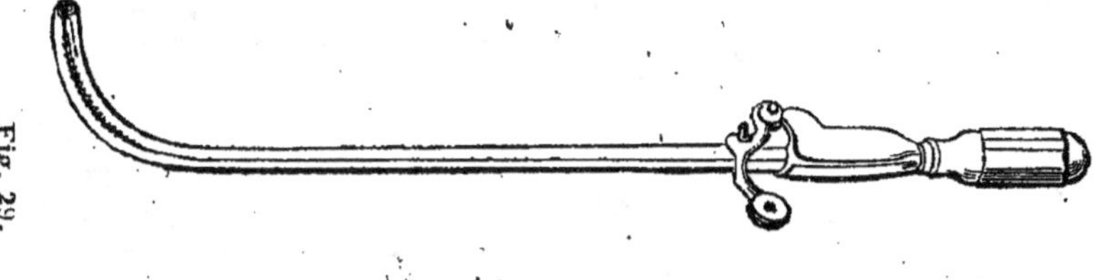

On a prétendu encore qu'un instrument semblable au podomètre avait été appliqué à l'écrasement de la pierre : c'est M. Costello qui, dans une attaque dirigée contre M. Heurteloup, a dit avoir vu cet instrument entre les mains d'un médecin anglais, M. Fisher. Je suis à même de donner quelques éclaircissemens sur ce fait, les voici : C'est pour moi que ce brise-pierre, agissant non par percussion, mais par la pression d'un écrou, fut fait en 1825. Ce fut un mécanicien, nommé M. Retoré, qui l'exécuta d'après l'indication d'un instrument semblable, imaginé, disait-on, par un médecin de Vienne (je n'ai point vérifié ce dernier fait). Le premier modèle ne m'ayant pas fait concevoir l'espoir de réussir par cette voie, je ne donnai point de suite à cette idée, et mes objections détournèrent même M. Retoré de la poursuivre ; l'instrument, mis au rebut, fut cédé comme féraille par M. Retoré à son frère, lequel le prêta à M. Fisher. Il appartient aujourd'hui à M. Amussat, qui l'a acheté avec d'autres vieux instrumens.

L'antériorité de ce modèle ne saurait être, comme on le voit, opposée à M. Heurteloup ; c'est une tentative sans résultat et sans publicité. Quant à l'instrument allemand qui a fourni l'idée de celui-ci, j'ignore s'il existe réellement et s'il a été publié.

Nous avons vu que l'idée de la percussion, comme moyen de destruction de la pierre, avait été émise ; d'une autre part, des instrumens analogues au percuteur, sous le rapport de la structure, avaient été imaginés antérieurement ; et cependant M. Heurteloup est bien le créateur du procédé de l'écrasement par percussion ; dire le contraire serait injuste et absurde, c'est un fait qui n'a pas besoin d'être démontré. L'instrument que M. Heurteloup a nommé percuteur courbe est représenté dans les fig. 30 et 31.

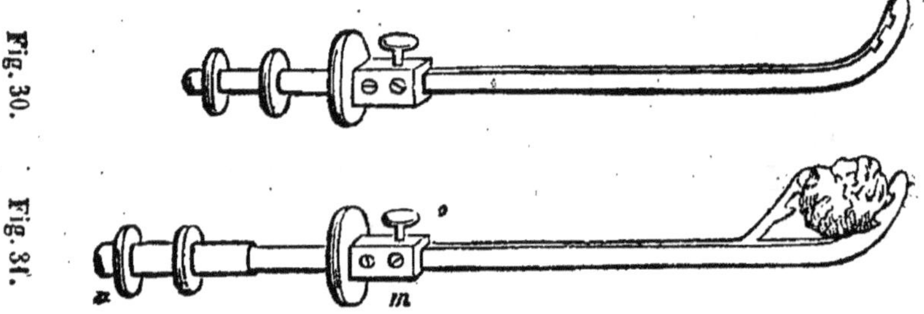

Il est formé de deux parties, une branche fixe et une branche mobile qui glisse dans une coulisse en queue d'aronde, pratiquée dans la première. La fig. 30 montre le brise-pierre fermé ; dans la fig. 31 il est ouvert, la pierre est saisie entre ses mors ; pour la briser, on engage le carré m dans un étau qui a pour but d'empêcher l'ébranlement, puis l'on frappe sur l'extrémité n avec un marteau ; le pierre s'écrase alors, pressée entre les deux branches dont le rapprochement a lieu subitement.

La percussion, avons-nous dit, est le moyen de destruction de la pierre le plus rapide que nous possédions jusqu'à ce jour ; elle détermine un ébranlement dans les molécules de la pierre qui fait qu'elles se désunissent après plusieurs coups de marteau, sans que la force des coups ait augmenté ; c'est, comme le dit M. Heurteloup, une sorte de démolition. Plus loin, nous rapporterons des faits à l'appui de cette vérité.

Pour que la percussion puisse être faite d'une manière convenable, et sans produire des secousses qui lèscraient la vessie, il faut que l'instrument soit maintenu avec le plus de fixité possible. Déjà l'inventeur du procédé de la percussion avait depuis long-temps imaginé un étau destiné à rendre immobile à volonté les instrumens de lithotritie. Cet étau, ou point fixe, fait partie d'un lit, que M. Heurteloup a nommé rectangle, et que l'on voit représenté dans les fig. 1 et 2.

Fig. 1.

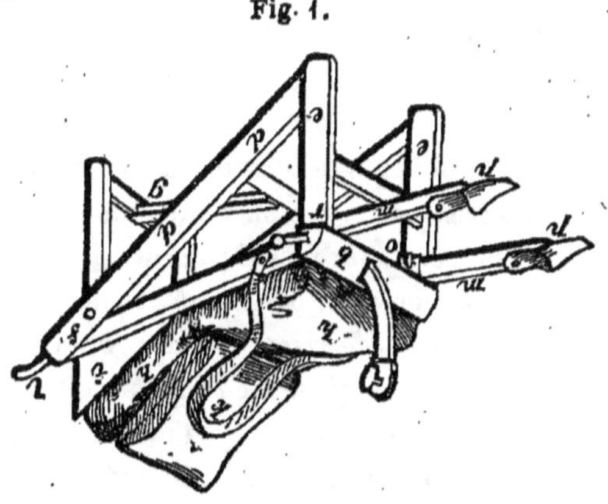

Fig. 2.

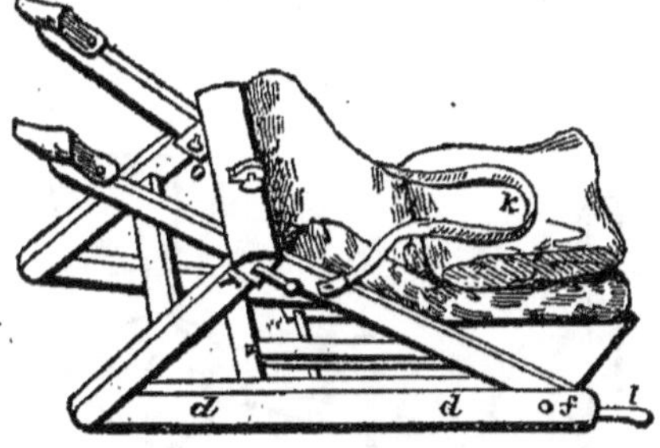

Ce lit, tant blâmé par M. Civiale, fut cependant pour la lithotritie un véritable progrès : outre la faculté qu'il procure de fixer l'instrument d'une manière solide, il met le malade et l'opérateur dans une situation commode. Il permet de plus un mouvement de bascule qui, plaçant le bassin du malade sur un plan plus élevé que les épaules, déloge les calculs de derrière le col de la vessie, où ils sont difficilement saisis, et les fait, pour ainsi dire, tomber sans recherches dans l'instrument. Ce mouvement de bascule se voit dans la fig. 2.

Les avantages du lit rectangle ne sauraient donc être mis en doute que par des hommes prévenus ou intéressés dans la question ; cependant

on ne peut disconvenir qu'il soit lourd , embarrassant et d'un transport
difficile. On pourrait y suppléer , jusqu'à un certain point , par les
divers appareils qui déjà depuis long-temps avaient été imaginés dans ce
but, tels que mon point fixe qui s'adapte à une table, le lit pupitre
de M. Rigal , et quelques autres encore ; mais, pour être moins lourds,
ils n'en sont pas plus commodes et forcent le malade à quitter son lit.
Pour lui permettre d'y demeurer et rendre la percussion d'un usage
plus facile , deux supports ont été imaginés, l'un par M. Amussat,
l'autre par moi ; celui de M. Amussat est formé d'une sphère métallique, de la grosseur d'une bille de billard, s'ouvrant en deux parties
pour s'adapter au brise-pierre, et muni de trois manches que tiennent des
aides (fig.32). Ce support suffit pour briser des pierres d'un petit volume ; mais si la percussion avait besoin d'être faite avec quelque force,
les mains des aides n'empêcheraient point l'ébranlement. C'est cette
considération qui m'a fait imaginer mon support. Il est formé de deux
pièces de fer , qui ressemblent à l'outil au moyen duquel les tonneliers
écartent les douves d'un tonneau pour placer le fond. Le brise-pierre est
reçu dans une rainure qui règne dans une portion de la longue
branche, laquelle s'engage sous un bout de planche que l'on place sous
le siége du malade (fig. 33). Cet appui a toute la solidité désirable ; de

Fig. 33.

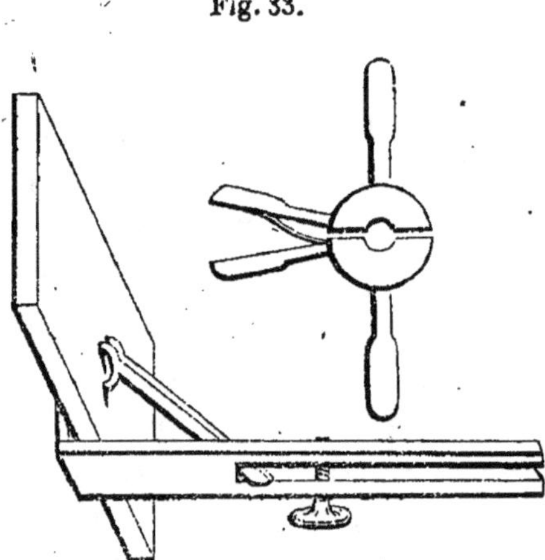

plus il a sur le point fixe du lit de M. Heurteloup un avantage qui ne
paraîtra pas sans quelque importance à ceux qui en ont fait ou vu faire
usage, c'est que s'adaptant sur tous les points de la largeur de la plan-

che, il est toujours en face du malade ; le point fixe du lit rectangle, au contraire, peut bien s'élever ou s'abaisser, s'avancer ou se reculer, mais latéralement il est invariable : il est donc indispensable que le raphé du malade soit bien perpendiculaire à l'étau, et qu'il demeure dans cette situation ; or on ne peut obtenir cela de tous, et la sangle passée sur les épaules ne saurait empêcher l'espèce de roulement du bassin, dont quelques-uns ne peuvent se défendre. Cependant je conviens que ce support ne peut dans tous les cas remplacer le lit, et que l'on est privé d'une partie des facilités que la bascule procure pour saisir certains calculs dans certaines vessies.

De l'écrasement par pression et par percussion, succédant l'une à l'autre. — La nécessité d'employer un point fixe pour la percussion fut la raison première qui fit chercher à donner au percuteur de M. Heurteloup la faculté d'écraser les calculs par la pression. Cette fusion des deux procédés a été faite par M. Touzay, qui, depuis deux ans, a quitté la France pour se fixer en Amérique. C'est au mois d'avril 1832, que ce médecin fit faire par M. Greiling son appareil à pression, qui consistait dans un écrou s'adaptant sur le pavillon de la pièce fixe du brise-pierre à coulisse ou percuteur, et dépassant l'extrémité de la branche mobile sur laquelle agit par une pression directe une vis munie d'une poignée.

Dans son ouvrage sur la lithotripsie par percussion, M. Heurteloup dit avoir, dès l'année 1831, imaginé un compresseur tout-à-fait semblable à celui de M. Touzay ; il ne l'a pas rendu public avant 1833, parce que la pression lui avait, avec raison, paru moins puissante que la percussion. (V. fig. 43.)

Fig. 34.

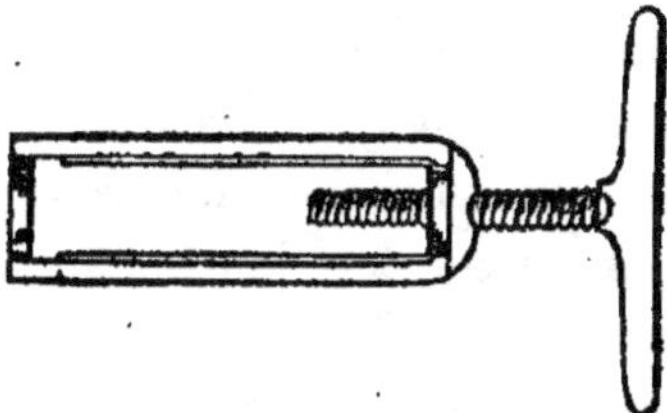

Clot-bey a également fait exécuter par M. Charrière un pareil compresseur, pour joindre le mode d'écrasement à la percussion. Vers le milieu de l'année 1832, M. Sir-Henry construisit un brise-pierre courbe, à coulisse comme celui de M. Heurteloup, agissant par une vis de pression et une poignée. Dans cet instrument, les mouvemens de la branche mobile suivaient ceux de la vis, en sorte que ce n'était qu'en tournant celle-ci que l'on pouvait écarter les branches et les rapprocher. Je fis sentir à M. Sir-Henry combien cette disposition rendait difficile le temps de l'opération qui consiste à saisir la pierre. Il se rendit à cette observation, et fit à son instrument les modifications suivantes ; l'écrou fut traversé par la branche mobile dont le mouvement devint indépendant ; un petit verrou servait à les unir l'un à l'autre, lorsque l'écrou devait agir ; l'extrémité de la branche mobile restant libre par cette disposition nouvelle, la percussion pouvait à volonté succéder à la pression. L'Académie des Sciences a, comme l'on sait, accordé un encouragement l'année dernière à M. Sir-Henry.

Fig. 35.

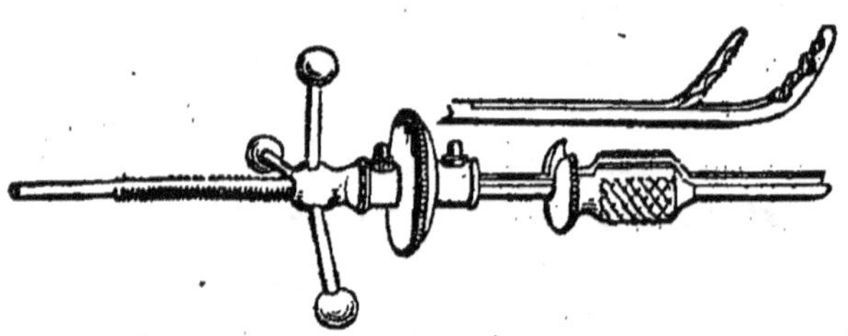

M. Segalas a présenté comme inventé par lui un brise-pierre, qui se compose du percuteur de M. Heurteloup, et des modifications de MM. Amussat et Sir Henry. La seule chose qui paraisse nouvelle dans cet instrument, c'est l'addition d'une troisième branche et de boules en l'écrou, encore ce changement de forme est-il réclamé par M. Amussat. (Fig. 35.)

Dans les modifications apportées au brise-pierre à coulisse par MM. Touzay, Clot-bey, Sir-Henry, Amussat et Heurteloup, la pression peut succéder à la percussion *et vice versa*; mais les deux actions n'ont pas lieu simultanément ; nous les verrons se combiner de cette manière dans un instrument dont je parlerai tout à l'heure, et la percussion avoir lieu sans point fixe.

Vaut-il mieux que le compresseur reste à demeure sur l'instrument pendant la manœuvre, comme dans les modifications de MM. Sir-Henry, Amussat et Segalas, ou bien est-il préférable qu'il constitue une pièce indépendante, comme l'ont conçue MM. Touzay, Clot-bey, Heurteloup ? Ce dernier pense que le compresseur volant est préférable parce qu'il n'alourdit pas l'instrument, et ne nuit pas à l'action de saisir ; parce qu'en outre la vis peut être montée et descendue par un aide, pendant que l'opérateur charge la pierre, ce qui procure une économie de temps. Il aurait pu ajouter que l'élan imprimé à l'écrou ailé occasione quelquefois à la totalité du brise - pierre des secousses légères qui sont pénibles pour le malade.

Ecrasement par l'action simultanée de la pression et de la percussion. — C'est encore le brise-pierre à coulisse qui sert à ce mode d'action, lequel s'obtient au moyen d'une douille se montant à vis sur le prolongement du tube, et portant un ressort produisant sur le pavillon l'effet du chien d'un fusil sur la capsule : la douille comprime en même temps que frappe le ressort, dont la force est proportionnée au volume de l'instrument et ne peut être par conséquent supérieure à sa résistance. Cet appareil peut également s'adapter à l'instrument lorsque la pierre est saisie, et s'enlever au moment de la recherche, comme le compresseur volant. Il présente aussi cet avantage que le point fixe est inutile. J'ai déposé à l'Académie des Sciences le dessin du brise-pierre à double effet, au mois de mars dernier. Il a été exécuté par M. Charrière. La tension du ressort peut être produite de plusieurs manières : par un levier ou par un écrou ailé courant sur une vis rampante. Si l'on veut augmenter la force du ressort d'une somme donnée en rapport avec la puissance d'un instrument plus volumineux, l'on ajoute entre les deux lames une ou plusieurs feuilles.

De tous les instrumens de lithotritie, le brise-pierre à coulisse ou percuteur est le plus simple par sa structure et le plus puissant par ses effets. Il a réellement agrandi le champ de cette découverte, et mérité le prix de l'Institut dont il a été l'objet. Parmi ses avantages, sur lesquels nous aurons plus tard l'occasion de revenir en parlant de son application, il en est un qu'il partage avec le brise - pierre articulé de M. Jacobson, c'est la forme courbe qui permet d'introduire ces instrumens, alors que la pince droite ne pourrait pénétrer par suite du gonflement de la prostate; circonstance qui se présente assez fréquemment, et qui avait donné lieu à plusieurs essais, tels que mon procédé de redressement de l'urèthre, modifié par M. Rigal; la pince courbe de M. Pravaz; dans laquelle cet ingénieux médecin a fait une si jolie application de la chaîne de Vaucanson ; l'instrument courbe de M. Benvenuti, et quelques autres encore parmi lesquels il y en a deux de moi qui sont déposés au cabinet de la Faculté; l'un de ces instrumens date de 1821. Toutes ces pinces courbes , à foret tournant ,.sont aujourd'hui presque sans application ; elles appartiennent à l'histoire de la lithotritie.

Chose remarquable ! lors de la publication de la pince à trois branches droite, on a prétendu que dans le cathétérisme rectiligne était toute la lithotritie, et maintenant les instrumens droits sont à peine mis en usage.

Dans la fig. 36 est représenté le seul instrument dont M. Civiale ait donné la figure dans son *Traité des Rétentions d'urine*, publié en 1823, deux mois après la présentation de ma pince à trois branches à l'Académie de chirurgie. Cette figure est d'une haute importance historique, car elle établit ce qu'était à cette époque l'appareil instrumental de M. Civiale.

Fig. 36.

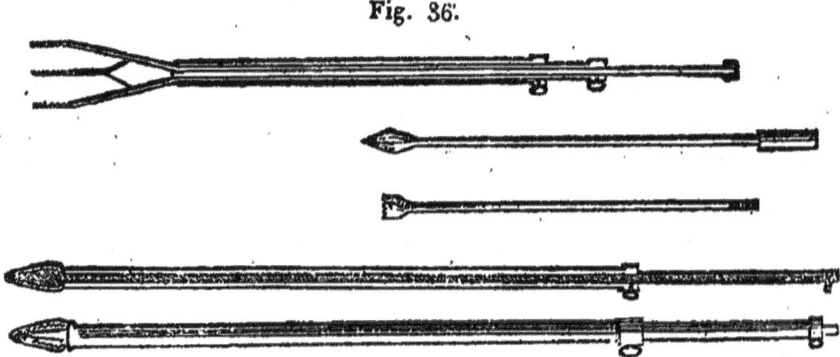

DE L'APPLICATION

DES BRISE-PIERRES

ET DES PROCÉDÉS D'ÉCRASEMENT.

Il est aujourd'hui superflu d'établir par des faits l'efficacité de la pince à trois branches ; des centaines d'observations publiées par M. Civiale, par M. Heurteloup, par moi et quelques autres chirurgiens, ont prouvé que la pierre peut être broyée par cet instrument ; la question est aujourd'hui de savoir si les procédés qui ont été imaginés depuis sont préférables.

Il n'est pas aussi facile qu'on pourrait le croire au premier abord d'établir un parallèle entre deux procédés de lithotritie : les résultats de l'application sur l'homme vivant sont indubitablement ce dont avant tout l'on doit tenir compte ; mais pour que la comparaison fût rigoureuse, il faudrait que les circonstances dans lesquelles les applications sont faites fussent tout-à-fait semblables ; et si l'on ne peut espérer que cette parité existe pour les opérations chirurgicales en général, à plus forte raison cette impossibilité existera-t-elle pour la lithotritie, sur le succès, le mode d'application, la manœuvre de laquelle influent unefoule de conditions dépendant de l'âge du sujet de l'état de l'urètre et de la vessie, du degré de sensibilité de cet organe, du volume de la pierre, de sa forme, de sa dureté, de sa composition, du nombre des calculs, etc. Aussi les résultats pratiques ne doivent pas seuls servir à établir la supériorité d'un procédé de lithotritie sur un autre ; il faut y joindre encore la démonstration sur table, dans laquelle seulement la rapidité et la puissance d'action des instrumens peuvent être appréciées. Commençons donc par mettre en regard des faits de lithotritie par perforation, déjà connus, des exemples d'opération par éclatement, par écrasement au moyen de la pression, par écrasement au moyen de la percussion ; après quoi nous comparerons entre eux ces procédés.

10

Opérations dans lesquelles l'écrasement par pression , avec le brise-pierre de M. Jacobson, a été précédé de la perforation et de l'éclatement de la pierre.

XXXIIIe *Observation.* — M. Lepelletier, fabricant de produits chimiques, éprouvait depuis quatre ans des douleurs en urinant. M. Marjolin, qu'il consulta, reconnut à l'aide de la sonde la présence d'une pierre , et m'adressa le malade. Le canal était dévié par une hernie; une tuméfaction considérable de la prostate rendait difficile l'introduction de l'instrument courbe, et impossible l'introduction de l'instrument droit. Je commençai l'opération avec une pince à trois branches courbe, dont une branche est dépendante de la canule. (On peut la voir au musée de la Faculté.) La pierre fut saisie et perforée plusieurs fois. Je fis dans la seconde séance usage du brise-pierre articulé de M. Jacobson, au moyen duquel la pierre fut immédiatement écrasée ; je continuai l'opération avec ce dernier instrument, et après six applications , M. Lepelletier fut entièrement guéri. Deux ans se sont écoulés depuis lors, et jamais il n'a éprouvé le moindre sentiment de cette maladie.

XXXIVe *Observation.* — M. le baron C., d'Amiens, âgé de cinquante-cinq ans, souffrait depuis trois ans ; sa pierre, mesurée par le procédé que j'ai indiqué, avait quinze lignes dans un de ses diamètres. Dans une première séance, le calcul fut saisi avec la pince à trois branches droite, et brisé par éclatement , au moyen du développement des ailes du foret (*voyez* fig. 14, D , p. 117). Dans la seconde séance, il fut impossible d'introduire l'instrument droit qui, peu de jours auparavant, avait pénétré ; je fis alors usage du brise-pierre articulé. Dix séances, pendant lesquelles l'extrême sensibilité du malade ne permit pas d'agir plus de deux minutes, débarrassèrent complétement la vessie. M. C... n'éprouvait plus aucune douleur, les urines étaient devenues claires; la sonde entre les mains de chirurgiens expérimentés , parmi lesquels je citerai MM. Heurteloup, Pasquier et Mareschal , ne rencontrait aucun corps étranger. M. C... quitta Paris dans l'état de santé le plus satisfaisant; mais quelques mois après, il souffrit de nouveau, l'urine devint tout d'un coup très-muqueuse ; un chirurgien habile d'Amiens ayant introduit la sonde une première fois, sentit un corps dur; mais dans une seconde exploration, il ne rencontra plu rien, ce qui détourna M. C. de l'idée de revenir à Paris comme je le pressais par mes lettres de le faire; l'inflammation de vessie passa rapidement à l'état aigu et la mort survint au bout de trois semaines. A l'ouverture du corps, on trouva une petite pierre de la grosseur d'un noyau d'olive, enveloppée d'une grande quantité de mucosités qui l'avaient dérobée la seconde fois au choc de la sonde : cette petite pierre était, m'a-t-on dit, beaucoup plus blanche que celle que j'avais broyée précédemment.

XXXVe *Observation.*—M. de Gatines, d'Angers, âgé de soixante-dix-neuf ans, avait dans la vessie un grand nombre de pierres, une vingtaine, je suppose, dont plusieurs grosses comme de petites noix. (Je dis je suppose, car je ne sais pas compter les calculs que je broie dans une vessie, comme prétend le faire un de mes confrères en lithotritie, sans indiquer par quel moyen il parvient à distinguer un fragment de calcul d'une petite pierre entière.) Quatre séances furent faites avec la pince à trois branches et le foret à ailes, pendant lesquelles les calculs les plus gros furent saisis et mis en morceaux ; douze séances eurent lieu ensuite avec le brise-pierre articulé de M. Jacobson. J'ai présenté l'année dernière à l'Académie des Sciences les débris des pierres de ce malade, ils forment une masse *de deux pouces cubes.* Un an s'est écoulé depuis l'opération ; la santé de M. de Gatines est redevenue excellente, malgré son grand âge et l'énorme quantité de pierres que contenait sa vessie. M. le docteur Téalier a suivi tout le traitement et toutes les opérations.

XXXVIe *Observation.* — M. Vanhoekstaël souffrait en urinant depuis trois ans lorsqu'il vint à Paris pendant l'hiver de 1833 réclamer les secours de la chirurgie. Il fut sondé d'abord par M. Civiale, qui reconnut la présence de la pierre, mais ne fit aucune tentative de broiement. Le malade m'ayant fait appeler, je trouvai dans sa vessie, qui était fort irritable, un calcul de seize lignes environ ; je le saisis avec la pince à trois branches droites, et je le mis en morceaux dès la première perforation, par le développement des ailes ; une seconde séance fut faite de la même manière ; dans celles qui suivirent, et qui furent au nombre de cinq, je fis usage du brise-pierre articulé. M. Vanhoekstaël a quitté Paris complétement guéri. Il n'est survenu pendant cette opération aucune circonstance notable. M. le docteur Boutin a suivi tout le traitement.

XXXVIIe *Observation.* — M. Machefer, de Beaufort, (Maine-et-Loire), âgé de cinquante-huit ans, souffrait depuis quatre ans, lorsqu'il vint à Paris pour se faire traiter ; et déjà depuis un temps assez long l'existence de la pierre avait été constatée par M. le docteur Mirault d'Angers. Je trouvai un calcul ayant dix-huit lignes de diamètre ; la vessie était extrêmement contractée, les besoins d'uriner se renouvelaient tous les quarts d'heure ; ces circonstances rendaient le succès de la lithotritie douteux ; j'entrepris cependant cette opération et j'eus lieu de m'en applaudir : Deux séances avec la pince à trois branches droite, munie d'un foret à développement pour rompre la pierre, dont la dureté était fort grande, et dix séances avec le brise-pierre articulé, furent nécessaires pour procurer la guérison.

XXXVIII *Observation.* — Le malade qui fait le sujet de cette observation est M. D***. J'ai rapporté son histoire dans *la Gazette médicale* ; je ne la reproduirai pas ici en son entier, je me contenterai de rappeler qu'il avait été précédemment opéré par la lithotritie, que les douleurs s'étant reproduites après l'opération, tantôt le corps étranger se présentait au contact de la sonde, tantôt il se dérobait aux recherches. L'existence de cellule dans la vessie, m'a expliqué, dans le courant de l'opération cette disparition momentanée de la pierre et des fragmens résultant de sa rupture. Cette circonstance a rendu l'opération longue, difficile, et a nécessité, pour être menée à fin, l'invention de deux instrumens particuliers applicables aux cas de même nature ; mais ces deux instrumens nouveaux n'ont été qu'accessoires, et la plus grande partie de la pierre a été brisée par l'instrument de M. Jacobson, modifié comme il a été dit plus haut.

Depuis la publication de cette seconde partie de l'observation, les douleurs de la pierre se sont de nouveau développées ; ayant reconnu, de manière à n'en pouvoir douter, l'enchatonnement du calcul, j'en fis l'extraction par la taille hypogastrique. Je reviendrai sur ce fait en décrivant le procédé opératoire et les instrumens que j'ai imaginés pour cette opération.

XXXIX° *Observation.* — Bertrand, blanchisseur au Gros-Caillou, âgé de quarante-huit ans, éprouvait depuis vingt-cinq ans les douleurs de la pierre lorsqu'il entra à l'Hôpital de la Charité. Son calcul n'était pas aussi volumineux qu'il était permis de le croire d'après le temps depuis lequel il paraissait avoir commencé à se former ; il avait un pouce de diamètre ; deux applications de la pince à trois branches et du foret à éclatement et une application du brise-pierre articulé débarrassèrent complétement la vessie ; ces applications ont eu lieu sous les yeux de MM. Boyer et Roux. Deux circonstances qui sont à noter, se présentèrent dans cette opération ; c'est que, lors de la seconde application de la pince à trois branches, au moment de retirer l'instrument, un petit fragment s'étant placé entre le foret et l'une des branches, le rapprochement complet fut un instant empêché, circonstance qu'il n'est pas rare de rencontrer avec la pince ; la seconde, c'est que m'étant servi du brise-pierre sans râteau, il revint une fois tellement empâté et grossi par le détritus, que son passage au méat urinaire fut douloureux et difficile.

XL⁰ *Observation*. — M. Ancelot, de Laon, sexagénaire, souffrait depuis cinq ans : la présence d'une pierre ayant été constatée par MM. Boyer et Dupuytren, il se confia à mes soins. Une séance avec la pince et le foret à éclatement, cinq séances avec le brise-pierre articulé, ont amené la guérison. L'opération, qui a été simple et n'a rien offert de notable, a été pratiquée en présence de plusieurs chirurgiens, parmi lesquels je citerai MM. Boucher de Lyon, Heurteloup, Londe, etc.

XLI⁵ *Observation*. — M. Tabouet, de Paris, rue des Bons-Enfans, âgé de soixante-six ans, souffrait depuis deux ans. Sa pierre avait quinze lignes de diamètre ; sa dureté était extrême. Deux applications avec la pince à trois branches, munie du foret à éclatement, et six avec le brise-pierre articulé, ont procuré la guérison. Ces diverses séances eurent lieu en présence de MM. Nacquart, Peraudin, Boucher de Lyon, etc.

XLII⁰ *Observation*. — M. Pélicier, de Paris, éprouvait depuis plusieurs années des symptômes de pierre ; il y a dix-huit mois une tentative de lithotritie fut faite par un autre opérateur sans donner lieu à la sortie d'aucune portion de détritus. La douleur ayant continué, le malade se confia à mes soins. Sa pierre était plate, et avait à peu près treize à quatorze lignes de diamètre ; cette forme de la pierre était une circonstance défavorable pour l'emploi de la pince à trois branches, néanmoins je parvins à la saisir avec cet instrument en faisant tourner le malade sur le côté, la pince étant ouverte ; elle fut brisée dans une première application ; deux séances avec le brise-pierre articulé ont achevé la guérison. MM. Borel et Forget ont suivi cette opération. Ils avaient également été témoin de la tentative faite quelque temps auparavant sans résultat.

XLIII⁰ *Observation*. — Vaudin, cultivateur à Massy (Seine-et-Oise), âgé de cinquante-deux ans, éprouvait depuis trois années des douleurs en urinant. Au mois d'août 1833 il vin tà la Charité, où M. Roux, après avoir reconnu, par le moyen de la sonde, la présence d'une pierre, voulut bien le confier à mes soins. Pour me rendre au désir des personnes qui suivent la clinique de l'hôpital, je fis successivement l'application de l'éclatement, de la percussion et de l'écrasement par pression. Six séances furent employées à la destruction de ce calcul, qui avait dix-sept lignes de diamètre. Plusieurs fragmens, s'étant arrêtés dans l'urêthre, furent extraits les uns par M. Roux avec une pince à pansement, les autres par moi, au moyen de la pince uréthrale.

XLIVe *Observation.* — M. Gauglas, curé d'un village du Nivernais, vint en 1829 à l'infirmerie Marie-Thérèse pour se faire traiter de la pierre. M. Hervez, chirurgien de cet établissement, m'ayant demandé mon avis sur l'opportunité de la lithotritie chez ce malade, je trouvai que l'irritabilité excessive de la vessie devait éloigner d'y avoir recours. M. Hervez, partageant cette opinion, pratiqua la taille latérisée, et fit l'extraction de plusieurs pierres de moyenne grosseur. Un an après, M. Gauglas revint à Paris avec de nouveaux symptômes de pierre; cette fois, les calculs paraissant petits et la vessie un peu moins sensible, M. Hervez tenta la lithotritie. Deux applications de la pince à trois branches ayant été faites sans résultat, il me demanda de voir avec lui le malade. La non-réussite des deux premières applications me parut tenir à ce que l'instrument n'avait pas pénétré dans la vessie; la tuméfaction de la prostate en avait été la cause, et la longueur du canal avait induit en erreur sur la profondeur à laquelle l'instrument avait pénétré. Le doigt ayant été porté dans le rectum, en même temps que l'instrument était plus fortement abaissé, cette manœuvre, fit franchir la saillie formée par la prostate, et je saisis immédiatement deux petites pierres qui furent brisées.

Si je reconnus de prime-abord la cause de la non-réussite des deux premières applications, c'est que déjà sur un des premiers malades que j'opérai, j'avais trouvé des circonstances toutes semblables. J'ai la conviction que tous les chirurgiens qui ont eu l'occasion de manier un certain nombre de fois la pince à trois branches, ont commis la même méprise; ceux qui sont de bonne foi en conviendront. Quant aux opérateurs qui prétendent ne perdre que deux malades sur cent, et qui se trouvent en réalité en avoir perdu un sur quatre, on ne doit pas en attendre de pareils aveux. Si la pince à trois branches n'avait pas été dépossédée par l'écrasement de l'importance qu'elle a eu pendant huit années, je m'étendrais davantage sur cette circonstance. J'y reviendrai d'ailleurs, en parlant de la manœuvre des instrumens. Retournons à l'histoire de notre malade.

L'application suivante fut faite par M. Hervez qui, une fois prévenu, surmontait à merveille la difficulté du passage du col. Deux petites pierres furent encore saisies et écrasées; dès-lors les opérations furent faites alternativement par M. Hervez et par moi. Dix séances environ eurent lieu avec la pince à trois branches, et chacune d'elles, à cause de l'extrême sensibilité du malade, ne put être prolongée au-delà de deux minutes. A cette époque j'avais déjà fait sur plusieurs calculeux l'application du brise-pierre articulé de M. Jacobson. Je pensai que c'était tout-à-fait le cas d'en faire usage à cause du nombre, de la petitesse des pierres, et de la difficulté de l'introduction de la pince droite. M. Hervez goûtant mon avis, l'opération fut continuée avec le brise-pierre : il nous parut en effet causer moins de douleur et produire plus d'effet que la pince; il fallut néanmoins une quinzaine de séances encore pour amener une guérison complète. Le traitement de M. Gauglas fut plusieurs fois interrompu à cause de l'exacerbation du catarrhe de vessie; une fois la suspension des séances dura deux ou trois mois; enfin après un an de traitement environ cette opération si longue et si pénible fut menée à terme.

On voit, par le fait précédent, qu'un grand nombre de pierres et une vessie excessivement irritable ne sont pas des obstacles insurmontables pour la lithotritie; mais il ne s'en suit pas qu'il convienne de l'entreprendre lorsque ces circonstances fâcheuses sont réunies. Si nous avions pu deviner que l'irritabilité de la vessie, bien loin de diminuer avec le nombre et le volume des calculs, comme on le voit ordinairement, irait, au contraire, en augmentant; si nous avions pu savoir à peu près quel nombre de pierres contenait cet organe, et apprécier par avance la longueur du traitement, sans nul doute nous eussions combattu de toutes nos forces le désir du malade, et conseillé la taille, qui déjà l'avait débarrassé une fois. A cette occasion, je répéterai ce que j'ai déjà dit dans un autre mémoire : *Dans l'état actuel de la lithotritie, ce qu'il y a de plus difficile à mes yeux, c'est de pouvoir, dans certaines circonstances, dire de prime-abord : Ici le broiement doit être appliqué; là convient la taille.*

Opérations pratiquées avec le brise-pierre articulé de M. Jacobson seulement.

XLVe Observation. — Madame C..... K...., avait eu il y a deux ans de violentes douleurs néphrétiques, à la suite desquelles un abcès se forma dans la région lombaire, et fut ouvert avec le bistouri par M. Lisfranc. Au bout d'un an, nouveaux symptômes de néphrite, et cette fois le pus se fit jour par le vagin et par la vessie; depuis lors il n'avait pas cessé d'être évacué par ces deux voies, mais bientôt madame C...... éprouva des douleurs en urinant; une petite pierre s'engagea dans l'urètre et fut extraite par son médecin, M. Duplay, qui, soupçonnant l'existence d'autres corps de même nature dans la vessie, me fit appeler. Je sondai madame C......, et trouvai plusieurs calculs de moyenne grosseur; j'introduisis immédiatement le brise-pierre articulé, et j'en écrasai deux : en trois séances, la vessie fut complétement débarrassée; plusieurs fragmens très-volumineux s'arrêtèrent dans l'urètre et furent, tantôt extraits artificiellement, au moyen de ma pince urétrale à trois branches, tantôt repoussés dans la vessie pour y être broyés. Madame C...... ne ressent plus aujourd'hui aucun symptôme de calcul, et sa santé générale est rétablie; l'écoulement du pus même s'est arrêté, sans que de nouveaux symptômes de néphrite se soient manifestés depuis deux ans. Après la seconde séance, une attaque de néphrite extrêmement violente survint et mit en danger les jours de madame C......; l'écoulement de pus fut subitement suspendu; au bout de quelques jours il reparut, une pierre sembla descendre dans la vessie et les accidens cessèrent. Il est à remarquer que deux fois les symptômes de néphrite se sont manifestés à l'occasion de la grossesse. Depuis que l'opération du broiement a été pratiquée, madame C..... K.... est redevenue enceinte et elle est accouchée sans avoir éprouvé rien de semblable et sans que sa santé ait aucunement souffert.

XLVIe Observation. — M. Collinet, rue Croix-des-Petits-Champs, n° 12, prouvait des symptômes de pierre depuis huit mois environ. Il y a trois mois, il rendit spontanément un calcul gros comme un noyau de cerise; les douleurs continuant, il consulta M. le professeur Dubois, qui lui dit que probablement sa vessie contenait encore d'autres corps étrangers, et me l'adressa. Je trouvai, en effet, plusieurs petites pierres; après avoir introduit pendant quelques jours des bougies dans le canal qui était un peu rétréci, je procédai à l'opération, et *une seule application* du brise-pierre articulé suffit pour procurer la guérison. Quelques jours après, je fis, avec l'assitance de M. Gensoul de Lyon, une exploration qui ne nous fit rien rencontrer. Depuis lors, la santé de M. Collinet est excellente.

N'ayant pas prévenu le malade que j'allais l'opérer, il crut que je le sondais seulement, et lorsque je retirai l'instrument après avoir brisé toutes ses pierres, il me demanda si je pensais que la lithotritie lui serait applicable. Ma réponse fut de le faire uriner, et de lui faire voir les débris de ses calculs : si l'on n'avait affaire qu'à des cas de cette nature, la lithotritie mériterait à peine le nom d'opération.

XLVII⁰ *Observation.* — Un homme âgé de quarante-cinq ans souffrait depuis deux années environ, lorsqu'il entra à l'Hôtel-Dieu au mois de novembre 1833. La pierre paraissait être de moyen volume, la vessie était saine, les urines peu muqueuses, en un mot les conditions étaient favorables pour le broiement, M. Sanson se résolut à pratiquer cette opération et à mettre en usage le brise-pierre articulé. Cet habile chirurgien ayant bien voulu réclamer mon assistance, je m'empressai de me rendre à son désir : la première application paraissait devoir être difficile à cause de la forme très-aplatie de la pierre. M. Sanson, qui avait très-bien apprécié cette circonstance, me chargea cette première fois de la manœuvre. Après avoir développé l'anse, je lui fis décrire un demi-cercle en la portant en bas, et je l'engageai sous le plat de la pierre, qui fut saisie et brisée par la pression de l'écrou ailé (V. la fig. 22, p. 131). L'opération fut continuée par M. Sanson, qui en cinq séances acheva de débarrasser la vessie. L'instrument dont il fit usage sur ce malade et sur une femme dont l'histoire va suivre était pourvu des modifications que j'ai précédemment indiquées, telles que rateau, boîte à liége, etc. (V. fig. 25 et 27, p. 133 et 134). Plusieurs fragmens de pierre assez gros s'étant arrêtés dans la fosse naviculaire furent extraits avec des pinces à pansement par M. Sanson et par MM. les internes. La similitude du calcul avec u macaron était indiquée manifestement par la forme de plusieurs de ces fragmens. Une fièvre assez forte avec des redoublemens et des frissons irréguliers, qui se manifesta après la première et la troisième séance, obligea de snspendre momentanément les applications.

XLVIII⁰ *Observation.* — Une femme âgée de trente ans entra à l'Hôtel-Dieu au mois de décembre 1833 avec tous les symptômes de la pierre; le cathétérisme fit connaître qu'en effet il en existait une et même que son volume était assez considérable, car j'estimai que son diamètre devait être de dix-sept à dix-huit lignes. J'engageai M. Sanson à employer le percuteur de M. Heurteloup, mettant à sa disposition le lit rectangle de ce chirurgien ; mais il aima mieux se servir du brise-pierre articulé dont la manœuvre commençait à lui devenir familière. Comme la malade avait cessé de nourrir peu de temps avant son entrée à l'hôpital, on attendit que le lait fût tout-à-fait passé.

Je n'assistai point à la première application, qui d'après ce que me rapporta M. Sanson, fut accompagnée de grandes difficultés ; ce ne fut qu'après des manœuvres répétées que la pierre put être saisie ; son volume répondant presque exactement au maximum d'ouverture de l'instrument ; quant à sa dureté elle était heureusement fort peu grande. Dans la seconde séance, plusieurs morceaux furent écrasés. La malade avait dans ces deux applications témoigné une douleur assez vive : désirant prouver aux nombreux élèves qui suivent l'hôpital que les plaintes de la malade avaient pour cause non la main de tel ou tel opérateur mais la sensibilité de la vessie, M. Sanson me demanda de manœuvrer dans la séance suivante ; la contraction de la vessie, l'expulsion du liquide et la sensibilité de la malade furent les mêmes que dans les précédentes applications. Deux séances encore eurent lieu pour achever la guérison : dans la dernière, à laquelle je n'étais pas présent, M. Sanson n'ayant pu saisir avec le brise-pierre articulé les petits fragmens qui restaient, introduisit une pince à pansement, et, la tenant ouverte au col, il attendit que la contraction de la vessie amenât les morceaux de pierre entre les mors de la pince, ce qui eut lieu à plusieurs reprises.

Dans cette opération comme dans la précédente, on peut s'assurer de ce fait, qui du reste est vulgaire pour les chirurgiens qui ont pratiqué un certain nombre d'opérations de lithotritie, savoir : que si la contraction de la vessie est l'obstacle le plus fréquent et l'un des plus grands que le broiement rencontre, par compensation, cette contraction amène souvent dans l'instrument des pierres ou des fragmens de pierre que jusque-là on avait eu de la peine à saisir.

Quelques opérations de broiement de pierre ont encore été faites par d'autres chirurgiens au moyen du brise-pierre articulé de M. Jacobson; M. Ségalas en a rapporté trois observations dans la *Gazette médicale* : M. Dupuytren m'a fait voir les débris de plusieurs pierres qu'il avait brisées dans la vessie d'un vieillard ; la quantité de détritus était vraiment remarquable. M. J. Cloquet a fait aussi deux applications heureuses du brise-pierre articulé à la maison de santé.

XLIXe *Observation.* — Une seule fois il m'est arrivé de faire l'application du brise-pierre articulé sans guérir le malade, j'ai rapporté assez longuement ce fait dans un journal de médecine pour ne pas en reproduire ici tous les détails. Dans cette circonstance, la pierre, par son volume et sa dureté, me paraissait en dehors de la sphère d'action du brise-pierre articulé, et si j'en essayai l'application, c'est que je n'avais pu faire pénétrer la pince droite à trois branches dans la vessie du malade. Il existait en outre quelque disposition anormale qui faisait disparaître momentanément la pierre, de telle sorte que, pendant un mois, M. Pasquier fils et moi, fîmes vainement chaque semaine des recherches pour la sentir, bien que précédemment nous l'eussions facilement rencontrée. Un autre chirurgien appelé ensuite, trouva M. Dufossé, qui fait le sujet de cette observation, dans les circonstances que nous observâmes nous-mêmes lors de la première opération, ce qui lui fit avancer que je m'étais trompé. S'il en était ainsi, mon erreur aurait été partagée par M. Pasquier, comme je viens de le dire, et par M. le professeur Dubois qui deux fois avait, avant nous, sondé le malade sans rencontrer de corps étranger.

Si, dans la première recherche, trouvant la pierre favorablement située, j'avais employé la violence pour faire pénétrer la pince droite, j'ai tout lieu de croire qu'elle eût été ce jour-là saisie et brisée ; je préférai faciliter son introduction par des moyens plus doux ; mais plus tard, ainsi que je l'ai dit, le calcul fut pour quelque temps soustrait à nos investigations, et ne se montra plus libre comme nous l'avions trouvé d'abord.

Ce n'est pas au surplus la première fois qu'un chirurgien met à fin une opération de broiement dans laquelle un autre avait échoué ; on peut le voir dans l'observation XLIVe qui fait la contre-partie de celle-ci, car c'est du même opérateur qu'il est question.

Les faits que je viens de rapporter sont bien suffisans je pense, pour faire disparaître les préventions qui accueillirent l'apparition du brise-pierre articulé ; l'Académie des Sciences a montré qu'elle demeurait convaincue de son utilité, lorsque l'année dernière elle a décerné à M. Jacobson un prix de 4000 francs pour l'invention de cet instrument ; détermination à laquelle notre savant confrère de Copenhague a bien voulu supposer que les opérations rapportées plus haut n'avaient pas été étrangères.

Si aux opérations qui viennent d'être relatées avec détail nous joignons les six qui, à ma connaissance, ont été pratiquées par d'autres opérateurs, nous aurons le résultat suivant :

Malades opérés	24
guéris	23
non guéri	1
morts	0
Nombre égal :	24

Que l'on rapproche ces chiffres de ceux qui sont consignés dans les rapports de MM. Larrey et Double sur les opérations faites à l'hôpital Necker, dans les années 1829, 30, 31 et 32.

Voici ce que nous voyons dans le rapport de M. Larrey, année 1829 et 1830 :

Calculeux admis à l'hôpital	24
opérés par la lithotritie	18
guéris	13
morts à la suite de la lithotritie	5
taillés et morts	6
Nombre égal .	24

En 1831 et 1832, nous voyons par le rapport de M. Double :

Calculeux admis à l'hôpital	53
choisis pour la lithotritie	43

guéris	27
non guéris	6
morts	10
	—
Nombre égal :	43

Tel est le résultat de la pratique publique de M. Civiale et de l'emploi du système des perforations successives ; résultat qui doit être rapporté au procédé mis en usage par ce chirurgien , comme le démontrent les faits contenus dans ce mémoire , et comme le prouveront mieux encore les applications du brise-pierre à coulisse ou percuteur de M. Heurteloup. Je dis que c'est au procédé des perforations , plus encore qu'à la pince à trois branches qu'il convient d'attribuer ce fâcheux résultat, car pendant six ans j'ai fait usage de la pince à trois branches, et dans mes opérations la mortalité a été d'un quinzième , tandis que celle de M. Civiale est à peu près du quart dans l'hôpital Necker. Cette différence ne provient pas seulement des conditions dans lesquelles ont pu se trouver les malades ; elle me semble pouvoir être rapportée aussi à ce que j'employais avec ma pince les divers perfectionnemens qui en ont rendu l'effet plus rapide et plus sûr, tels que l'évidement et l'éclatement.

Ces améliorations ont diminué le danger de l'opération non-seulement en abrégeant sa durée, mais en rendant le broiement plus certain ; supposons une pierre d'un grand volume contenue dans une vessie hypertrophiée ; si la contraction de cet organe n'est pas encore portée très-loin , la pierre sera saisie et attaquée ; après cette première séance, l'irritabilité fort souvent se développe, la vessie se contracte avec force, elle se révolte contre l'injection et l'action de l'instrument ; si l'on a fait usage de l'éclatement ou de l'un des procédés d'écrasement, la pierre étant brisée en morceaux , sa destruction pourra être continuée ; mais si elle n'a été que perforée, l'instrument devra être développé tout aussi grandement que la première fois, ce que ne permet plus la contraction de la vessie : c'est pourquoi fréquemment il devient dans la seconde séance impossible de ressaisir le calcul ; si l'on s'opiniâtre, on détermine des accidens qui peuvent devenir mortels. La simplicité de la structure et de la manœuvre des instrumens à écrasement doit encore être prise en considération ; car c'est à ces conditions surtout que la lí-

thotritie devra sa diffusion , tandis qu'avec la pince à trois branches
elle fût restée le domaine d'un petit nombre d'opérateurs.

L'occasion se représentera de pousser plus loin la démonstration de l'infériorité du système des perforations , il ne peut, en effet, soutenir de comparaison avec le brise-pierre articulé , qui lui-même tient le second rang parmi les instrumens à écrasement. Si l'on se rappelle que , pour établir mon droit d'invention à ce premier procédé applicable, il m'a fallu plusieurs années de polémique et quatre décisions de l'Académie des Sciences , on n'hésitera pas à considérer ce que j'écris comme le résultat d'une conviction profonde.

Exemples d'écrasement par percussion.

Le mémoire qu'a publié, l'année dernière, M. Heurteloup sur la lithotripsie par percussion, contient les détails de trente-huit opérations suivies de succès sur trente-neuf qui ont été pratiquées, un seul malade a succombé ; c'est là, sans contredit, un très-beau résultat dont la pince a trois branches est bien loin, et que n'atteint pas même le brise-pierre articulé. Car dans le nombre , se trouvaient des calculs en dehors, par leur volume et leur forme, de la sphère d'action de cet instrument. Cependant, comme fréquemmeut il arrive qu'après une série d'opérations heureuses, il survient coup sur coup un certain nombre d'insuccès qui établissent une certaine proportion avec les autres procédés je suis d'avis qu'il est bon d'attendre encore pour juger la valeur de l'écrasement et de la percussion en particulier. Je ne rapporterai point ces observations que l'on peut lire dans le mémoire de M. Heurteloup , mais j'y puiserai dans l'occasion des exemples à l'appui des opinions et des préceptes que je metterai en avant, je me contenterai de joindre quelques faits de lithotripsie par percussion, à ceux qu'a fait connaître le principal inventeur de ce procédé, et je les choisirai dans des conditions diverses.

L^e OBSERVATION. Pierre moyenne , vessie saine, état général , bon, opération facile.

M. Bravard, docteur en médecine , à Amber, Puy-de-Dôme, rendait des graviers depuis une dizaine d'années , les douleurs en urinan s'étaient manifestées depuis un an, lorsqu'il vint consulter, au mois de janvier 1830, M. Roux, qui, l'ayant sondé, rencontra une pierre et me l'adressa. Le calcul avait un pouce de diamètre. Il était formé d'acide urique, et fut brisé par percussion, en quatre séances de cinq à six minutes chacune. M. le docteur Littré fut présent à toutes les applications ; la douleur fut presque nulle. M. B.... put aller au théâtre le jour de la dernière application.

LIe OBSERVATION. Pierre très-plate, vessie saine à bas fond déprimé, prostate un peu tuméfiée, étroitesse du méat urinaire, fragmens arrêtés dans la fosse naviculaire.

M. le baron de Boutray, ancien receveur-général, rendait des graviers depuis quatre ou cinq ans, et depuis un an il avait commencé à ressentir les symptômes d'une pierre dans la vessie, sans que pourtant il en éprouvât beaucoup de douleur. M. Marjolin ayant été consulté, pensa que la vessie devait contenir un calcul et m'adressa M. de B...; je le sondai immédiatement chez moi, et le cathétérisme confirma le diagnostic : deux jours après je commençai l'opération. La forme de la pierre m'avait déterminé à me servir du lit rectangle pour les raisons que j'ai indiquées ; mais ce lit n'étant pas arrivé à temps, je fus obligé de m'en passer, et je soulevai fortement le bassin du malade avec un coussin soutenu par une planche ; malgré cette précaution j'eus quelque difficulté à saisir la pierre : elle le fut cependant, et la percussion l'a mit en morceaux immédiatement. Pour éviter l'ébranlement occasioné par le choc du marteau, je fis usage du point d'appui que j'ai imaginé, et que j'ai représenté dans la fig. 33. (Depuis l'impression de cette feuille, ce point d'appui a reçu quelques perfectionnemens qui permettent de mieux se prêter aux diverses inclinaisons de l'instrument.) Cinq séances furent nécessaires pour débarrasser la vessie; plusieurs fois des fragmens s'arrêtèrent dans la fosse naviculaire, les uns furent extraits par le malade lui-même, ou les personnes qui l'entouraient, avec un cure-oreille métallique ou un passe-lacet ; d'autres plus gros furent brisés par moi avec la pince uréthrale.

RÉFLEXIONS.

J'ai déjà eu l'occasion de dire ailleurs, que pour saisir les pierres plates, le percuteur est le meilleur instrument. Il est facile de concevoir que deux branches opposées fixent mieux un corps de cette forme, que trois se rencontrant obliquement. Lorsque l'on parvient à saisir une pierre plate avec les trois branches, ce qui n'a presque jamais lieu sans difficulté, la pierre présente son bord mince au foret qui ne fait que labourer l'une de ses faces. *Voyez* les observ., p. 62, 63, 149.

Dans la seconde séance et dans celles qui suivirent, je plaçai de M. B... sur le lit rectangle; non que cela fût indispensable, puisque la pierre était alors en morceaux, et que c'est surtout dans la première séance lorsqu'une pierre plate est entière, que l'on peut apprécier tous ses avantages; mais parce que les morceaux eux-mêmes sont bien plus facilement saisis au moyen du mouvement de bascule; rarement alors il est besoin de porter en bas les mors du brise-pierre, mouvement de rotation ordinairement pénible; l'élévation du bassin fait tomber pour ainsi dire le calcul ou ses fragmens entre les branches de l'instrument, et pour les saisir il n'est besoin que d'une légère inclinaison latérale : aussi les malades pour lesquels la bascule a été mise en usage demandent-ils qu'on y ait recours pour peu qu'il y ait à faire des recherches. Quel que soit l'instrument dont on fait usage, la situation renversée aide à saisir la pierre, et la pince droite, plus souvent qu'une autre, en a besoin, car les instrumens courbes peuvent par un mouvement de demi-cercle aller chercher les pierres sous le col, tandis que pour y parvenir avec la pince droite, le malade restant couché à plat, il faut élever fortement le pavillon, et se servant de l'instrument comme d'un levier inter-mobile, abaisser plus ou moins violemment la prostate et le col de la vessie.

LIIe Observation. — Pierre volumineuse dure reconnue avec la sonde cinq ans avant l'opération ; vessie saine.

M. Dessoliès, d'Agen, âgé de 45 ans, d'une constitution robuste, a commencé vers l'année 1827, à ressentir les symptômes de la pierre: en 1828, il fut sondé par M. Viguerie, de Toulouse, qui reconnut son existence; comme la douleur n'augmentait point, M. D.... garda sa pierre. En 1832, se trouvant à Bordeaux, il se fit sonder de nouveau; la pierre fut reconnue, elle avait un peu augmenté de volume: cependant il attendit encore. Enfin, en 1834, la douleur en urinant se faisant sentir avec plus d'intensité , M. D. vint à Paris, il fit le voyage en diligence sans s'arrêter et sans trop souffrir ; ce ne fut que six jours après son arrivée qu'il éprouva de la fatigue et une légère cystite pour laquelle M. le D. Dumas fit faire une application de sangsues. J'attendis pour commencer l'opération que cette inflammation fut calmée. La pierre, mesurée avec la sonde par le procédé que j'ai indiqué p. 54, donnait deux pouces de diamètre, mais l'état sain de la vessie et sa capacité permettant d'agir, je me décidai à me rendre au désir du malade et à tenter la lithotripsie, malgré la grosseur de la pierre. Je pratiquai cette opération en présence de plusieurs médecins français et étrangers, ainsi que d'un grand nombre d'élèves compatriotes de M. Dessoliés. Le calcul ayant été saisi tout d'abord et sans tâtonnement, les branches de l'instrument montrèrent un écartement de 25 lignes. Comme j'opérais sur le lit rectangle de M. Heurteloup, ainsi que j'ai l'habitude de faire pour les cas difficiles, je fixai l'instrument au moyen de l'étau dont il est pourvu et je fis usage du marteau. Telle était la dureté de la pierre, qu'elle ne se rompit qu'après deux minutes d'une percussion continue, dont les chocs égaux furent proportionnés à la force de l'instrument.

Quelques jours après eut lieu la seconde séance dans laquelle plusieurs gros fragmens furent saisis et broyés par percussion ; cette seconde application fut suivie d'un accès de fièvre qui dura 24 heures. La destruction de ce volumineux calcul nécessita quatorze séances. Plusieurs fragmens s'étant arrêtés en divers points du canal, il fallut en faire l'extraction soit avec une pince à pansement soit avec la pince uréthrale. M. Oldknow, de l'hôpital de Nothingham , M. Pigeotte, de Troyes, M. Lafon, de Nantes, M. Ricord ont été témoins de cette opération. Un an s'est écoulé depuis lors ; M. Dessoliés n'éprouve plus rien vers la vessie , et se porte fort bien.

Le détritus provenant de la destruction de la pierre remplissait une boîte ayant 7 pouces de circonférence sur un pouce de hauteur.

RÉFLEXIONS.

L'on voit dans cette observation un calcul existant depuis six à sept ans sans avoir déterminé d'altération à la vessie, tandis que dans beaucoup de circonstances, il suffit d'une année de séjour pour léser profondément cet organe. Il est certain que si la vessie eût été hypertrophiée et non dilatable, cette circonstance, jointe au volume de la pierre, m'eût éloigné de faire aucune tentative de lithotripsie ; en effet, bien que le résultat de cette opération et de quelques autres démontre la possibilité de broyer des calculs d'un gros volume, cependant on ne doit pas en conclure que la lithotripsie convienne lorsque la pierre est volumineuse. Il faut, pour que cette opération réussisse alors, que la vessie soit dilatable, et rarement on la trouve saine lorsqu'elle contient un calcul depuis plusieurs années, surtout lorsque le malade est d'un âge avancé. Quelque fois aussi, comme déjà je l'ai dit ailleurs, l'irritabilité de cet organe se développe après la première application, et force de renoncer au broiement.

La lithotripsie est donc pour les calculs volumineux une opération exceptionelle ; mais est-il toujours facile de reconnaître la grosseur des pierres vésicales ? Le temps qui s'est écoulé depuis la manifestation des symptômes n'est pas un indice suffisant, car certains calculs grossissent rapidement, tandis que d'autres, en petit nombre il est vrai, ne dépassent pas le volume d'une noix après un grand nombre d'années d'existence. J'ai indiqué, en parlant du cathétérisme explorateur, les moyens de reconnaître les divers diamètres des calculs ; ces moyens permettent une appréciation plus exacte, mais ils ne fournissent pas des notions d'une précision mathématique ; or, quelques lignes de plus ou de moins, lorsqu'ils dépassent la grosseur d'une noix, peuvent influer beaucoup sur la réussite de l'opération.

Un temps viendra que les malades laisseront au chirurgien le choix du mode opératoire, qui conviendra le mieux aux conditions dans lesquelles ils se trouvent ; mais, quant à présent, la plupart après avoir attendu des années, après avoir laissé passer le temps pendant lequel la lithotripsie est opportune, imposent au chirurgien l'obligation de tenter cette opération, et ne se décident à se soumettre à la cystotomie qu'après s'être convaincus, trop souvent à leurs dépens, de l'inutilité de la première. Je me suis plusieurs fois laissé aller, contre mes inspirations premières, à tenter la lithotripsie dans des cas où sa réussite me semblait au moins douteuse, et si, dans quelques occasions, j'ai réussi au-delà de mon attente, dans d'autres, j'ai eu à me repentir de n'avoir pas suivi ma pensée et pratiqué de suite la cystotomie.

Si donc le chirurgien n'a pu ébranler la décision du malade, ou s'il n'a pas du volume considérable de la pierre une certitude entière, il doit apporter dans ses tentatives les plus grands ménagemens, et ne pas insister plus qu'il ne convient pour former sa conviction personnelle; quant au désir du malade, il est alors de son devoir d'y résister. Il arrivera, je le sais, que celui-ci ne s'en tiendra pas à cette expérience et se remettra dans d'autres mains, comme le prouve le fait de M. Rousseau que j'ai rapporté p. 69; il se pourra même qu'un autre réussisse, comme le montre le fait de M. Dufossé; c'est là sans contredit une contrariété pour l'amour propre, mais sans invoquer la maxime *fais ce que dois, advienne que pourra*, ceux qui, en pareille circonstance, pourraient hésiter, se rappelleront que les cas dans lesquels on aura quelque raison de n'avoir pas insisté sont bien rares vis-à-vis de ceux dans lesquels on aura lieu de s'applaudir de s'être abstenu; le devoir s'accorde ici très-bien avec l'intérêt personnel.

On voit que dans cette opération, j'ai fait usage du lit rectangle de M. Heurteloup; c'est un auxiliaire dont je me garde bien de me priver dans les circonstances difficiles. Plusieurs fois je dus à la bascule de pouvoir saisir des fragmens plats dont je n'aurais pu me rendre maître, même en portant en bas les extrémités des mors du brise-pierre, par un mouvement de demi-rotation, mouvement toujours plus ou moins pénible pour le malade.

Lorsque les pierres sont petites ou lorsqu'elles sont en fragmens, il suffit d'ordinaire, pour les saisir, d'appuyer légérement l'instrument ouvert sur le fond de la vessie, suivant une inclinaison qui sera indiquée en parlant de la manœuvre de l'instrument, et de lui imprimer deux ou trois petits mouvemens latéraux; les pierres viennent, pour ainsi dire, tomber d'elles mêmes sur la branche fixe. Mais quand le bas fond de la vessie est déprimé, cette manœuvre simple ne suffit plus, et, pour saisir, il faut incliner plus ou moins à droite, à gauche ou en bas les mors de l'instrument, ou bien faire basculer le malade pour déloger les calculs de dessous le col de la vessie, en renversant le lit comme dans la fig. 2, p. 139.

Par ce mouvement, la pierre ou les fragmens sont portés

plus en arrière, et, pour les saisir, il n'est besoin pour ainsi dire
que d'ouvrir l'instrument. En parlant du manuel de l'opération,
je reviendrai sur ce sujet et j'indiquerai certains détails de manœuvre que m'a enseignés l'expérience.

LVIIe OBSERVATION.— Pierre volumineuse plate, vessie hyper-
thiophiée, à bas fond déprimé, saignant au moindre contact;
urèthre fongueux, surtout dans la portion prostatique; lithotripsie par percussion; guérison.

M. Peret de St-Servan, âgé de 63 ans, éprouvait des douleurs
en urinant depuis environ sept ans; il se rendit, en 1834, à Nantes,
où des tentatives de lithotripsie furent faites sans résultat;
des raisons d'affaires forcèrent le malade à différer pendant
plusieurs années le voyage de Paris, il y vint au mois de mars
1835, et il entra à la maison de santé du faubourg St.-Denis;
mon ami et condiciple, M. Philippe Boyer, chirugien de cet
établissement, le sonda, reconnut le volume et la forme plate de la
pierre et me pria de lui donner mon avis. Examen fait de l'état
du malade, ayant égard au volume et à la forme de la pierre,
à l'état fongueux et au racornissement de la vessie, je déclarai
que la taille me paraissait présenter plus de chances que la
lithotripsie; mais le malade ne laissait pas le choix entre les
deux opérations; il avait entrepris le voyage avec l'idée bien
arrêtée de faire broyer sa pierre. Vainement je lui dis quelle
serait la longueur du traitement, en admettant la possibilité de
saisir et briser le calcul, M. Péret préféra le broyement à la
taille. M. Boyer m'ayant demandé de me charger de cette opération, je la fis sur le lit rectangle, qui devait rendre au moyen
du renversement l'action de saisir la pierre plus facile, et
fournissait, pour la percussion, un point d'appui plus solide.
Le calcul, lorsqu'il fut saisi la première fois, déterminait entre
les mors de l'instrument un écartement de vingt-trois lignes.
Pensant que ce devait être un de ses grands diamètres, je
relevai la portion extravésicale de l'instrument, j'appuyai sur le
fond de la vessie la convexité de la branche fixe, en même
temps que je relâchai la branche mobile; par cette manœuvre
la pierre exécuta un mouvement de glissement de bas en haut
et se trouva saisie sur le plat; l'écartement des branches ne
fut plus alors que d'un pouce. La pression étant complètement

insuffisante pour rompre la pierre, je mis l'instrument dans l'étau ; mais ce ne fut qu'après plusieurs minutes d'une percussion égale et continue que la pierre céda. Je repris, immédiatement deux des plus grands fragmens que j'écrasai de la même manière. La destruction complète de cette pierre demanda dix-neuf séances, de cinq à six minutes chacune. Plusieurs fois des fragmens volumineux s'arrêtèrent en grand nombre dans la fosse naviculaire et au-dessous, retenus par l'étroitesse du méat urinaire. Une fois entr'autre je fus appellé, par l'élève de garde, pour soulager le malade qui ne pouvait uriner qu'avec de grands efforts ; le canal était rempli de fragmens dans une longueur de deux pouces. J'en fis l'extraction avec la curette articulée ; plusieurs furent brisés par percussion avec la pince uréthrale pour éviter l'arrêt des fragmens. M. Boyer avait, dès le commencement de l'opération, fait une moucheture au méat urinaire ; mais, malgré l'emploi pendant quelques jours de grosses bougies pour entretenir cette ouverture dilatée, son diamètre redevint bientôt le-même. A plusieurs reprises des fragmens furent saisis et écrasés par M. Boyer. Un grand nombre de médecins et chirugiens assistèrent à cette opération, parmi eux je citerai MM. le professeur Lordat, Beaumès de Lyon, major de Lausane, Labat, etc.

Après la troisième séance, une irritation plus vive parut s'être emparée du col de la vessie, il survint un peu de fièvre, les envies d'uriner devinrent plus fréquentes et plus pénibles ; la fièvre ne tarda pas à céder aux sangsues et aux bains, mais la fréquence des besoins d'uriner restant la même, et les urines étant devenues troubles et lactescantes, je pensai que le gonflement partiel de la prostate et du col de la vessie s'opposait à l'évacuation complète de l'urine ; j'en acquis la certitude par le cathérisme. J'appris au malade à se placer lui-même une sonde courbe en gomme sans mandrin ; je lui recommandai de l'introduire trois fois le jour, et de faire autant d'injections. La vessie et l'uréthre cessèrent de donner du sang après la première séance, et, dans celles qui suivirent, il n'y en eut jamais une goutte.

RÉFLEXIONS.

Ce que j'ai dit à l'occasion du fait précédent sur les calculs volumineux, peut mieux encore s'appliquer à celui-ci, car la vessie de M. Dessoliés était saine, tandis qu'ici elle était dans un très-mauvais état ; le succès donc dépassa de beaucoup mon attente, mais ceci ne change rien à l'opinion que j'ai émise sur l'inopportunité de la lithothipsie pour les grosses pierres. Je ferai remarquer dans cette observation, la cessation de l'état fongueux de la vessie et de l'urèthre après quelques séances ; la rétention d'urine incomplète survenue pendant l'opération (voir p. 1 et suiv.) ; la difficulté d'élargir le canal urinaire (v. p. 110). J'ai dit que dans les deux cas dont je viens de faire le récit, la dureté des calculs était telle, que plusieurs fois la percussion a du être continuée pendant plusieurs minutes. Je saisirai cette occasion de rappeler ce que je crois avoir déjà dit ailleurs, savoir : que lorsqu'une pierre résiste aux premiers coups de marteau, il n'est pas besoin, pour la rompre, d'augmenter la violence du choc, on briserait certainement l'instrument en agissant ainsi ; que l'on continue la percussion d'une manière égale, et bientôt, sans que l'on ait augmenté la force des coups, l'ébranlement que la répétition des chocs détermine dans les molécules de la pierre en amène la rupture. Plusieurs fois ce n'a été qu'après trois minutes et plus de percussion que la disjonction a eu lieu.

La lettre suivante de M. de Graefe, contient un fait de lithotripsie par percussion : je n'avais pas cru devoir jusqu'ici la rendre publique, l'exagération de quelque expressions louangeuses m'en avait détourné ; depuis lors le célèbre chirurgien de Berlin ayant publié cette lettre en français dans son journal, je n'ai plus les mêmes raisons de la taire ; je la reproduis donc, me fiant sur mes lecteurs du soin de réduire à leur juste valeur quelques unes des épithètes qui me sont adressées.

Ch. Graefe à M. Le Roy d'Etiolle.

BERLIN, 15 octobre 1834.

La gratitude, quoique souvent négligée de nos jours, n'en restera pas moins en tout temps un des devoirs les plus sacrés de l'homme :

Je vous la dois, mon illustre confrère, pour l'enseignement que vous avez bien voulu me donner pendant mon dernier séjour à Paris, dans la lithotripsie par percussion, dont l'invention importante appartient au rare mérite de M. le baron Heurteloup. Vous m'aviez permis d'assister à plusieurs de vos opérations; elles furent exécutées avec tant de précaution, avec tant d'adresse et de sureté que j'en fus vraiment surpris, et que je me rangeai dès lors au nombre de vos plus zélés admirateurs.

Permettez-moi, monsieur, de vous le dire, la clarté de vos démonstrations, l'instruction exacte qu'il vous a plu de me donner dans les maniemens ingénieux que l'expérience vous avait appris, votre prévenante bonté enfin, à laquelle je dus l'instrument original avec lequel vous opérâtes en ma présence : ces diverses circonstances m'ont été beaucoup plus utiles que tout ce que j'ai lu sur la matière, et ce sont-elles seules qui m'ont mis en état de transplanter la lithotripsie par percussion dans ma patrie.

Comme la première opération a été couronnée d'un succés heureux, je crois de mon devoir, monsieur, de vous en faire le récit. Voici le fait :

LVIIIᵉ OBSERVATION.

Un des intendans de l'armée prussienne, M. Maass, homme de 65 ans, habitant la Silésie, vint me trouver il y a quelque temps pour me demander le secours de l'art contre une pierre dont il voulait être délivré par la taille. Déjà les forces vitales de cet homme commençaient à s'épuiser par suite des souffrances inouïes, et par une sueur lente ; déjà l'urine déposait en grande quantité, une matière puriforme en signe d'une blennorrhagie de la vessie fort avancée. Une sonde, introduite préalablement, me fit supposer une pierre d'une grandeur moyenne, mais la constitution du malade était telle que je dus hésiter pour entreprendre la taille ; je résolus donc d'appliquer la percussion. Elle fut exécutée le 26 juin 1834, dans la salle de l'institut clinique. La pierre, saisie sans difficulté par le percuteur courbe, montra un diamètre de dix-huit lignes. Les premiers coups de marteau convainquirent d'abord de la grande dureté des lames extérieures de la pierre ; mais les coups suivans, qui hâtèrent la pulvérisation, me firent connaître qu'intérieurement la pierre était plus molle. Le malade, d'ailleurs très sensible, ne sentit, pendant l'opération d'autres désagrémens, que ceux qu'occasionne le cathérisme ordinaire.

L'instrument, après avoir été retiré de la vessie, se trouva rempli de petites parties pierreuses, et peu de temps après des débris de la pierre et des masses presque sableuses furent évacuées avec l'urine. La seconde séance, pendant laquelle je saisis à diverses reprises les parties-morcelées de la pierre, eut le même résultat heureux. Ce fut à cette époque qu'un voyage aux sources de Pyrmont, où je dus accompagner S. A. R. le prince Georges de Cumberland, interrompit le cours de l'opération que je ne pus reprendre qu'après mon retour. Aujourd'hui j'en suis à la cinquième séance : une grande masse de la pierre pulvérisée est partie ; les douleurs perpétuelles auxquelles le malade avait été sujet auparavant ont entièrement cessé ; l'irritation de la vessie, la secrétion puriforme, les accès fiévreux n'existent plus. Le malade a repris de l'embonpoint, de la fraîcheur ; il fait de fortes promenades à pied et en voiture sans les moindres douleurs, et j'ai peine à le retenir à Berlin pour me convaincre dans une dernière séance s'il lui est resté encore quelques petits fragmens de la pierre qu'il importe de pulvériser.

Comme déjà quelques journaux allemands ont parlé de cette opération, je n'ai pas cru devoir retarder plus long-temps le présent rapport, que je vous prie, monsieur, de regarder comme un faible tribut de ma profonde reconnaissance. Permettez-moi d'y ajouter encore l'expression de la haute considération et du sincère attachement avec lesquels j'ai l'honneur d'être, etc.

Charles de Graefe.

Nous avons déjà dit, et les opérations que nous venons de relater démontrent que pour les calculs tant soit peu durs un support confié à des aides ne saurait suffire, et qu'il faut un point d'appui invariable.

Depuis la publication dans le *Journal des Connaissances médicales* du mémoire contenant la description des supports que j'emploie à défaut du lit rectangle pour faire la percussion (1), j'ai modifié cette partie de mon appareil opératoire ; j'ai retracé dans la fig. 39 l'étau dont je fais actuellement usage.

(1) Voir page 23.

Figure 39.

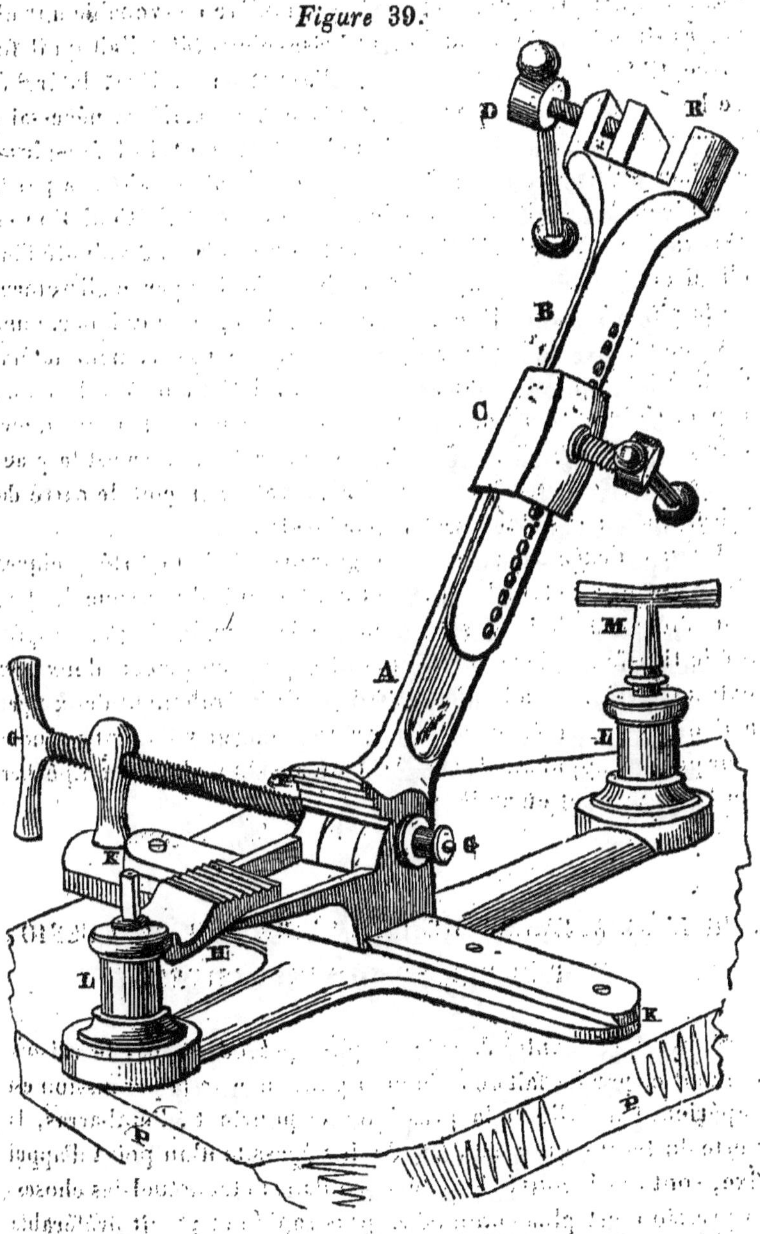

Il est disposé de manière à pouvoir être fixé au moyen des
tire-fonds *l l* sur une planche quelconque, recouverte d'un coussin épais, et placée sous le siége du malade ; la clef *m* qui reçoit
les carrés des tire-fonds sert à les tourner. Pour que ce support

put s'adapter promptement et d'une manière convenable aux diverses situations de l'instrument brise-pierre, il fallait qu'il fut susceptible des trois mouvemens d'avant en arrière, latéral et de haut en bas. Le mouvement d'avant en arrière, nécessaire pour se prêter au plus ou moins d'enfoncement du brise-pierre et à la position plus ou moins avancée du malade, s'opère par la bascule de la totalité de la tige *a b* au moyen de l'articulation en genou *f* le coin crénelé *h* augmente ou diminue à volonté l'inclinaison. le mouvement de bas en haut s'opère par le glissement de la pièce *b* sur la pièce *a* à travers le bracelet *c* qui porte une vis pour fixer à la hauteur convenable. Le mouvement latéral destiné à toujours placer le support parallèlement à la ligne du raphé, s'obtient en tournant la vis *g g*. Le support, muni d'une rainure en queue d'aronde, glisse sur l'arête *kk*. *pp* est la planche sur laquelle est fixé l'étau. La fourche *r* reçoit le carré du brise-pierre qui s'y trouve fixé par la vis *d*.

Depuis l'exécution de cette gravure, j'ai apporté quelques changemens à l'étau. Le bracelet *c* est muni d'une roue dentée, pour élever et abaisser sans secousse la branche *b*; j'ai supprimé le tire-fond placé vers le malade, pour en placer deux aux extrémités *k k*; enfin j'ai fait disposer latéralement deux tiges articulées terminés par deux croissans, qui viennent prendre leur point d'appui au-dessus des hanches du malade et empêcher tout mouvement en arrière.

SUR L'ÉCRASEMENT DE LA PIERRE PAR PERCUSSION ET PAR PRESSION SUCCESSIVES.

Nous avons montré dans le chapitre précédent, par le raisonnement et par les faits, combien la puissance de la percussion est supérieure à celle de la pression; et pourtant, l'embarras, la perte du temps qui résultent de la nécessité d'un point d'appui fixe, sont des inconvéniens tels que dans l'état actuel des choses, la pression est plus commode, plus rapide et paraît préférable toutes les fois que le volume et la dureté de la pierre ne la rendent pas insuffisante.

J'ai décrit p. 133, plusieurs appareils qui servent à combiner ces deux modes d'action, j'ai dit que M. Touzay avait le premier adapté un compresseur au brise-pierre de M. Heurteloup, que ce compresseur indépendant avait été délaissé pour l'écrou ailé que l'on désigne sous le nom de M. Ségalas avec d'autant moins de raison qu'aucune des dispositions de ce mode de compression n'appartient à ce médecin : en effet, la vis concentrique est à M. Sir Henry; l'alongement de la tige de la branche mobile, sur laquelle on percute au delà de la douille portant la vis, est à moi ; l'addition d'une aile à l'écrou pour rendre son mouvement plus rapide est à M. Amussat, et cependant un quatrième est survenu, qui, pour ces mêmes petits changemens qu'il n'avait pas faits, a reçu une récompense académique, *e sempre bene* (1) : mais du moins le volant l'emporte-t-il sur le compresseur indépendant? J'ai déjà dit qu'il n'en est rien, et, pour s'en convaincre, il suffit d'ouvrir les yeux et de voir agir l'un et l'autre. Ce volant ajoute au poids du brise-pierre ; or plus un instrument est léger, plus les sensations du chirurgien sont délicates et précises, plus les

(1) Il est commode et facile de créer ainsi des procédés avec des combinaisons d'emprunt ou quelques changemens de forme insignifians ; le médecin que nous venons de nommer nous offre si bien le type de ces inventeurs à la suite, que le mot *Ségalasserie* pourrait, à défaut d'une dénomination dans notre langue, caractériser à merveille cette industrie, profitable à ceux qui l'exercent. Nous venons de voir une des applications de ce mot : en voici un autre : Un médecin honorable, d'un esprit inventif, M. Pravaz, soumet à l'Académie de médecine un instrument de lithotritie courbe; des commissaires sont nommés; le rapporteur, fidèle à ses habitudes, fait exécuter un instrument semblable, substituant seulement à la chaîne articulée qui imprimait au foret le mouvement de rotation dans la courbure une tige métallique tordue en forme de corde ; quelques semaines après l'Académie reçoit, au lieu d'un rapport, un mémoire relatif à un instrument de nouvelle invention (un peu plus défectueux que le modèle). Sur la plainte de M. Pravaz, une commission d'enquête est désignée ; qu'a-t-elle décidé ? Rien; mais l'accusation pèse toujours. L'histoire des *Ségalasseries* formerait très certainement un assez long chapitre dont l'étude ne serait pas sans intérêt; mais comme elle nous entraînerait trop loin, je suis forcé d'en priver, quant à présent, mes lecteurs; je n'en rappellerai plus qu'une : M. Heurteloup, dont chacun connaît l'imagination féconde et originale, paria un jour qu'il ferait voir dans la vessie; des vers luisans renfermés entre deux tubes de verre devaient y porter la lumière. Cette bouffonnerie fut prise au sérieux par le transformateur; appliquant à l'idée de M. Heurteloup le spéculum de l'oreille de M. Deleau, M. Ségalas *inventa* le *speculum vesicæ*, instrument dans lequel on ne peut voir, avec la meilleure volonté du monde, qu'un grand savoir-faire mis en défaut et qu'une petite tentative d'usurpation sans résultat.

calculs sont saisis avec promptitude et sûreté. Ce volant gêne la manœuvre, non-seulement par son poids, mais encore par son volume ; et si pour éviter ces deux inconvéniens, on l'enlève pour ne le placer qu'après que le calcul est saisi, rarement on y parvient sans d'assez longs tâtonnemens. Pour faire cheminer l'écrou ailé sur la vis jusqu'à ce qu'il rencontre le pavillon de la branche mobile, il faut donner plusieurs légers chocs sur l'une de ses branches ; ces chocs et l'ébranlement que la rotation rapide de l'écrou communique à l'instrument sont ressentis par le malade d'une manière désagréable. La pression de l'écrou ailé ou volant n'est pas directe, puisqu'elle s'exerce à plus de cinq lignes en dehors du centre de la tige de la branche mobile, et qu'elle a lieu par une large surface sur le pavillon fixé au moyen de vis à cette branche. Lorsque l'écrasement de la pierre est achevé, et que l'opérateur veut en saisir les débris, il est obligé, pour ouvrir l'instrument, de faire remonter l'écrou sur la vis, d'une longueur égale à l'étendue de l'écartement qu'il croit devoir donner aux branches ; et, là encore, il y a perte de temps considérable, et un nouvel ébranlement imprimé à l'instrument.

Le compresseur indépendant est exempt de tous les inconvéniens que je viens de signaler. Il n'est pas un poids et un embarras pour l'instrument au moment de la recherche du calcul ; il agit sur l'extrémité de la tige de la branche mobile, il s'adapte en une seconde, et, pour le dégager, il suffit d'un demi-tour imprimé à la vis ; l'aide achève de détourner, pendant que l'opérateur manœuvre pour saisir d'autres fragmens ou d'autres pierres. L'action du compresseur indépendant est par tous ces motifs, au moins un tiers plus rapide que celle de l'écrou ailé ou volant, ainsi que je l'ai démontré par des applications comparatives à l'Hôtel-Dieu. L'on concevra toute l'importance de cette plus grande rapidité d'action, si l'on réfléchit que, chez bon nombre de malades, les séances ne peuvent durer plus de deux ou trois minutes, et qu'après ce temps la présence de l'instrument dans la vessie devient douloureuse et ne tarderait pas à être intolérable. Le compresseur de M. Touzay et celui dont M. Heurteloup a donné la figure dans son ouvrage sur la lithotripsie sont disposés de telle manière que, pour passer de la pression à la percussion, lorsque la première est suffisante, il faut démonter le compresseur pour mettre à découvert le bout de la branche mo-

bile du brise-pierre. Cette imperfection n'existe plus dans le
compresseur que j'ai présenté il y a quelques mois à l'Académie
des sciences et que j'ai nommé compresseur à double effet, il est
représenté dans la fig. 40. *g g* est une gouttière métallique; le
carré du brise-pierre s'adapte à la mortaise *f*; le pavillon ou la
rondelle est reçu dans le renflement *d*; l'extrémité de la branche mobile est reçue dans la cavité d'une douille *h*; la vis *e*, au
moyen de laquelle s'exerce la pression, est creuse et donne passage à une tige métallique dont on voit le prolongement en *p*.
la percussion s'exerce sur l'extrémité de cette tige qui transmet
le choc à travers la vis à la branche mobile du brise-pierre.
On voit en *m* une roue qui sert à faire marcher la vis ; au lieu
d'une roue, l'on peut, si l'on veut, faire usage d'une poignée. Une
spirale *n* maintient la tige centrale de la vis et l'empêche de re-
tomber.

On voit en *R* un petit chevalet qui, placé sur les rondelles du
compresseur et de la branche mobile, sert à écarter les mors
l'un de l'autre lorsque l'espèce de mastic produit par la poudre
de la pierre mêlée au mucus vésical les fait adhérer l'un à l'autre
et rend insuffisant l'effort de traction de la main. Pour cela on
place cette pièce à cheval sur les rondelles et l'on tourne la
poignée de manière à faire remonter la vis.

Depuis peu de jours, M. Charrière vient d'exécuter pour
M. Civiale une disposition qui me semble préférable au volant;
c'est un valet taraudé, fixé à bascule sur la branche femelle du
percuteur, qui vient, en s'abattant, mordre sur la vis de la branche mâle au point où le volume de la pierre la lui fait rencontrer.
Il y a plus de rapidité dans le mouvement; mais le défaut d'al-
lourdir l'instrument reste le même, en sorte que je persiste à
préférer le compresseur indépendant ou l'écrou brisé que j'ai
indiqué page 134.

Figure 40.

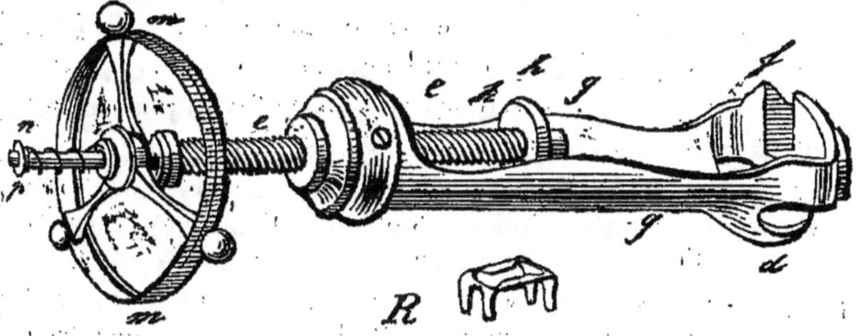

On a beaucoup parlé de l'avantage de pouvoir faire la pression et la percussion *simultanément* : or les instrumens dans lesquels on exaltait ce prétendu avantage n'exercent point simultanément ces deux actions. J'ai présenté à l'Académie des Sciences un instrument qui produit à la fois ces deux effets; c'est celui qui agit par une détente , que j'ai décrit page 143 , et que j'ai représenté fig. 45.

J'ai fait usage de cet appareil sur plusieurs malades , dont je rapporterai tout à l'heure l'histoire, mais son mécanisme par trop compliqué empêche qu'il soit d'une application journalière, et je me sers le plus ordinairement du compresseur à double effet que je viens de décrire, qui se trouve représenté fig. 40.

Lorsque la dureté des calculs me force d'employer la percussion, et que je n'ai point à ma disposition le lit rectangle, je me sers, pour maintenir le brise-pierre immobile, tantôt d'une sorte d'arc-boutant, terminé par des pelotes qui appuient sur les tubérosités ischiatiques du malade, tantôt des supports représentés dans la figure 33 , ou mieux de celui que l'on voit dans la figure 39, p. 169.

LIXe OBSERVATION.—Pierres nombreuses d'une grosseur variable, tuméfaction de la prostate , emploi du percuteur à détente et de la pression, guérison après douze séances.

M. Antonio Olarte de Mexico, âgé de 55 ans, éprouvait depuis deux années des douleurs en urinant, lorsqu'il vint en France, au mois de janvier 1833; je le sondai , et je trouvai plusieurs pierres dans la vessie; la sonde éprouvait un peu de difficulté à franchir le col, à cause d'une assez forte tuméfaction de la prostate; la marche occasionnait de la douleur et rendait les urines sanguinolantes. Je ne fis aucune préparation, et, quelques jours après cette exploration, je commençai la lithotritie. Plusieurs fois les calculs ayant résisté à la pression, je fis jouer la détente de l'appareil représenté dans la fig. 45, mais le plus grand nombre et la plus grande partie des pierres fut écrasé par pression. Cette opération ne présenta aucune particularité remarquable, seulement l'entrée de la vessie fut plusieurs fois difficile pour l'instrument comme elle l'avait été d'abord pour la sonde. J'ai dit ailleurs qu'il suffit d'ordinaire de maintenir

quelques instans le bout du brise-pierre en contact avec le point
résistant pour le lui voir franchir par son seul poids ; c'est ce
qui eut lieu à plusieurs reprises. J'estimé, par le nombre des
séances, le volume des calculs et la quantité du détritus, que la
vessie contenait dix à douze pierres.

Cette difficulté pour franchir le col de la vessie tient à deux
circonstances : la principale est la longueur plus grande de la
portion prostatique de l'urèthre occasionnée par le gonflement de
cette glande ; la seconde, qui dépend de celle-ci, tient à la courbure un peu brusque des brise-pierres. L'extrémité de l'instrument venant dans le mouvement d'abaissement buter contre la
paroi supérieure de l'urèthre.

LXe OBSERVATION.—Pierre de deux pouces de diamètre, d'une
dureté médiocre, catarrhe de la vessie très intense considéré
pendant long-temps comme la maladie principale, lithotritie
par percussion puis par pression, engagement des fragmens
dans l'urètre, guérison.

Rivière, maréchal-ferrant à Laferté-Gaucher, âgé de 43 ans,
éprouvait de la douleur en urinant depuis plus de deux années,
lorsqu'il vint à Paris en 1833. Il fut admis à l'hôpital de la Pitié,
où, s'il faut l'en croire, on le traita pour son catarrhe vésical
sans que l'on se mît en peine de savoir si la vessie contenait un
calcul. Rivière sortit de la Pitié à peu près dans le même état
qu'il y était entré. De retour dans son pays et continuant de
souffrir, il se fit sonder par un médecin de Provins, qui trouva
un calcul, et m'adressa le malade. Rivière entra à l'Hôtel-Dieu,
dans le service de M. Récamier, dont on connaît l'ardent amour
pour les progrès de l'art de guérir. Je fis, de concert avec lui,
l'examen du malade et l'exploration de la vessie, au mois d'octobre 1834 ; nous constatâmes l'existence d'un catarrhe vésical
et d'un calcul dont le volume devait approcher de deux pouces.
Quelques jours après je procédai à l'opération, en présence de
MM. Récamier, Trousseau, Dieffenbach de Berlin, Regnoli de
Pise, Cantoni de Milan ; le calcul fut saisi sans tâtonnement,
l'écartement des branches du brise-pierre était de 23 lignes ; je le
brisai par la percussion, et pour fixer l'instrument, car j'opérais

dans la salle sur le lit du malade ; je me servis du support que j'ai représenté dans la fig. 33, support auquel j'ai substitué depuis celui que l'on voit dans la figure 39 page 169. La dureté du calcul étant médiocre il céda promptement; plusieurs fragmens des plus volumineux furent immédiatement saisis et broyés de la même manière. Le malade rendit le lendemain et le surendemain une quantité de détritus plus considérable que celle qui d'ordinaire est produite par une première séance. Trois jours après j'en pratiquai une seconde, puis, après un intervalle égal, une troisième eut lieu ; celle-ci fut suivie de fièvre, d'une augmentation notable du catarrhe de la vessie et de dévoiement dissentérique. La suspension des opérations, des sangsues à l'anus, des lavemens laudanisés firent disparaître ces symptômes, et l'opération pût être reprise; cependant ils se produisirent de nouveau plus tard, mais à un moindre degré. Dès la seconde séance des fragmens de pierre s'arrêtèrent dans la fosse naviculaire, et, bien que pour empêcher le retour de cet accident j'eusse fait une moucheture au méat urinaire, le diamètre de cette ouverture n'en fut que très peu augmenté, et l'engagement des fragmens eut lieu presque à chaque séance; plusieurs de ces fragmens furent extraits par messieurs les internes de garde et spécialement par M. Joux, compatriote du malade, chargé d'un service dans la salle et aujoud'hui docteur en médecine; mais le plus grand nombre fut extrait par moi, les uns entiers, les autres, plus volumineux, brisés par percussion avec la pince uréthrale. Je pense que le nombre des morceaux qu'il me fallut extraire de la sorte fut au moins de 40 à 50. La sensibilité de la vessie était fort développée chez ce malade; aussi les premières applications furent-elles douloureuses; cependant cette sensibilité alla en diminuant à partir de la huitième ou neuvième application, et, à la quatorzième, qui fut la dernière, elle était presque nulle. L'abondance des mucosités alla en décroissant dans la même proportion, et l'urine était devenue limpide et abondante avant même que la vessie eût été complètement débarrassée. Un an s'est écoulé depuis que j'ai opéré Rivière; j'ai su que sa santé est excellente. Dans les deux premières séances seulement j'ai fait usage de la percussion; ensuite le peu de dureté du calcul me permit de l'écraser par pression. J'ai mis successivement en œuvre le volant et le compresseur indépendant; il a été facile par ces applications com-

paratives de voir combien ce dernier l'emporte sur l'autre par
la promptitude de sa manœuvre.

LXVe OBSERVATION.—Pierre plate de 14 lignes de diamètre sur
7 à 8 d'épaisseur ; vessie profonde; emploi de la percussion,
puis de la pression; cinq séances; guérison.

M. Albert, habitant Larochefoucauld, près Angoulême, âgé
de 64 ans, d'une haute stature et d'une forte constitution,
éprouvait depuis dix-huit mois des douleurs en urinant et tous
les symptômes de la pierre , lorsqu'il vint à Paris, au mois de
septembre 1834. Le voyage qu'il fit dans une diligence fut très
pénible. Je sondai M. Albert en présence de M. le docteur
Mélier, et je reconnus la présence d'un calcul ; ce ne fut pas
cependant sans quelque difficulté occasionnée par la forme plate
de la pierre, la dépression du bas-fond de la vessie et l'état de
contraction de cet organe. A trois jours de là eut lieu la première
application ; dans la journée qui la précéda je fis prendre deux
grains d'opium, moitié par la bouche , moitié par l'anus, pour
calmer l'irritabilité de la vessie, résultat que j'obtins. J'envoyai
chez le malade un lit rectangle, prévoyant que la forme plate de
la pierre et la dépression de la vessie rendraient la bascule, sinon
indispensable , du moins fort utile; la pierre fut en effet saisie
de suite et sans tâtonnement par son moyen. Cette séance, qui
avait été assez bénigne malgré l'extrême sensibilité de la vessie,
fut cependant suivie de quelques symptômes de péritonite, pour
lesquels je mis immédiatement en usage la saignée générale, des
sangsues et des bains. Six jours après je pus faire une seconde séance, qui ne fut suivie d'aucun des phénomènes auxquels la première semblait avoir donné lieu. Cinq applications,
de cinq minutes chacune, furent nécessaires à la complète destruction du calcul. Ces applications eurent pour témoins les
mêmes chirurgiens célèbres que j'ai nommés dans la précédente
observation. La pierre fut d'abord mise en morceaux par percussion, puis dans les séances qui suivirent la pression fut
suffisante.

LXVIe OBSERVATION. — Pierres nombreuses, volumineuses
et fort dures ; rétrécissement turgescent de la partie moyenne de l'urèthre ; broiement par percussion et par pression ;
guérison.

M. Guyot, âgé de 40 ans, tapissier à Paris, souffrait depuis quatre ans environ ; il urinait le sang en abondance chaque fois qu'il allait en voiture ou parcourait à pied un espace de quelques centaines de pas. M. le Dr. Labric, l'ayant sondé, constata l'existence d'un corps étranger dans la vessie et me l'adressa. Ce fut vainement, dans la première visite du malade, que je voulus faire pénétrer une sonde ; elle fut arrêtée à cinq pouces et demi, et je ne pus insinuer, dans ce rétrécissement, qu'une bougie très fine. M. Labric ayant quelques jours auparavant pratiqué sans difficulté le cathétérisme, je dus supposer l'existence d'un spasme développé sur un rétrécissement par le passage même de la première sonde. Effectivement, après quelques jours de repos, je pus faire pénétrer la sonde sans obstacle et je reconnus plusieurs pierres ; l'une d'elles, mesurée par le procédé que j'ai précédemment indiqué donnait 16 lignes dans l'un de ses diamètres. La vessie étant spacieuse, point contractée et exempte d'inflammation catarrhale, je pensai que la lithotripsie était non seulement praticable mais opportune. La première application eut pour témoin M. Breschet, chargé par l'Académie des sciences d'examiner mon compresseur et mon étau portatif. Cette séance fut simple et point douloureuse ; plusieurs pierres de 6 à 10 lignes furent saisies sans tâtonnement et écrasées par l'action de la vis. Le malade ne fut nullement fatigué de cette séance, mais le passage des fragmens réveilla le spasme sur le point rétréci, et, lorsque je voulus trois jours après faire une seconde séance, le cathétérisme fut impossible, dans les mains de M. Labric comme dans les miennes. Je laissai quelques jours de repos, car les plus petites bougies avaient de la peine à passer ; puis je fis la dilatation temporaire au moyen de grosses bougies de gomme à courbure fixe, laissées une heure chaque jour dans le canal : l'opération put être ensuite continuée. Cependant plusieurs fois encore l'introduction du brise-pierre éprouva de la difficulté ; pour la rendre possible, il me fallut placer une grosse bougie de gomme dans l'urèthre, l'y laisser pendant un quart d'heure, et faire succéder immédiatement l'instrument. Dans la première séance, l'écrasement avait pu se faire par la seule pression, mais il n'en fut pas de même dans celles qui suivirent. Des pierres plus grosses et plus dures ayant été saisies, une percussion des plus énergiques fut nécessaire pour les rompre. Une fois entre autres, il fallut, pour obtenir cet effet, frapper huit minutes et demie avec toute la force que permettait d'employer l'instrument. Cette percussion était plus pénible que douloureuse pour le malade, la solidité du point d'appui prévenant toute impulsion.

Il fallut, pour la destruction de ces pierres, 19 séances qui, pour la plupart, durèrent six minutes; elles furent exemptes de douleur, surtout celles dans lesquelles l'écrasement fut opéré par le compresseur. Outre les recrudescences spasmodiques du rétrécissement de l'urèthre dont nous avons parlé, le traitement fut encore traversé par un orchite qui força de suspendre les séances pendant trois semaines environ. La guérison de l'affection calculeuse est aujourd'hui complète.

RÉFLEXIONS.

On a beaucoup discuté naguère au sujet du spasme de l'urèthre, et chacun, comme il arrive, a gardé son opinion; les uns admettent, les autres rejettent sa possibilité. Je ne sais si l'on s'entend bien sur la valeur de ce mot; peut-être, si les opinions adverses eussent commencé par bien poser la question, la divergence eût été moins grande. Il est impossible de refuser d'admettre qu'un état d'éréthisme peut diminuer subitement le diamètre de l'urèthre sur quelques-uns de ses points ; l'observation ci-dessus en est un exemple entre mille. Quel chirurgien n'a pas eu l'occasion de voir des sondes, introduites sans résistance, serrées après une demi-heure de séjour de manière à ne pouvoir être retirées sans effort; ne voit-on pas tous les jours la simple présentation d'une sonde un peu trop volumineuse ou une tentative de cathétérisme mal dirigée rendre immédiatement impossible l'introduction de la bougie qui, l'instant d'auparavant, pénétrait facilement, et forcer de descendre à deux ou trois numéros d'un calibre inférieur?

Mais, dans ces divers cas, la contraction n'a lieu que sur un point, et ce point est plus ou moins rétréci. Maintenant le spasme peut-il se manifester lorsque le canal est parfaitement sain dans toute sa longueur? c'est une autre question que je ne me chargerai point de résoudre, attendu que, si je ne l'ai jamais observé, d'autres paraissent l'avoir vu ; cependant il est bon de remarquer que la contraction spasmodique se manifeste d'ordinaire sur un point plus ou moins circonscrit et non sur toute la longueur de

l'urèthre ; or, peut-on dire que la partie contractée soit exempte
de toute altération organique ? En parlant du spasme de l'urèthre,
page 112, j'ai dit que ce phénomène n'avait jamais été pour moi
un obstacle à la lithotripsie ; en écrivant cela j'oubliais le fait
suivant que je rapporterai ici, parce que peut-être l'occasion ne
s'en présenterait pas plus tard.

LXVIIe OBSERVATION.

En passant par Nancy, en 1828, pour aller à Dieuze voir
un malade calculeux, je fus appelé près de M. Pariset, qui
éprouvait les symptômes de la pierre, et que plusieurs chirurgiens fort habiles n'avaient pu sonder. Je fis le cathétérisme
avec une sonde d'argent qui pénétra dans la vessie sans la
moindre difficulté, à la grande surprise du malade et de M. le
Dr. Simonin présent à l'exploration. Je reconnus la présence
de plusieurs calculs, et je retirai l'algalie ; un moment après, à la
sollicitation du malade, je renouvelai le cathétérisme, mais cette
fois je ne pus réussir : il en fut de même le lendemain et quelques jours plus tard, à mon retour ; les bougies les plus fines
étaient arrêtées, mais il n'y avait pas rétention d'urine. Dans
un autre voyage que je fis, un mois après, je pus encore parvenir une fois, par surprise, mais plusieurs autres tentatives furent
inutiles malgré les bains, les sangsues et les frictions sur le
pénis avec la pommade de belladone , que dans cette circonstance comme dans beaucoup d'autres j'ai trouvée sans effet. Je
pensai qu'avec une telle disposition il était impossible de songer à la lithotripsie et qu'il convenait de pratiquer la taille un
jour que le calme de l'urèthre permettrait l'introduction
d'un cathéter. Cette opération fut pratiquée peu de temps
après, à Nancy, avec des circonstances remarquables dont je
parlerai lorsque l'occasion s'en présentera.

Dans les conditions analogues à celles dont je viens de parler,
les sondes d'un moyen calibre m'ont souvent paru pénétrer
dans l'urèthre avec plus de facilité que des sondes plus petites.
Quant aux moyens de faire cesser la turgescence , il en existe
deux : le premier est la sonde laissée à demeure pendant quelques
jours, mais il est bien entendu que l'on aura pu parvenir à l'introduire, et pour cela, comme nous venons de le voir, il faut quelquefois plus d'une tentative. La présence de la sonde pendant un

temps aussi long émousse et épuise la disposition contractile de l'urèthre, et la sécrétion muqueuse qu'elle détermine amène le dégorgement du point ordinairement endurci sur lequel le spasme se développe. Le second moyen est la scarification répétée, faite comme je l'indiquerai plus tard.

LXVIII⁰ OBSERVATION. — Plusieurs pierres volumineuses et dures; hypertrophie du cœur; œdème des membres inférieurs, surtout du côté droit; broiement par percussion et pression; guérison.

M. Borkenstein de Christiania, officier supérieur d'artillerie au service de Suède, âgé de 50 ans, éprouva pour la première fois vers 1828 de la douleur en urinant, mais il négligea de s'assurer de la nature de son mal. Il était sujet à des attaques de goutte; les extrémités inférieures sont œdématiées, mais la droite beaucoup plus que la gauche ; l'embonpoint général est fort considérable; la face présente habituellement une teinte bleuâtre légère, occasionnée par la prédominance de l'injection veineuse; à des intervalles de temps assez courts il y a des palpitations de cœur violentes, de la gêne dans la respiration et de la fièvre. En arrivant à Paris, M. Borkenstein s'était confié aux soins de M. Civiale, qui, voyant des conditions générales si défavorables, et trouvant en outre dans la vessie plusieurs calculs volumineux, parut assez peu disposé à pratiquer une opération. M. Breschet, qui fut appelé en consultation, augmenta encore cette hésitation par le peu d'espoir qu'il semblait concevoir. M. Civiale introduisit quelques bougies pour préparer le canal; mais après un mois il n'avait pas encore commencé l'opération. M. Borkenstein était fatigué de ce retard, dont il n'appréciait pas les motifs; il s'était, depuis son arrivée, mis au courant des divers procédés employés pour détruire mécaniquement la pierre; il sut que M. Civiale faisait encore usage de la pince à trois branches et de la perforation, tandis que je pratiquais habituellement l'écrasement avec le percuteur. Ce dernier mode lui paraissant préférable , il remercia le chirurgien auquel d'abord il s'était confié, et je fus mandé par une lettre , dans laquelle ces motifs sont exposés. Les conditions me semblèrent ce qu'elles avaient paru à M. Civiale, c'est à dire mauvaises, et M. Breschet, auquel j'en parlai, me conseilla de bien

1éfléchir avant d'agir ; car il n'y avait que fort peu de chances
de guérisou.

Je pesai donc avec attention toutes les circonstances ; les
symptômes indiquaient une maladie du système circulatoire ;
mais cet état durait depuis plusieurs années sans avoir empiré ;
il pouvait durer plusieurs années encore. L'œdème n'occupait
que le membre droit, et d'ordinaire une maladie du cœur produit
ce phénomène des deux côtés. Les palpitations et la gêne de la
respiration n'étaient point constantes ; souvent le cœur battait ré-
gulièrement ; il n'y avait point d'impulsion, point de bruit, de
souffle ni de râpe : ces considérations me firent penser que l'affection du cœur était moins grave que plusieurs des symptômes
pouvaient le faire supposer. Je me rassurai donc, et me déterminai à pratiquer telle opération que les conditions dans lesquelles je trouverais la vessie et la pierre me feraient paraître
préférable. M. le docteur Delaroque , après avoir examiné le
malade, me confirma dans cette pensée ; il lui sembla que la
gêne de la circulation tenait plutôt à une prédominance graisseuse des enveloppes du cœur qu'à toute autre cause.

Le 8 août je sondai M. Borkenstein en présence de MM. Heiberg, professeur de chirurgie à Christiania, et Wisbeck, chirurgien de l'hôpital de Berghen. Je trouvai plusieurs pierres volumineuses ; mais comme la vessie n'était point contractée ni
très enflammée, malgré le contact de corps étrangers pendant
plusieurs années, je pensai que la lithotripsie était praticable, et
comme le malade désirait n'être pas prévenu du jour de l'opération, je proposai de la commencer à l'instant même, ce qui,
après un moment d'hésitation et d'étonnement, fut accepté.
J'introduisis en conséquence le percuteur, et, sans tâtonnement,
je saisis le plus petit calcul ; je l'écrasai avec le compresseur à
double effet ; je pris ensuite un fragment , que j'écrasai de la
même manière. Puis je retirai l'instrument, ne m'étant proposé
dans cette première application que de faire cesser les appréhensions du malade. Dans la séance suivante , qui eut lieu trois
jours après, je disposai l'étau représenté dans la figure 39, pensant que je pourrais avoir affaire à l'un des gros calculs. En effet,
le premier qui fut saisi donnait à l'instrument un écartement de
16 lignes , et il ne l'avait pas été dans son plus grand diamètre. Il fallut pour le briser une percusssion assez forte ; je fus
obligé dans plusieurs séances encore de faire usage du marteau.

Les derniers fragmens furent écrasés avec le compresseur. La destruction complète des calculs nécessita quatorze applications de sept à huit minutes chacune. Je fis ensuite deux explorations dans lesquelles je ne rencontrai rien.

Le détritus expulsé s'est trouvé du reste en rapport avec le nombre des séances et la durée du traitement; car il forme une masse d'un pouce et demi cube; bien que deux explorations n'eussent rien fait rencontrer, M. Borkenstein, à la fin de l'émission de l'urine, éprouvait encore une légère épreinte, qui lui faisait supposer l'existence de quelque parcelle de pierre; il désira que M. Civiale vérifiât s'il était en effet complètement délivré. M. Breschet et M. Walther de Munich furent, sur ma demande, appelés à prendre part à cette exploration, qui ne fit rien découvrir dans la vessie.

Plusieurs chirurgiens étrangers, outre les deux norvégiens que j'ai nommés précédemment, assistèrent à cette opération. Parmi eux je citerai MM. Save de Stokholm, Heiger de Vienne, etc. Dans le cours du traitement, qui dura deux mois, je fis pratiquer quatre saignées pour remédier à l'embarras de la circulation et à la dyspnée; je fis prendre la teinture de digitale, la teinture de colchique, et pour boisson habituelle du genièvre avec de l'eau sucrée. Après trois semaines de ce traitement, l'œdème de la cuisse et de la jambe droite avaient diminué de moitié. Il est inutile de dire que l'opération du broiement n'a débarrassé le malade ni de sa goutte ni des palpitations auxquelles il est sujet.

RÉFLEXIONS.

Les circonstances dans lesquelles cette opération fut entreprise étaient loin d'être favorables. La maladie du cœur et l'affection goutteuse devaient faire craindre qu'il ne survînt avant sa terminaison quelque chose de grave; cependant les deux maladies n'étaient point assez avancées pour ne pas laisser espérer plusieurs années de vie, et peut-être une guérison complète : il était donc rationnel et médical d'agir pour délivrer M. Borkeinstein de ses calculs; mais laquelle des deux opérations était préférable? Je crois que c'était la lithotripsie; non parce qu'elle a réussi, mais parce qu'elle présentait en réalité plus de chances. En effet, l'embonpoint du malade aurait nécessité une plaie

large et profonde, dont les bords n'auraient pas manqué de s'in-
filtrer, par suite de la disposition œdémateuse préexistante, augmentée par le séjour au lit. Si pourtant la vessie avait été contractée, alors il n'y aurait point eu à hésiter, la taille suspubienne
eût été seule praticable.

LXIX° OBSERVATION.—Pierre volumineuse d'oxalate de chaux,
existant probablement depuis 25 ans ; vessie saine ; lithotripsie
par percussion et par pression ; guérison.

M. Carteret, de Paris, âgé de 40 ans, éprouvait de la douleur
en urinant, depuis une époque fort éloignée, puisqu'à son dire,
elle remonterait à 25 ans. Comme les souffrances étaient depuis
quelque temps devenues plus vives, le malade consulta M. Boutin de Beauregard qui, d'après les symptômes, soupçonnant que
la vessie devait contenir un calcul, lui donna le conseil de se
confier à mes soins. Au commencement de décembre 1835, je
sondai le malade, et je rencontrai une pierre fort rugueuse
de 20 lignes de diamètre. L'émission de l'urine avait lieu toutes les heures, ce liquide était teint de sang après une marche
un peu longue, mais il ne laissait déposer qu'une très petite
quantité de mucosités ; la vessie avait de la souplesse, bien qu'elle
ne pût recevoir que quatre onces de liquide. Une pierre de 20
lignes, formée d'oxalate de chaux, à en juger du moins par les
mamelons dont elle était couverte, devait offrir des obstacles au
broiement ; mais le bon état de la vessie rendait ces obstacles
surmontables : une seule circonstance m'éloignait d'entreprendre cette opération : c'était la sensibilité exagérée et l'incroya-
ble indocilité du malade qui, dans la première exploration, débuta par se rouler sur le lit avec la sonde, au risque de se perforer la vessie. Les promesses que me fit M. Carteret d'être à l'a-
venir plus calme et plus docile m'engagèrent à faire une tentative. Je disposai sur une planche l'étau représenté dans la figure
39 ; je la plaçai recouverte d'un coussin sous le siége, et je procédai
à l'opération, en présence de M. le docteur Nicora. Le calcul fut
saisi sans difficulté. L'écartement des branches du brise-pierre était
de 19 lignes, la rupture ne put être opérée que par une percussion
assez forte continuée pendant six minutes ; je fus obligé durant ce
temps de faire maintenir le malade, car, bien que de son aveu
même, l'ébranlement produit par les coups de marteau ne lui
fît point éprouver de douleur, cependant il était, à chaque instant

prêt à faire un bond en arrière. L'instrument revint chargé de détritus noirâtre sous forme de gros grains, qui ne me laissa aucun doute sur la nature du calcul, formé, comme je l'avais jugé d'abord, d'oxalate de chaux. Dans la seconde application, le premier fragment qui fut saisi produisait un écartement de 21 lignes; il résista un peu moins que ne l'avait fait la pierre entière; trois autres fragmens furent encore écrasés. Cette séance dura douze minutes, dont dix et demie furent employées à percuter.

Je ne détaillerai pas chacune des applications qui suivirent; je dirai seulement que la vessie ne fut débarrassée qu'après la neuvième. Dans les trois dernières l'écrasement put être opéré par la pression seule, et la percussion ne fut mise en usage que pour rapprocher plus complètement les branches de l'instrument avant de l'extraire. Une circonstance trop commune vint par trois fois traverser cette opération et en retarder la terminaison : je veux parler de l'engagement des fragmens et de leur arrêt dans la fosse naviculaire ; quelques-uns furent extraits au moyen de ma curette articulée ; d'autres, trop volumineux pour franchir l'ouverture, durent être brisés par la percussion sur l'extrémité du foret de ma pince uréthrale, au moyen de laquelle ils étaient fixés.

RÉFLEXIONS.

Un calcul d'un gros volume, formé par de l'oxalate de chaux, est généralement considéré comme un empêchement à la lithotripsie, et cependant la guérison fut complète ; si en même temps la vessie eût été hypertrophiée, toute tentative eût été probablement inutile, sinon imprudente. Je ferai remarquer encore dans ce fait l'état sain de la vessie, bien qu'elle fût en contact depuis 25 ans avec un calcul : c'est un nouvel exemple de l'innocuité de l'oxalate de chaux, malgré les aspérités dont il est hérissé, et une preuve nouvelle de ce que j'ai dit ailleurs, au sujet des diverses diathèses calculeuses.

Une chose remarquable, c'est la déposition des phosphates triples sur les fragmens de la pierre, tandis que cette déposition n'avait pas eu lieu, tant que la pierre était entière; il semble qu'alors les fragmens affectent la vessie, comme le font les corps étrangers introduits dans cette poche, lesquels, comme l'on sait, se couvrent après peu de jours d'une couche phosphatique : il est vrai, qu'il faut tenir compte du développement ou de l'accroissement de l'inflammation catarrhale produite par l'opération.

J'ai donné, p. 107, la figure de la curette articulée que j'ai imaginée pour extraire les calculs et les fragmens arrêtés dans l'urèthre. Un jeune médecin russe, M. Dubowiski, a modifié cet instrument de manière à y joindre une gaîne contenant un foret à développement, j'ai voulu en faire usage dans cette circonstance, mais les fragmens n'étant pas suffisamment assujétis vacillaient, en sorte que le foret n'agissait parfois que sur leur surface et déchirait la muqueuse, ou bien encore, cette membrane se trouvait pincée entre la pierre et l'extrémité dentée de la gaîne. J'eus recours alors à la combinaison de ma curette et de ma pince uréthrale. Je donnerai, quelques pages plus loin, les figures de ce nouvel instrument et de celui de M. Dubowiski.

ÉCRASEMENT DES CALCULS PAR LA SEULE PRESSION.

Lorsque les calculs urinaires ne sont pas durs ou qu'ils sont d'un petit volume, la seule pression, exercée par la vis sur la branche mobile du brise-pierre suffit pour en opérer l'écrasement. J'ai dit, dans le précédent chapitre, que je préfère le compresseur indépendant à double effet, représenté dans la fig. 40, et j'en ai donné les raisons; je vais donc, sans autre préambule, rapporter quelques faits dans lesquels ce procédé a été mis en usage.

LXXᵉ OBSERVATION.—Pierres nombreuses; catarrhe de vessie; engorgement de la prostate; abcès lent du périné.

M. l'abbé Rousseau, de Paris, âgé de 70 ans, commença vers 1830 à ressentir de la douleur à la fin de l'émission de l'urine; un jour, à la suite d'une promenade en voiture, il rendit des urines fortement teintes de sang, et, depuis ce moment, la douleur fut constante. Huit ou dix mois après M. Rousseau fut sondé, sans que l'on rencontrât de pierre; un an s'écoula encore, et les douleurs persistant, je fus appelé par le médecin du malade, M. Jacqmin, pour explorer la vessie, dans laquelle je trouvai plusieurs pierres de 8 à 12 lignes de diamètre. Le besoin de rendre l'urine se faisait fréquemment sentir ; ce liquide contenait des mucosités.

Au mois d'avril 1834, je commençai l'opération du broiement. L'instrument éprouva un peu de difficulté à franchir le col de la vessie, à cause du gonflement assez considérable de la prostate. Trois calculs de 7 à 10 lignes furent immédiatement saisis, sans presque faire de recherches, et seulement en appuyant le brise-pierre sur le bas-fond. Plusieurs fragmens ou des calculs plus petits furent broyés ensuite. Cette séance fut suivie d'un accès de fièvre, qui le lendemain n'avait point laissé de traces. Trois jours après, nouvelle séance aussi fructueuse que la première, sans fièvre.

Après la quatrième séance, un fragment engagé dans le col empêcha l'émission de l'urine et détermina, de la part du malade, d'incroyables efforts. Appelé au bout de deux heures , je repoussai le fragment et vidai la vessie, mais un accroissement partiel de la prostate , occasionné par le contact prolongé des corps étrangers, empêcha pendant quelques jours , l'évacuation spontanée de l'urine. Je voulus d'abord laisser une sonde à demeure ; mais la douleur qu'elle occasionnait au malade força de la retirer. J'enseignai alors à M. Rousseau l'introduction d'une sonde à courbure fixe ; il réussit tout d'abord à la placer, et chaque fois que le besoin d'uriner se faisait sentir, il le satisfaisait artificiellement. Ces besoins d'uriner devinrent immédiatement moins fréquens qu'avant l'introduction de la sonde , et le dépôt diminua aussitôt, ce qui fut un indice pour moi de la non-évacuation complète de l'urine avant toute opération. Après trois semaines, la vessie se vidait spontanément aux trois quarts, et, plus tard, elle en vint à expulser la totalité du liquide. Cependant je n'avais pas pour cela suspendu l'opération du broiement, et, de quatre en quatre jours, des pierres entières ou des fragmens de pierres étaient saisis et réduits en poudre autant que possible. La destruction des corps étrangers, qui étaient en grand nombre, marchait ainsi d'une manière satisfaisante, lorsqu'une dureté de la grosseur d'un poids se montra sur l'urèthre, à la racine de la verge ; cet engorgement s'étendit, devint extrêmement dur et sembla rester stationnaire pendant un mois environ ; après lequel temps la fluctuation paraissant manifeste, M. Jacqmin donna issue au pus, au moyen d'une petite incision ; au bout de cinq à six jours, la suppuration était tarie et réduite à un léger suintement. L'engorgement était à peu près aussi considérable et aussi dur qu'auparavant ; il semblait occuper surtout les corps caverneux. Des cataplasmes simples et des cataplasmes maturatifs, des frictions avec la pommade mercurielle, avec la pommade iodurée n'avait paru influer en rien sur la marche de cet engorgement, qui ne diminuait qu'avec une lenteur extrême ; du reste la santé générale de l'abbé Rousseau était assez bonne ; il était à la campagne et faisait presque chaque jour une promenade en voiture, ce qui, précédemment, lui était impossible. Cependant, après trois mois de suspension, je crus devoir achever de débarrasser la vessie des fragmens qu'elle devait encore contenir, sans attendre le dégorgement complet de la verge et du tissu cellulaire du périné, qui semblait devoir se faire attendre long-temps encore. En introduisant l'instrument, je rencontrai un rétrécissement au niveau du point de l'ouverture de l'abcès, rétrécissement produit par l'endurcissement du tissu cellulaire extra-uréthrale ; car il n'y avait point eu de communication avec le canal. Cette espèce de rétrécissement par pression extérieure, n'étant pas de nature à céder soit à la cautérisation, soit à la dilatation temporaire, je ne m'occupai pas de le détruire, je le franchis avec l'instrument et je repris le broiement. Des changemens assez notables s'étaient faits du côté de la vessie pendant le trimestre qui venait de s'écouler ; la petite tumeur isolée, développée sur le col, paraissait avoir disparu, la prostate semblait s'être accrue en bas et en arrière, de telle sorte que le bas fond de la vessie avait disparu. Non seulement l'évacuation de l'urine était complète, mais son expulsion avait lieu d'une manière énergique ; il en résulta qu'après la première séance de la reprise, plusieurs fragmens volumineux, poussés dans le canal, s'arrêtèrent en arrière du rétrécissement dont je viens de parler ; j'en fis l'extraction avec la petite pince uréthrale, mais cette opération fut longue et laborieuse. Pour éviter le retour de cet accident, j'engageai M. Rousseau à passer la sonde chaque fois qu'il éprouverait le besoin d'uriner, ce qu'il fit : il en résulta seulement la nécessité de trois ou quatre applications de plus pour réduire en poudre des fragmens dont l'expulsion aurait pu avoir lieu, mais en exposant à la reproduction de graves inconvéniens.

L'augmentation de la totalité de la prostate rendit l'introduction de l'instrument plus difficile dans la seconde partie de l'opération ; pour lui faire franchir le col, il fallait un certain degré de pression, et ce n'était qu'après une minute d'attente, que la prostate s'abaissant, il pouvait pénétrer dans la vessie. Il fallut 21 ou 22 séances pour broyer et extraire les pierres qui m'ont semblé devoir être au nombre de douze ou quinze. M. le docteur Jacqmin fut présent à toutes les applications et ses sages conseils m'ont été d'un grand secours.

« Depuis 18 mois, M. Rousseau n'a plus éprouvé aucun dérangement des voies urinaires; sa santé générale est excellente, et cependant l'engorgement du tissu cellulaire n'a pas disparu complètement, la cloison des dartos est dure, et même un petit abcès s'est encore ouvert au périné il y a quatre mois, il s'est tari au bout de quelques jours.

RÉFLEXIONS.

Cette opération peut donner lieu à des réflexions nombreuses. Quelques-unes ont déjà trouvé place à la suite d'autres faits, d'autres, je crois, sont nouvelles; ainsi l'on voit les diverses transformations du gonflement de la prostrate, le développement partiel de cette glande donnant lieu à une rétention d'urine, incomplète d'abord, complète ensuite, mais disparaissant par l'emploi de la sonde évacuatrice et sous la pression de l'instrument brise-pierre. Plus tard, enfin, nous voyons la contraction de la vessie se montrer énergique, et, comme d'ordinaire, coïncider avec le développement du corps de la prostate, car l'écoulement de l'urine est contrairement affecté suivant que le développement de cette glande a lieu vers le col ou vers le bas-fond de la vessie. Il est encore une autre circonstance qui mérite d'être notée, c'est le caractère tout particulier des abcès qui se sont manifestés dans le tissu cellulaire extra-uréthral et l'engorgement des corps caverneux; ces abcès, que je n'ai trouvés décrits nulle part, demandent une mention particulière; j'aurai plus loin l'occasion de leur consacrer quelques pages.

LXXIe OBSERVATION. — Pierres petites nombreuses; vessie saine; constitution débile; opération simple et facile; état adynamique; guérison.

M. Houzet, âgé de 66 ans, habitant Farmoutier, souffrait en urinant depuis deux ans, lorsqu'il vint à Paris en 1834. M. Gaultier de Claubry auquel il demanda conseil, pensa, d'après les symptômes que la vessie devait contenir un calcul; il m'adressa le malade, et je trouvai, en effet, plusieurs pierres. L'urine était claire, la vessie peu contractile ; la lithotritie semblait indiquée et je la pratiquai le 12 août. L'opération fut des plus simples et des plus faciles. Comme les pierres étaient en grand nombre et grosses comme des noisettes, il suffisait d'ouvrir l'instrument pour les saisir, j'en écrasai sept à huit, et la séance fut immédiatement suivie de la sortie d'une assez grande quantité de détritus. Quelques jours après, je fis une seconde application toute aussi innocente que la première et cependant elle fut suivie d'un état de stupeur et d'abattement qui se prolongea pendant un mois. M. Gaultier et moi vîmes là un état adynamique pur, auquel avait pu donner lieu l'ébranlement nerveux causé par l'opération quelque bénigne qu'elle eût été, mais surtout par une vive contrariété qu'éprouva le malade un instant avant la seconde application. Pendant ce temps le pouls était peu fréquent, mais irrégulier, la langue médiocrement sèche, les urines point du tout muqueuses, aucune partie du corps n'était le siége de sensation douloureuse.

Lorsque M. Houzet eut repris un peu de force, nous continuâmes l'opération qui fut exempte de douleur et ne présenta plus rien de remarquable. Il fallut douze séances pour broyer et extraire la totalité des petites pierres qui pouvaient être au nombre de vingt à vingt-cinq. Cette opération eut pour témoins MM. Cantoni, Dieffenbach, Regnoli, etc.

RÉFLEXIONS.

Nous voyons, dans l'observation précédente, un ébranlement nerveux succéder à une application des plus bénignes, qui n'avait occasionné ni la moindre douleur, ni la moindre effusion de sang. La lithotritie, la plus simple en apparence, produit quelquefois de ces commotions profondes qui jettent le malade dans un affaissement et un état adynamique prolongé, dont le plus souvent on n'observe aucun indice après des opérations beaucoup plus laborieuses et plus graves en apparence. J'ai vu trois fois cet affaissement durer pendant plus d'un mois ; je l'ai vu chez un malade confié à mes soins, par M. Fouquier, se terminer par la mort après 52 jours de maladie. Dans les trois cas, de cuisantes inquiétudes ou des contrariétés vives semblaient avoir exercé sur le développement de cet état de prostration non fébrile, une influence puissante.

Je retrouve encore dans ce fait, une autre circonstance qu'il est bon de noter, c'est la prolongation de l'opération rendue nécessaire par la présence incessante de fragmens qui semblent se reproduire à mesure qu'on les détruit. Cette reproduction apparente est quelquefois occasionnée par l'existence de petites lacunes ou cellules, souvent assez nombreuses dans les vessies qui renferment des calculs urinaires. Les fragmens sont momentanément retenus dans ces lacunes, et quelquefois ils n'en peuvent plus sortir, comme j'ai eu l'occasion de m'en convaincre dans deux autopsies de personnes, qui, plusieurs mois auparavant avaient été lithotritiées. Chez M. Houzet il existe, au bas-fond de la vessie, à droite, une dépression dans laquelle étaient logés un grand nombre de fragmens, et où je fus obligé d'aller les chercher ; il en était même resté un que le malade, dans son impatience de retourner chez lui, ne m'a pas donné le temps d'extraire, et qui est sorti spontanément par suite du voyage et de la secousse de la voiture. Je viens de sonder M. Houzet, huit mois après la cessation de toute application de la lithotritie. Sa vessie est complètement débarrassée, et la santé générale est fort bonne.

LXXIIe OBSERVATION. — Pierre de la grosseur d'une noix ; vessie saine ; bonne constitution ; sensibilité exquise ; guérison ; persistance, pendant plusieurs mois, d'une sensation un peu pénible en urinant.

M. le comte d'Argout commença, en 1833, peu de temps après la suspension de ses travaux ministériels, à ressentir de la douleur en urinant ; son urine devint trouble ; des bains et des boissons adoucissantes calmèrent ces symptômes, mais ne les firent pas cesser. A la fin de 1834, étant en voyage dans le midi de la France, M. d'Argout éprouva, du mouvement de la voiture, une douleur et une fatigue qui le forcèrent de s'arrêter à Lyon, et le déterminèrent à se faire sonder par l'un des chirurgiens les plus célèbres de cette ville. L'introduction de la sonde fut un peu difficile et l'exploration ne fit point sentir de calcul. L'irritation de la vessie et la douleur durent alors être considérées comme le résultat d'une affection rhumatismale contre laquelle furent employés les moyens appropriés, et spécialement les dérivatifs tels que les frictions avec la pommade stibiée. Tous ces moyens restant sans effet, M. Delaroque, médecin de

M. D... le pressa de se soumettre à une exploration nouvelle, et je fus appelé pour la faire, au mois de décembre 1834. Le cathétérisme fut facile et la sonde rencontra aussitôt un calcul qui, mesuré par le procédé indiqué p. 34 donna 14 lignes de diamètre. Trois jours après, je fis une première application dans laquelle la pierre saisie sans tâtonnement, fut écrasée par la pression de la vis ; deux fragmens furent ensuite repris et broyés. Cette séance dura deux minutes et demie ; cinq séances de la même durée furent employées à la trituration complète du calcul ; le développement de la sensibilité, après ce laps de temps, ne permettant pas de les prolonger davantage. Après la 3e séance, un fragment volumineux s'engagea dans l'urèthre et s'arrêta au commencement de la portion spongieuse ; il en résulta un accès de fièvre, j'en fis l'extraction au moyen de la curette articulée et de la pince uréthrale. Deux explorations faites avec la sonde et avec le brise-pierre ne firent rien trouver dans la vessie. Pendant un mois environ, la douleur en urinant avait cessé complètement, l'urine était devenue limpide, lorsque le procès de la chambre des pairs survint. M. D... s'astreignit à rester assis tous les jours pendant un temps fort long, les sensations pénibles en urinant se firent de nouveau sentir ; des sables et quelques mucosités se montrèrent dans l'urine par intervalles, malgré l'emploi des carbonates alcalins à l'intérieur.

A la fin d'août je fis une exploration avec la sonde, qui ne me fit rien rencontrer dans la vessie, et M. d'Argout partit deux jours après pour se rendre à Vichy d'abord, puis aux Pyrénées ; c'est là que disparut tout à fait la sensation pénible que l'émission de l'urine lui faisait éprouver encore. Sa santé est actuellement très bonne.

RÉFLEXIONS.

Deux circonstances se présentent à notre remarque dans cette opération : l'inutilité des recherches faites par un chirurgien habile pour rencontrer une pierre, qui plus tard se présenta pour ainsi dire d'elle-même à la sonde ; la seconde est la reproduction, peu de temps après l'opération, d'une sensation un peu pénible analogue à celle que causaient les derniers fragmens de la pierre. La persistance de cette sensation ou sa reproduction ne sont pas rares, surtout quand il existe un principe rhumatismal ; nous

(193)

l'avons vue dans l'observation de M. Borkenstein et dans plusieurs autres ; cependant il ne faudrait pas s'arrêter à cette pensée lorsque le sentiment douloureux ainsi que le trouble de l'urine persistent. Il convient de renouveler les recherches, dans la crainte qu'un fragment non évacué, ou une pierre nouvellement formée ne soit la cause de cette inflammation qu'il importe d'arrêter avant qu'elle ait profondément altéré la vessie et les reins. Il est bon de faire remarquer, en effet, que le catarrhe produit par un fragment laissé dans la vessie, prend très promptement un mauvais caractère et une intensité qui n'est nullement en rapport avec le volume des corps étrangers; celui-ci, à son tour, s'accroît rapidement par la déposition des phosphates triples de chaux d'ammoniaque et de magnésie, dont le mucus fournit en partie les matériaux et favorise l'agglomération. Les malades sont très disposés à se persuader que la vessie est complètement débarrassée de corps étrangers, et que l'inflammation catarrhale, étant l'effet des manœuvres opératoires, cessera d'elle-même. Nous avons vu dans l'histoire de M. Cham, et nous verrons dans celle de M. de Latour-Dupin, combien cette persistance des malades à refuser toute recherche ultérieure peut leur devenir funeste.

LXXIIIe OBSERVATION. — Pierre petite; vessie saine ; une seule séance de broiement.

M. Camion Richard, de Mézières, âgé de 50 ans, rendait des graviers assez volumineux depuis trois ans; vers le mois de février 1835, il éprouva une colique néphrétique, à la suite de laquelle il sentit un gravier descendre le long de l'urèthre, mais il ne le rendit pas, et au bout de deux mois il urinait un peu de sang lorsqu'il allait en voiture. Au mois de juillet M. Amstein sonda M. C., trouva une pierre dans sa vessie, et lui donna le conseil de venir à Paris se confier à mes soins. Je reconnus également un petit calcul, et, dès le lendemain de l'arrivée du malade, je pratiquai le broiement en présence de MM. Heiberg et Wisbeck, médecins norvégiens, de M. Dubowiski de Moscou : la pierre fut saisie sans tâtonnement, elle fut écrasée par l'action du compresseur; l'écartement des branches était de dix lignes; deux fragmens furent ensuite saisis et pulvérisés. Le malade rendit immédiatement des débris de calcul ; un deux s'étant

13

arrêté à quatre pouces du meat urinaire, je glissai derrière lui,
la curette articulée et je l'amenai au dehors avec facilité ; le lendemain, M. Camion rendit une quantité notable de détritus ;
le surlendemain, je le sondai, sans rien rencontrer ; je renouvelai
deux jours plus tard cette exploration avec la sonde et avec le
brise-pierre sans plus trouver qu'à la première ; et huit jours
après son arrivée, M. Camion repartit guéri ; une seule application avait suffi ; elle dura trois minutes, ne causa pas de douleur
et ne l'empêcha pas un seul jour de sortir pour affaires.

RÉFLEXIONS.

Je n'ai qu'une seule chose à faire remarquer à l'occasion de
cette observation ; c'est le peu de gravité de la lithotritie, l'absence de douleur et de dangers, lorsque la pierre est petite et
la vessie saine. Cette opération, est, comme on le voit, tantôt
l'une des plus faciles et des plus innocentes de la chirurgie,
tantôt l'une des plus difficiles et des plus graves, suivant les conditions dans lesquelles se trouvent le malade, la pierre et la
vessie. Opérer de bonne heure dans un cas, si faire se peut ;
savoir s'abstenir ou tailler dans l'autre : telle est la conduite à
suivre.

LXXIVᵉ OBSERVATION. — Pierre unique d'acide urique, du volume d'une petite noix ; engorgement de la prostate; courbure
plus considérable de la portion prostatique de l'urêthre; cinq
séances; guérison.

M. l'abbé de Bully, grand-vicaire du diocèse de Soissons,
âgé de 69 ans, d'une constitution robuste, jouissant d'une bonne
santé, a un commencement d'hypertrophie du cœur. Après avoir
rendu, tantôt du sable rouge, tantôt des petits graviers, depuis
5 à 6 ans, il commença vers le mois de juillet 1834 à ressentir,
en urinant, la sensation au bout du gland qui accompagne la
pierre ; les besoins de rendre l'urine devinrent plus fréquens et
se renouvelaient d'heure en heure. Ce liquide était transparent,
laissait fréquemment déposer un sable rouge, mais point de mucosités. M. de Bully vint à Paris au mois de juin 1835; je le
sondai, et je rencontrai une pierre d'un pouce de diamètre; la
vessie pouvait contenir six à sept onces de liquide, mais il n'en

résultait aucun accroissement du diamètre antéro-postérieur;
souvent la tuméfaction de la prostate augmente la profondeur
du bas-fond , tandis que d'autres fois elle l'efface. La prostate
volumineuse augmentait considérablement l'élévation du col
et la courbe des portions membraneuses et prostatiques de
l'urèthre; en sorte que, pour parvenir dans la vessie, je fus obligé de
prendre une sonde à grande courbure, peu convenable à la recherche de la pierre. Je la rencontrai néanmoins facilement, mais sans
pouvoir apprécier sa grosseur avec exactitude. Cette tuméfaction
de la prostate me faisait douter de la possibilité de la lithotripsie,
et la première tentative sembla justifier ces craintes : en effet les
brise-pierres à courbure ordinaire ne purent de prime abord
franchir le col de la vessie ; je fis l'application du dépresseur
de la prostate, et, lorsqu'il eut séjourné pendant dix minutes,
je présentai de nouveau le brise-pierre, qui pénétra cette fois ;
mais, avant même que j'eusse le temps d'écarter ses branches,
la vessie entra en contraction, et se vida complètement, malgré
la pression que j'exerçais sur l'urèthre, pression modérée toutefois , car le besoin d'uriner qu'éprouvait le malade était irrésistible. Bien que le percuteur dont je me servais fût muni
d'un entonnoir et d'un conduit pour renouveler l'injection ,
je ne crus pas devoir insister davantage ce jour là : M. le
D. Moynier, médecin de la famille de M. de Bully, témoin de
cette contraction énergique de la vessie, voyait, ainsi que moi,
combien de difficultés en résulteraient, pour la continuation de
l'opération du broiement ; cependant comme plusieurs circonstances , telles que l'état du cœur et l'épaisseur considérable de
la couche graisseuse dont toutes les parois du ventre étaient
doublées, nous faisaient craindre pour la taille , nous décidâmes
que la lithotripsie serait tentée de nouveau ; je fis faire un brise-
pierre à mors beaucoup plus alongés et à courbe plus arrondie;
j'envoyai chez M. de Bully un lit rectangle ; enfin , pendant les
vingt-quatre heures qui précédèrent l'instant fixé pour l'opération , il prit deux grains d'extrait gommeux d'opium. Le 16 juin,
le malade étant légèrement sous l'influence du narcotique, je fis
une tentative nouvelle dont le résultat dépassa toutes mes espérances par l'état de calme de la vessie, la facilité de la pénétra-
tion de l'instrument, la promptitude avec laquelle la pierre fut
saisie, l'absence de douleur pendant l'opération et de tout fâcheux
symptôme après. La pierre avait donné aux branches du brise-

pierre un écartement de onze lignes; elle fut écrasée par l'action du compresseur indépendant. Trois fragmens furent aussitôt après saisis et broyés.

Le 20, nouvelle séance tout aussi simple et aussi facile que la première sans avoir été précédée par l'administration de l'opium; le soir M. de Bully fut pris d'une dyspnée très forte avec palpitations: une saignée fut pratiquée, des sangsues furent appliquées à l'anus, la teinture de digitale fut donnée à l'intérieur, des sinapismes furent promenés sur les pieds, les mollets, les cuisses et renouvelés chaque fois que la gêne de la respiration se reproduisait ; cet état diminua le lendemain; mais il ne cessa complètement, qu'au bout de trois jours. Après une semaine de repos l'opération fut reprise; quatre séances eurent lieu encore, dont une d'exploration, elles furent en tout semblables aux deux premières, si ce n'est que je mis le mouvement de bascule en usage, pour saisir plus facilement les fragmens de pierre et obvier à l'impossibilité où je me trouvais d'incliner latéralement l'extrémité des mors de l'instrument, leur longueur, dont j'ai parlé, s'opposant à cette inclinaison. Ce n'était pas sans difficulté que les fragmens se frayaient une issue; cette circonstance nécessita une ou deux applications de plus que le volume du calcul ne l'eût exigé sans cela. Cinq mois se sont écoulés depuis que la guérison a été obtenue, et la santé de M. de Bully s'est maintenue fort bonne.

RÉFLEXIONS.

Plusieurs choses sont dignes de remarque dans cette opération. On y voit ce que j'ai déjà montré de vingt manières, savoir: combien il est parfois difficile de faire choix entre la taille et la lithotritie, puisqu'une opération qui semblait impossible d'abord, devint ensuite simple et facile. L'engorgement et la tuméfaction de la prostate sont choses communes, passé l'âge de 60 ans, surtout lorsque la vessie contient un calcul; mais cette tuméfaction n'a pas toujours lieu d'une manière uniforme ; par conséquent, elle n'apporte pas, dans la disposition de la vessie, des altérations toujours semblables. Ainsi, dans la plupart des cas, en élevant le col de cet organe, elle augmente la profondeur du bas-fond; en sorte, qu'il est plus difficile de sentir la pierre avec la sonde, et, que pour la saisir, pour la déloger, il faut ; ou bien, relever fortement le bassin, ou bien, faire exécuter à l'instrument une demi-rotation, de manière à porter en bas l'extrémité des mors. D'autrefois, au contraire, et c'est ici ce que nous voyons, bien loin d'augmenter le bas-fond de la vessie, la tuméfaction de la prostate semble l'effacer et relever cette partie au niveau du col ; aussi pour saisir le calcul, a-t-il suffi de tenir l'instrument dans une position horizontale ; à peine les branches furent-elles écartées, que le calcul vint s'y placer, pour ainsi dire de lui-même ; cette circonstance fut heureuse, car la courbure plus prononcée du canal ayant exigé une courbe analogue de l'instrument, les mouvemens latéraux, et, à plus forte raison la rotation eussent été impossibles. Le renversement du lit aurait, il est vrai, rendu possible le saisissement de la pierre, mais cette manœuvre, peu agréable au malade, entraîne toujours un peu de perte de temps.

LXXVe OBSERVATION.—Pierre de 14 lignes ; vessie variqueuse ; tuméfaction de la prostate ; dix séances avec le compresseur ; guérison.

M. Chol, de la Charité en Nivernais, âgé de 52 ans, fait remonter à quatre ans environ, l'époque de la formation de sa pierre. Il négligea long-temps de s'occuper de la cause des douleurs et autres symptômes qu'il ressentait. Plus tard, il fit usage du bicarbonate de soude, à haute dose ; enfin, voyant son état s'aggraver et devenir insupportable, il prit le parti de venir à Paris se confier à mes soins. A cette époque le besoin d'uriner se renouvelait d'heure en heure, quelquefois plus ; l'urine contenait une petite quantité de mucosités ; mais le symptôme le plus remarquable était la promptitude avec laquelle ce liquide était teint de sang par le plus léger exercice ; une promenade de quelques centaines de pas suffisait pour déterminer une hématurie. L'introduction de la sonde me fit rencontrer une pierre de 14 lignes de diamètre. Cette exploration de courte durée ne présenta aucune difficulté ; cependant un accès de fièvre eut lieu le lendemain et fut suivi d'un redoublement, d'envies plus fréquentes d'uriner et de douleurs plus vives. Il fallut pour commencer l'opération attendre que ces symptômes fussent calmés. Le 2 septembre je procédai au broiement en présence de M. le docteur Voisenet, ami du malade ; le gonflement de la prostate causa, comme je le prévoyais, quelque obstacle à l'introduction du brise-pierre à courbure ordinaire ; cependant après l'avoir tenu, pendant un quart de minute environ, légèrement appuyé sur le point résistant, il franchit le col presque par son seul poids. Le calcul fut saisi au même instant et écrasé par le compresseur à double effet. Plusieurs fragmens furent ensuite pris et broyés. L'état variqueux du col de la vessie qui, comme nous l'avons dit, produisait de fréquentes hématuries, donna lieu à un écoulement de sang abondant après l'opération, et pendant toute la journée ; le lendemain les envies d'uriner étaient fréquentes et plus douloureuses, il y eut un frisson suivi d'un léger accès de fièvre. Des bains de plusieurs heures firent cesser promptement ces symptômes ; et, cinq jours après, je fis une seconde application qui fut en tout semblable à la première par la résistance légère du col au passage du brise-pierre, et par l'écoulement de sang qui la suivit ; cependant cette fois, il n'y eut point de fièvre. J'employai à la destruction de ce calcul dix séances de quatre minutes; la difficulté pour introduire l'instrument fut la même jusqu'à la dernière; quant à l'écoulement de sang, il cessa complètement après la quatrième séance, pour ne plus reparaître. Le nombre des applications qui furent toutes fructueuses n'est pas en rapport avec le volume de la pierre ; cela vient de ce que, par le fait de l'engorgement de la prostate l'évacuation de l'urine n'était pas complète ; le jet avait peu de volume et de force, et la sortie des fragmens était moins libre ; il en est résulté, que plusieurs qui auraient pu être chassés, sous un certain volume, nécessitèrent une pulvérisation plus complète, et, par conséquent, un plus grand nombre d'applications.

La forme de la vessie était telle, que le calcul et ses fragmens n'occupaient point le centre de cet organe, mais se tenaient, comme chez la femme, dans les parties latérales et immédiatement en contact avec le col. Plusieurs fois, pour saisir les morceaux, il me fallut renverser le mouvement naturel des branches du brise-pierre, engager la branche mobile, dite mâle, entre le col et le fragment, puis tirer à moi la branche femelle.

M. Chol est retourné chez lui, au commencement d'octobre, après cinq semaines de séjour à Paris. MM. Goedechen, de Saint-Pétersbourg, Casteldini, etc., furent témoins de cette opération.

RÉFLEXIONS.

L'état variqueux des veines du col de la vessie n'est point un empêchement à la lithotritie, mais il est quelquefois une contre-indication, à cause de la phlébite à laquelle peut donner lieu la lésion des veines dilatées. Le frisson et l'accès de fièvre qui eurent lieu après le premier cathétérisme, paraissent devoir être attribués à l'inflammation des veines du col qui, déchirées de nouveau par le passage réitéré de l'instrument et la pression des fragmens, ont fini par s'atrophier et s'oblitérer. Cette phlébite a été légère dans cette circonstance; mais je l'ai vue devenir mortelle, et j'en ai rapporté un exemple p. 31 et 32. Si la taille devait, moins que la lithotritie, produire les accidens qu'entraîne cet état variqueux, nul doute qu'elle devrait être préférée; mais, bien loin de là, l'incision du col de la vessie et des varices qui l'entourent, la suppuration prolongée qui en résulte exposent plus encore à la phlébite locale et à la résorbtion purulente que la lithotritie : et, comme entre deux maux il faut choisir le moindre, cette dernière opération me semble préférable, lorsqu'aucune autre circonstance ne la contre-indique.

LXXVIe OBSERVATION.—Pierre de deux pouces, friable ; catarrhe de vessie ; sept séances de cinq minutes ; guérison de la pierre et du catarrhe.

M. Levon, d'Alençon, âgé de 32 ans, d'une constitution peu robuste, commença vers 1828 à souffrir, son urine devint promptement muqueuse il rendit à cette époque trois ou quatre graviers blanchâtres ; son état empirait chaque année, lorsque, dans le mois de septembre 1835, je reçus une lettre dans laquelle l'histoire de la maladie se trouvait décrite fort au long : je répondis qu'il devait y avoir une pierre dans la vessie et qu'il fallait s'en assurer par la sonde. M. Levon vint à Paris, il entra dans un hôpital où l'on fit avec le percuteur une tentative sans résultat, suivie d'un accès de fièvre. Le lendemain, il demanda sa sortie, se plaça dans un hôtel garni, et me fit demander ; me laissant ignorer d'abord ce qui précède. Je trouvai une pierre de 22 lignes, une vessie médiocrement contractile d'une capacité suffisante pour le développement de l'instrument, l'urèthre était un peu retrécie à cinq pouces. Une seule chose me faisait hésiter à tenter le broiement : c'était une disposition à la fièvre intermittente qui, depuis plus d'un an, se manifestait fréquemment, et pour la plus légère cause. Après avoir, pendant trois jours, passé des bougies de gomme dans le canal, moins encore, pour faciliter l'introduction de l'instrument que la sortie des fragmens, je pratiquai la lithotripsie. La pierre qui fut saisie tout d'abord, produisait un écartement de 23 lignes entre les branches; je crus qu'un calcul de ce volume nécessiterait la percussion pour sa rupture, et je fus surpris de le voir s'écraser comme de la craie sous l'effort du compresseur; mon étonnement fut partagé par M. Nicora présent à l'opération. Je procédai ensuite à l'écrasement des fragmens, et pour les saisir je n'avais qu'à ouvrir l'instrument sans faire de recherches. L'opération se continua de la sorte avec la même facilité, seulement plusieurs fragmens s'étant engagés simultanément dans l'urèthre et s'étant arrêtés à un pouce du méat urinaire, j'en fis l'extraction avec la curette articulée. Deux jours après, une fièvre accompagnée de redoublement se manifesta, dura vingt-quatre heures, et ne se reproduisit plus; l'urine, qui contenait avant l'opération un dépôt muqueux abondant, s'éclaircit peu à peu et devint tout à fait limpide, avant même que l'opération fût achevée. Sept séances de six minutes chacune furent employées à débarrasser la vessie. M. Motte, de New-Yorck, fut témoin de la dernière, et M. Lallemand, de Montpellier, constata la guérison.

RÉFLEXIONS.

On voit, dans cette observation, ce que du reste on remarque presque constamment, un catarrhe vésical très intense, coïncidant avec une pierre formée de phosphate triple de chaux, d'ammoniac, de magnésie, et disparaissant peu à peu à mesure que la destruction de la pierre avance. On voit aussi la fièvre intermittente apparaître à de courts intervalles ; c'est une compagne ordinaire des affections profondes des voies urinaires, et souvent, elle ne cède pas aussi facilement. Plus loin j'aurai l'occasion de la montrer encore, disparaissant avec le catarrhe, et suivant à pas rétrogrades la marche de l'opération.

LXXVII° OBSERVATION. — Pierre friable ; catarrhe de vessie ;
rétention incomplète d'urine; rétrécissement de l'urèthre; guérison du retrécissement, par la dilatation rétrograde ; broiement complet de la pierre ; cessation du catarrhe; persistance
de la rétention d'urine.

M. Perraut de la Bertaudière, d'Angers, âgé de 62 ans, s'a-
perçut, en 1834, que le jet de son urine diminuait et qu'il était
obligé de faire des efforts pour expulser ce liquide. M. le D' Ouvrard jugea qu'un rétrécissement devait exister sur un point du
canal , il en acquit la certitude au moyen de la sonde exploratrice et le détruisit avec le caustique. Vers la fin de la même
année l'urine devint trouble , puis tout à fait catarrhale ; le besoin de son expulsion se fit sentir à des intervalles de plus en plus
rapprochés ; une douleur toujours croissante accompagnait son
émission. M. Ouvrard explora la vessie, et rencontra une pierre :
il m'écrivit aussitôt, pour me demander si je pouvais me rendre
auprès de M. de la B., pour décider si la lithotritie devait être
pratiquée, et s'il était nécessaire qu'il vînt à Paris. Je partis pour
Angers à la fin de septembre 1835, et je trouvai le malade dans
l'état suivant: un rétrécissement existait à cinq pouces, il permettait l'introduction d'une sonde d'une ligne et demie de diamètre;
ce rétrécissement était de la nature de ceux que l'on peut appeler *turgescens* , il se gonflait sur la sonde et la retenait fortement;
l'urine, horriblement fétide, contenait en abondance un dépôt,
moitié muqueux plastique, moitié lactescent. Cette altération si
grande de l'urine provenait de ce que la vessie ne se vidait qu'à
moitié, retenue qu'elle était par un gonflement de la prostate.
La pierre avait un pouce de diamètre , elle paraissait friable,
à en juger par le bruit que produisait le choc de la sonde,
et par les circonstances dans lesquelles avait eu lieu sa
formation.

Une fièvre continuelle avec des redoublemens quotidiens af-
faiblissait le malade et faisait craindre une terminaison fâcheuse
et prochaine.

La complication des maladies dont je viens de parler rendait
le succès douteux, et nécessitait un traitement long et délicat ;
j'engageai M. de la Bertaudière à venir à Paris ; il suivit immé-

diatement mon conseil, le voyage fut un peu pénible, un redoublement de fièvre força de séjourner au Mans pendant deux jours.
Aussitôt après l'arrivée je m'occupai de détruire le rétrécissement,
mais la cautérisation ne fit qu'accroître la turgescence et la douleur. L'état fébrile, l'affaiblissement croissant et l'inquiétude mo-
rale me faisaient désirer de détruire promptement la pierre et
de mettre fin au catarrhe vésical et à la rétention incomplète
d'urine, causes des phénomènes généraux. Comme je savais
par expérience que les pierres de formation secondaire,
comme celles-ci, sont toujours friables, je fis pénétrer un
très petit brise-pierre, avec lequel le calcul saisi sans difficulté fut écrasé par percussion ; ses débris cédèrent ensuite à l'action de la vis; mais le détritus, qui tenait écarté les
mors de l'instrument, fit éprouver un peu de difficulté pour
le retour à travers le rétrécissement. Il en résulta une distention
et une légère déchirure ; je fis, deux jours après, une nouvelle
séance dans laquelle je pus me servir d'un instrument plus volumineux, le rétrécissement ayant déjà cédé à la distention qu'il
avait éprouvée ; après la quatrième séance, il avait complètement disparu, et des sondes n° 11 le franchissaient sans difficulté.
Il fallut neuf applications pour écraser et extraire la pierre, car
la rétention d'urine empêchait l'issue du détritus, et nécessitait
son extraction artificielle; de plus, la sensibilité extrême de
M. de la Bertaudière obligeait de ne faire que de courtes séances.
Immédiatement après la première application, la dilatation du
rétrécissement permit de faire pénétrer dans la vessie des sondes
de gomme à courbure fixe, au moyen desquelles, après une ou
deux leçons, le malade évacuait l'urine dont le séjour et l'altération entretenaient l'irritation catarrhale et l'état fébrile. Après
la troisième application, la fièvre avait complètement cessé
et le dépôt muqueux allait diminuant de jour en jour,
pour disparaître tout-à-fait. Vers la septième séance, la plus
grande partie des débris de la pierre fut entraînée par des injections à travers la sonde évacuatrice, représentée dans la
figure 1.

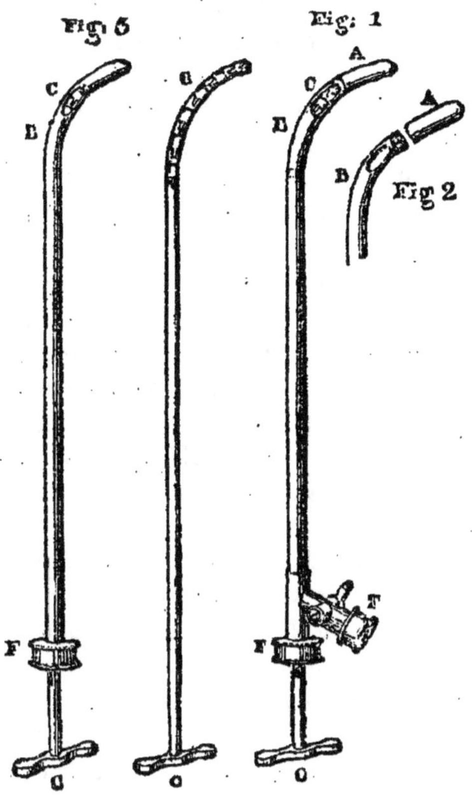

J'ai fait encore usage du brise-pierre évacuateur que l'on voit dans la fig. 41.

La vessie étant débarrassée de la pierre, je proposai à M. de la Bertaudière de tenter de lier la tumeur de la prostate, cause de la rétention incomplète d'urine ; mais il ne voulut point risquer de compromettre l'état de santé dans lequel il se trouvait, et il préféra continuer de se servir de la sonde pour achever de vider la vessie.

Il y a trois mois que M. de la Bertaudière est retourné à Angers ; il m'écrivait, il y a peu de jours, que sa santé était absolument telle qu'elle était lorsqu'il quitta Paris : c'est-à-dire, qu'il n'éprouvait rien qui pût lui faire naître aucun doute sur sa guérison.

RÉFLEXIONS.

Le fait que nous venons de rélater peut donner lieu à plusieurs remarques. On y voit la lithotripsie entreprise dans des circonstances extrêmement défavorables ; la réunion du rétrécissement de l'urèthre, d'une rétention d'urine, d'un calcul, d'un catarrhe purulent de la vessie et surtout de la fièvre qui minait le malade, était bien de nature à rendre le succès plus que douteux, et cependant, la guérison s'en est suivie. Le retrécissement, loin de céder à la cautérisation, s'est exaspéré sous son influence; aussi, j'ai procédé de suite au broiement de la pierre, sachant par expérience, que le passage des lithotribes chargés de détritus, à travers le point rétréci ne tarderait pas à le faire disparaître : c'est, en effet, ce qui eut lieu. La guérison des retrécissemens, par la distension que produit la sortie des instrumens lithotribes chargés de détritus, guérison que plusieurs fois j'avais eu l'occasion d'observer, m'a conduit à l'emploi de la dilatation rétrograde, dont je parlerai à l'occasion du traitement des rétrécissemens de l'urètre.

Le catarrhe d'apparence purulente et la fièvre étaient entretenus par l'altération de l'urine, dont l'évacuation ne se faisait que très incomplètement : aussi, ces deux phénomènes disparurent-ils dès que le malade eut pris l'habitude de vider sa vessie plusieurs fois par jour avec la sonde.

LXXVIIIe OBSERVATION. — Pierre de 11 lignes de diamètre ; catarrhe de vessie ; rétention incomplète d'urine, guérison.

M. Martinet, de Paris, âgé de 26 ans, commença en 1852 à uriner difficilement ; cette difficulté alla croissant de telle sorte que, voyageant en Angleterre en 1833, il fut pris d'une rétention complète qui céda aux bains et aux émoliens. En 1834, l'existence d'un rétrécissement ayant été reconnue, M. Moynier fit un traitement par la dilatation, qui rétablit le cours de l'urine ; cependant pour cela tous les accidens n'avaient point disparu, le besoin d'uriner se renouvelait plus fréquemment que dans l'état ordinaire, l'urine était quelquefois teinte de sang à la suite de courses en voiture, et habituellement elle était trouble; elle devint même tellement muqueuse, que le dépôt formait un quart de la totalité du liquide rendu. M. Moynier soupçonnant alors l'existence d'un calcul, désira que je sondasse M. Martinet. Je fis en effet une exploration, et je rencontrai une pierre d'un pouce de diamètre dont la dureté me sembla peu considérable. mais elle ne fut pas tout d'abord touchée par la sonde, et je ne la sentis qu'en plaçant le malade debout.

La vessie ne se vidait pas complètement; après chaque émission, il restait un demi verre d'urine environ ; cette rétention incomplète était, comme nous l'avons déjà vu tant de fois, la cause principale du catarrhe de la vessie, et peut-être de la pierre.

Le lendemain, je procédai à l'opération. Elle fut simple , facile et exempte de douleur; la pierre saisie produisait entre les branches du brise-pierre un écartement d'un pouce ; elle fut écrasée par l'action de la vis , car elle était friable. Plusieurs fragmens furent ensuite saisis et triturés. Je recommandai à M. Martinet d'introduire dans sa vessie une sonde de gomme, au moins deux fois dans la journée: cette précaution suffit après 4 ou 5 jours, pour changer complètement la nature de l'urine et faire disparaître en très grande partie le dépôt muqueux.

Quatre séances furent nécessaires pour la destruction et l'expulsion complète de la pierre. La santé générale n'en fut en aucune manière affectée. La tuméfaction de la prostate , cause de la rétention incomplète d'urine, persista pendant un mois encore, après la guérison de la pierre , mais elle finit par céder à l'introduction répétée des sondes, et aujourd'hui tout a disparu.

RÉFLEXIONS.

Nous voyons ici ce que nous avons eu déjà bien des fois l'occasion de signaler, une rétention incomplète d'urine déterminant un catarrhe de vessie, et peut-être aussi la formation de la pierre, céder après quelques jours d'introduction de la sonde ; cependant une circonstance est digne de remarque , c'est la jeunesse du malade ; il est rare en effet que la prostatite chronique existe à cet âge , et produise la rétention d'urine.

LXXXIXe OBSERVATION.—Pierre de 13 lignes, vessie en bon état; engagement des fragmens; guérison.

M. Poterlet aîné , âgé de 68 ans, inspecteur divisionnaire des ponts-et-chaussées, est le frère d'un autre M. Poterlet sur lequel ont été appliqués successivement la taille sus-pubienne et tous les procédés de lithotritie : j'ai rapporté son histoire page 82. M. Poterlet aîné avait commencé à ressentir quelques douleurs en urinant, il y a quinze mois ; ces douleurs augmentèrent graduellement, et bientôt tous les symptômes rationnels de la pierre se montrèrent réunis. M. P. quitta Épernay qu'il habite, et vint à Paris. M. Louis, son ami, me demanda de lui donner mes soins. La sonde me fit reconnaître à l'instant la présence d'une pierre qui me parut avoir un pouce de diamètre. Les conditions dans lesquelles se trouvait le malade étant du reste favorables, je pensai que la lithotripsie devait réussir, et dès le lendemain je procédai à l'opération en présence de M. Louis. La pierre saisie tout d'abord, donnait à l'instrument 15 lignes d'écartement : elle fut brisée par l'action de la vis. Cinq des plus gros fragmens furent ensuite écrasés de la même manière.

M. Poterlet ne fut nullement fatigué de cette application, et deux jours après nous en fîmes une seconde également facile. Une quantité de détritus proportionnée à l'action de l'instrument fut évacué avec l'urine, après chacune de ces deux séances. Une troisième eut lieu tout aussi simple, mais le lendemain des fragmens volumineux s'arrêtèrent dans la fosse naviculaire et nécessitèrent de la part du malade des efforts violens pour expulser l'urine. Guidé par son frère qui était autorisé à se croire une grande expérience en pareille matière, M. Poterlet négligea de me faire prévenir, pensant toujours que les fragmens s'échapperaient spontanément : ils le firent en effet, mais ce ne fut qu'après 24 heures de souffrances et de violens efforts pour évacuer l'urine ; il en résulta une cystite avec prostatite aiguë, des douleurs légères, qui déterminèrent de la fièvre, des envies très fréquentes d'uriner, et cédèrent à une application de sangsues et à des bains de plusieurs heures. Après six jours de suspension du traitement, je repris le broiement, mais la vessie était beaucoup plus sensible qu'avant, la manœuvre des instrumens demandait beaucoup plus de lenteur, de précaution, et ne pouvait être continuée au-delà de deux minutes sans produire de la fatigue. Après deux séances faites de la sorte, la vessie fut complétement débarrassée ; tous les symptômes disparurent, et M. Poterlet retourna à Épernay dans un état de santé très satisfaisant, après un séjour de trois semaines à Paris.

RÉFLEXIONS.

Il n'est pas nécessaire de faire ressortir l'existence de la pierre sur deux frères ; c'est une circonstance qui s'observe trop fréquemment pour cela ; seulement la maladie chez l'un et l'autre s'est montrée à des degrés et avec des caractères bien différens: la diathèse chez M. Poterlet jeune est beaucoup plus prononcée que chez l'aîné ; chez celui-ci elle est franchement urique, chez l'autre, elle est plus phosphatique ; et nous avons vu quelle est la différence de leur influence.

Nous trouvons encore ici un exemple de l'inconvénient si fréquent des fragmens engagés dans l'urèthre, et du danger de l'attente pour leur extraction ; les efforts du malade pour vaincre leur résistance, l'impuissance dans laquelle se trouve la vessie d'expulser complètement l'urine qu'elle contient, donnent lieu à une inflammation de cet organe et de la prostate. Les envies fréquentes d'uriner persistent quelques jours encore après l'expulsion ou l'extraction des fragmens ; mais elles ne dépendent pas toujours de l'exaltation de la sensibilité de la vessie, elles peuvent être produites par le défaut d'évacuation complète de l'urine, comme déjà plusieurs fois nous avons eu l'occasion de le dire.

LXXXe OBSERVATION.—Pierre de 14 lignes; broiement par pression ; enclavement des fragmens au niveau d'une ancienne cicatrice du canal ; lithotritie uréthrale ; paraphymosis ; guérison en 5 séances.

M. Pichon, âgé de 52 ans, d'un tempérament bilioso-sanguin, d'une bonne et vigoureuse constitution, ayant toujours joui d'une santé florissante, ressentit tout à coup, il y a dix-huit mois environ, une assez vive douleur dans les profondeurs du bassin ; il éprouva le besoin d'uriner, et l'émission de son urine fut difficile, laborieuse, les derniers jets sortirent fortement colorés par du sang. Depuis lors les phénomènes morbides se présentèrent sans interruption, et avec eux tout ce cortége des autres accidens déterminés par la présence d'un calcul dans la vessie. Enfin le mal alla s'augmentant de jour en jour, l'appétit, le sommeil, les forces subirent graduellement une altération profonde. Cependant le malade, retiré dans le fond d'une campagne, laissait prendre racine à son affection sans réclamer les secours de l'art, lorsqu'un calcul vint à s'engager dans l'urèthre, et causa par sa présence des accidens fort graves. Un chirurgien d'Orléans fut consulté, il fit une incision sur un des points de la verge, et par cette voie obtint l'extraction du calcul. Il y eut soulagement : mais une pierre volumineuse restait encore dans la vessie, et le sieur P. se décida à venir à Paris se soumettre aux chances d'une opération plus efficace.

Lorsqu'il se présenta à nous, le délabrement de sa santé nous parut extrême ; il avait eu besoin, disait-il, d'un courage surnaturel pour résister aux tortures de la diligence ; chaque fois qu'il se courbait, qu'il se plaçait sur un siège, la douleur lui arrachait un cri. L'envie d'uriner était continuelle et les urines ne s'échappaient qu'avec peine et en très petite quantité, tant était grand l'obstacle de la pierre. Nous l'engageâmes à se confier immédiatement aux soins éclairés de M. Leroy-d'Étiole ; ce lithotritiste constata la présence du calcul, et promit le succès de l'opération. Ce succès ne se fit pas attendre ; dès le surlendemain, le patient étant couché sur son lit, le siège un peu élevé par un coussin, l'instrument fut introduit, et on entendit incontinent éclater entre ses mors la pierre qui venait d'être saisie. Plusieurs fragmens furent encore réduits en poudre dans cette séance ; l'opéré ne fit pas entendre une plainte, il s'attendait à des souffrances inouïes, il éprouva à peine quelque fatigue ; ses mouvemens devinrent aussitôt plus libres, son sommeil par extraordinaire fut calme pendant plusieurs heures, et ses urines plus abondantes et plus faciles charrièrent un peu de détritus et plusieurs éclats calculeux.

Le surlendemain, dans l'espace de dix minutes environ, de nouveaux fragmens furent encore soumis avec le même succès à l'action de l'instrument : le malade n'éprouva aucune espèce d'accident ; tout allait au mieux, mais pendant la nuit qui suivit la 3e séance, un morceau de calcul assez volumineux s'engagea dans l'urèthre, et se fixa si fortement vers l'endroit où la boutonnière avait été pratiquée par le chirurgien d'Orléans, qu'il fallut beaucoup de temps et de peine pour le déloger et le briser. Cet incident, toutefois, aurait à peine mérité d'être noté, si le malade n'avait été pris dans la soirée de frissons, de malaise, de fièvre même assez intense. On prescrivit quelques sangsues à l'anus et un bain ; le lendemain, sauf un peu de courbature, tout était rentré dans l'état normal ; quelques jours plus tard, à la suite d'un nouveau broiement, d'autres fragmens s'arrêtèrent dans le canal, leur écrasement et leur extraction entraînèrent encore des manœuvres longues et pénibles, et dans la nuit, il survint un énorme paraphymosis. Toute tentative de réduction ayant été infructueuse, on pratiqua des scarifications et l'étranglement cessa bientôt. Après un repos de peu de jours, on recourut à une dernière exploration ; elle apprit que la vessie était entièrement débarrassée de tout corps étranger ; le calcul était formé de phosphate de chaux, d'urate d'amnoniaque et de mucus, sa densité était beaucoup plus considérable que ne semblait devoir le faire supposer sa nature chimique ; son diamètre était de 15 lignes.

Cette observation a été recueillie par M. le docteur Régnier, médecin de la famille de M. Pichon.

RÉFLEXIONS.

Nous avons vu dans le fait de M. l'abbé Rousseau, p. 186, une cicatrice en dehors de l'urèthre produire un retrécissement du canal et l'arrêt des fragmens dans ce point. Ici la cicatrice comprenait les parois de l'urèthre, puisqu'elle provenait d'une boutonnière. C'est la première fois que je vois un paraphymosis, survenu à la suite d'opérations de broiement faites dans la vessie ou dans l'urèthre, nécessiter des scarifications pour rendre la réduction possible.

LXXXIe OBSERVATION.—Pierre petite ; vessie saine ; une seule séance ; guérison ; persistance d'un sentiment pénible en urinant.

M. le professeur Viguerie, chirurgien en chef de l'hôpital de Toulouse, âgé de 58 ans, avait plusieurs fois rendu des graviers assez volumineux à la suite de coliques néphrétiques légères. Il y a quelques mois il en éprouva une et sentit comme de coutume le gravier cheminer le long de l'urètère et tomber dans la vessie ; mais voyant que des boissons abondantes et les bains ne pouvaient déterminer la sortie de cette petite pierre, M. Viguerie partit pour Vichy. Il n'y arriva qu'après la terminaison de la saison, et ne pouvant prendre les bains il se contenta de boire les eaux, puis il se détermina à venir à Paris où il arriva, à la fin de septembre, avec l'intention de se confier à mes soins. Je le sondai, et je trouvai une pierre petite, une vessie saine présentant seulement une ou deux colonnes charnues un peu saillantes. Je proposai à M. Viguerie de procéder immédiatement à l'opération, ce qu'il accepta. *Le deux branches à coulisse* ayant succédé à la sonde, la pierre fut au même instant saisie et broyée. Deux fragmens furent ensuite pris et pulvérisés, après quoi, ne trouvant plus rien qui ne pût sortir avec l'urine, je retirai l'instrument chargé de détritus. La première fois que le calcul fut saisi, l'écartement des branches était de huit lignes, la séance dura deux à trois minutes. Pendant les deux jours qui suivirent l'opération, l'urine entraîna de la poudre et des fragmens; huit jours après, je fis une exploration avec la sonde et avec le percuteur qui ne me fit rien rencontrer; cependant M. Viguerie continuait à éprouver des épreintes au moment de la dernière contraction du sphincter de l'anus, des ischio et bulbo-caverneux, pour donner, comme on le dit vulgairement, le dernier coup de piston; l'urine tenait en suspension un léger eneôrême. M. Viguerie ressentait cette épreinte depuis plus d'un an, il avait depuis long-temps une gastrite rhumatismale; je crus voir dans ce qu'il éprouvait l'effet de la fixation sur la vessie du principe rhumatique; et je lui donnai l'assurance que ces épreintes disparaîtraient par des bains et des fumigations sulfureuses. Avant son départ de Paris, je fis une seconde exploration, qui ne fit que me confirmer dans la certitude de la complète destruction de la pierre.

Depuis que M. Viguerie est retourné à Toulouse, les épreintes n'ont point encore disparu; il m'écrivait, il y a peu de jours qu'il avait voulu se faire explorer de nouveau, et que la sonde guidée par la main de M. Dieulafoy n'a rien fait rencontrer dans la vessie; j'ai la conviction que cette irritation légère cédera aux eaux de Barrèges ou mieux encore aux eaux chaudes qui, dans d'autres cas analogues, m'ont réussi.

RÉFLEXIONS.

Cette opération, comme celles qui se trouvent relatées dans les observations 46e, p. 152, et 73e, p. 193, montrent combien la lithotripsie est simple, facile et exempte de danger, lorsqu'elle est pratiquée dès l'origine de la maladie. Cependant nous avons ici à noter une autre circonstance, c'est la persistance du sentiment pénible qui accompagne l'expulsion des dernières gouttes d'urine : déjà nous l'avons vu dans l'histoire de M. d'Argout, p. 191; on conçoit en effet que lorsqu'un vice rhumatismal est errant dans l'économie, le contact d'une pierre et l'introduction dans la vessie d'instrumens lithotribes puissent attirer sur cet organe le principe qui tend à se fixer là où l'appelle une stimulation plus forte : mais pour l'ordinaire cette irritation cesse ou du moins se déplace comme toutes celles de la même nature. Les eaux sulfureuses thermales, les résineux et les dérivatifs sont les moyens les plus efficaces pour les combattre.

LXXXII⁰ OBSERVATION.—Pierres petites, nombreuses, paraissant se soustraire aux recherches ou se renouveler sans cesse ; catarrhe de vessie développé par l'opération; guérison complète.

M. Tarraut, de Paris, âgé de 56 ans, d'une forte constitution, éprouvait depuis treize mois en urinant des douleurs augmentant graduellement, à l'occasion desquelles il consulta M. Marjolin, qui l'envoya chez moi pour être sondé. Je trouvai dans la vessie plusieurs pierres d'un petit volume, et je procédai immédiatement au broiement avec *le deux branches courbe* ; trois petits calculs furent saisis et écrasés, puis ne sentant plus rien, je retirai l'instrument; je fis une injection avec la sonde évacuatrice, représentée p. 203, fig. 1ʳᵉ, et dans l'œil je ramenai un petit calcul légèrement écorné à l'une de ses extrémités. Peu de détritus sortit pendant les jours qui suivirent cette séance : bien qu'elle eût été peu laborieuse, cette application fut suivie d'un accès de fièvre et d'un dépôt muqueux très abondant de l'urine. Six jours plus tard M. Tarraut revint chez moi, la sonde me fit reconnaître la présence de plusieurs petites pierres qui furent écrasées à l'instant; je continuai mes recherches jusqu'à ce que l'instrument ne rencontrât plus rien. Le catarrhe de vessie persistant ainsi que la douleur au bout du gland et les envies fréquentes d'uriner, je demeurai convaincu qu'il existait d'autres calculs; et en effet, quelques jours plus tard, j'en écrasai encore plusieurs. Je fis de la sorte quinze séances espérant toujours que chacune d'elles serait la dernière, puisque je poursuivais mes recherches jusqu'à ce que je ne rencontrasse plus rien avec l'instrument. Enfin les envies d'uriner s'éloignèrent, la douleur disparut, l'urine reprit sa limpidité, et plusieurs explorations faites sans résultat prouvèrent qu'enfin la guérison était complète.

RÉFLEXIONS.

Nous avons déjà eu plusieurs fois l'occasion de signaler la circonstance la plus remarquable de cette observation, je veux parler de la disparition momentanée d'une portion des pierres ou des fragmens de pierre contenus dans la vessie. Quelquefois j'ai pu m'expliquer ces disparitions et ces réapparitions subites par l'existence de cellules que j'avais reconnues : témoin les observations p. 42 et 189. La cause était-elle la même chez M. Tarraut ? Je ne saurais le dire; car je n'ai pu apprécier aucune cellule ou enfoncement qui fût capable de recéler les pierres; cependant c'est la seule supposition qui me semble probable. Nous avons bien des fois établi par des exemples que la lithotritie fait disparaître des catarrhes de vessie invétérés; nous voyons ici par compensation l'application des instrumens brise-pierres déterminer une inflammation catarrhale; celle-ci a disparu avec les dernières parcelles du calcul, mais il en est d'autres qui persistent quelque temps après, et se montrent rebelles aux remèdes. Ceci n'est point, au surplus, particulier à la lithotritie; la lithotomie produit quelquefois aussi des catarrhes très difficiles à guérir.

LXXXIIIe OBSERVATION.—Pierre friable de 22 lignes, de formation secondaire ; rétention d'urine; catarrhe de vessie ; lithotripsie par pression; guérison.

M. Francotte, de Liége, âgé de 45 ans, commença vers sa vingtième année à uriner lentement, mais à des intervalles de plus en plus courts. A trente ans l'émission de l'urine était devenue impossible en présence de témoins. Le jet alla encore en diminuant graduellement jusqu'à ce que le liquide finît par tomber perpendiculairement sans projection.

En février 1832, survint une incontinence d'urine pendant le sommeil. Une exploration avec la sonde ne fit rien rencontrer dans la vessie, mais elle fut suivie d'un catarrhe vésical contre lequel furent employés la belladone, le camphre, les bains, des

sangsues, l'application d'un cautère, puis d'un séton au pubis;
le tout sans succès

En mars 1835, M. le professeur Lavacherie et M. le docteur
Philips s'aperçurent de l'existence d'un rétrécissement situé
vers le bulbe, à six pouces du méat urinaire; on mit en usage
pour le détruire un traitement mixte par la cautérisation et la
dilatation. Les sondes du plus gros calibre purent dès-lors passer
librement, mais la facilité d'uriner n'en fut point accrue; et bientôt même la rétention d'urine fut complète, tandis que pendant
le sommeil il y avait incontinence. Attribuant avec raison la rétention d'urine à une tumeur du lobe moyen de la prostate,
et certains par expérience que la sonde à demeure serait inutile,
les médecins de M. Francotte conseillèrent de prendre mon avis.

Je partis pour Liége à la fin de décembre 1835, et je trouvai
le malade dans l'état qui vient d'être décrit : sa constitution paraissait fort détériorée par la souffrance, les insomnies et le
catarrhe vésical ; j'explorai la vessie en présence de MM. Co-
mhaire Lavacherie et Philips ; notre surprise à tous fut grande
lorsque tout d'abord ma sonde rencontra un calcul volumineux
de forme irrégulière et paraissant se rapprocher de celle d'un
croissant embrassant le col de la vessie; sa dureté semblait peu
considérable à en juger par la nature du choc de la sonde. Cette
irrégularité de la pierre explique l'incontinence d'urine, car
lorsque l'une des cornes ou prolongemens s'engageait dans le
col de la vessie il le tenait entr'ouvert, et laissait filtrer l'urine.

On concevrait difficilement que des médecins de mérite et des
chirurgiens habiles eussent méconnu l'existence d'un calcul de
ce volume, si je n'ajoutais que depuis dix mois, ces messieurs
n'avaient introduit dans la vessie aucune sonde métallique, et
que M. Francotte se sondait lui-même. On sait en outre avec
quelle rapidité se forment les pierres de phosphate triple; nous
en verrons une dans l'observation suivante acquérir un volume
aussi considérable en bien moins de temps encore.

L'idée de la taille répugnait fort au malade, et cependant les
conditions dans lesquelles il se trouvait ne me permettaient ni
de promettre à l'avance le succès de la lithotritie, ni de l'entreprendre à Liége : je me déterminai à faire une tentative dans
le but de m'assurer de la possibilité du broiement, elle eut lieu
le lendemain en présence des médecins que j'ai nommés tout-à-
l'heure : la pierre fut saisie et brisée avec une grande facilité;

les branches du lithotribe courbe à deux mors donnaient un écartement de 22 lignes ; l'écrasement fut opéré, partie avec la main, partie avec le compresseur à double effet ; trois fois le calcul ou ses plus gros fragmens furent repris et écrasés : cette séance, qui ne dura guère que trois à quatre minutes, ne fatigua pas le malade. Deux jours après je fis à la demande de M. Francotte une seconde séance ; elle eut, ainsi que nous devions nous y attendre, le même succès que la précédente, cependant le premier fragment qui fut saisi ne le fut pas sans quelque difficulté à cause de sa situation dans un enfoncement derrière la prostate.

Le surlendemain de cette opération, je retournai à Paris, et quinze jours après M. Francotte vint m'y rejoindre ayant supporté le voyage beaucoup mieux qu'il ne s'y attendait. Là je continuai le broiement qui ne causait que peu de douleur et point de fatigue, laissant un intervalle de deux ou trois jours entre chaque application, et donnant issue au détritus au moyen d'une grosse sonde évacuatrice et d'abondantes injections. Après la huitième séance, le catarrhe de vessie avait beaucoup diminué, les besoins d'uriner s'étaient éloignés ; après la douzième application, il n'y avait plus de pierre, le catarrhe avait disparu et le malade qui, lorsque je le vis à Liége, était obligé d'introduire sa sonde toutes les demi-heures ne ressentait plus maintenant le besoin d'uriner que toutes les quatre heures.

M. Francotte était donc débarrassé sans aucun doute de ses deux plus cruels ennemis, la pierre et le catarrhe ; il avait pu reprendre ses habitudes sociales ; la gaîté ainsi que la santé étaient revenues. Cependant il désirait vivement être débarrassé de la rétention d'urine, et bien que selon lui l'origine de sa maladie remontât à 25 ans, je ne désespérai pas de le débarrasser de cette incommodité. Je commençai par examiner dans quel état se trouvait le col de la vessie au moyen de ma sonde à inclinaison, et je reconnus à la partie inférieure et moyenne une tumeur faisant une saillie de six lignes, s'inclinant un peu à droite : je fis d'abord usage de mon dépresseur qui m'a déjà réussi tant de fois ; mais après dix applications d'une heure chacune, il demeura sans effet, et j'y renonçai. Je voulus alors pratiquer la ligature, ce que je fis en présence de M. Clemot, chirurgien en chef de l'hôpital de la marine, à Rochefort, mais à plusieurs reprises le fil glissa sans rien embrasser. Enfin j'introduisis un brise-pierre articulé de Jacobson, approprié à la trituration des fongus : après l'avoir ouvert dans la vessie, je le ramenai sur le col; la tumeur s'engagea dans l'anse, et par le rapprochement de la branche mobile, elle se trouva saisie. Je l'écrasai lentement par l'action de la vis, consultant les sensations du malade : puis j'en arrachai une portion par torsion. Un écoulement de sang assez abondant eut lieu immédiatement; je l'entraînai par des injections froides répétées à travers la sonde évacuatrice, dans les yeux de laquelle fut amenée la tumeur détachée. Le lendemain il y eut un peu de malaise, et un léger accès de fièvre, point de sensibilité au ventre dans la pression. Le second jour, M. Francotte était rétabli. Le soir de l'opération et pendant la nuit l'urine coula spontanément, mais la vessie ne se vida pas complètement ; je crus devoir laisser une sonde à demeure pendant trois jours; l'urine, lorsque je l'ôtai, coulait moins bien qu'avant, et par instans elle ne coulait plus du tout. L'incontinence se reproduisit la nuit, deux fois.

Six jours après la trituration et l'arrachement de la tumeur, je promenai la pierre infernale sur le pourtour du col; enfin il y a trois jours j'ai détaché une autre tumeur, du volume d'une amande, tout incrustée à sa surface d'une matière lithique. Des injections froides ont entraîné et tari le sang. Il n'y a pas eu le moindre accident.

Je me propose d'ébarber les lambeaux qui peuvent faire saillie sur le col, et me paraissent causer tantôt la rétention, tantôt l'écoulement involontaire, pour cela je ferai usage de l'instrument que je nomme écopeur, il ressemble à la sonde évacuatrice; une ouverture oblongue, très large, située du côté de la convexité est fermée pendant l'introduction par une lame à bords tranchans; la sonde étant arrivée dans la vessie, la lame est tirée en arrière, puis la sonde elle-même est ramenée sur le col; le sommet de la tumeur ou ses lambeaux s'engagent dans l'œil resté ouvert par le retrait de la lame, et ils sont réséqués en poussant celle-ci. Ce procédé ressemble, comme on le voit, à celui d'Ambroise Paré pour les carnosités de l'urèthre. Je terminerai en touchant le point sur lequel s'implantait la tumeur ou plutôt sa base, avec le nitrate d'argent, au moyen du porte-caustique prostatique que j'ai soumis à l'examen de l'Académie des sciences, il y a un an. On trouvera les figures et la description des instrumens dont je viens de parler, dans le mémoire sur la prostatite chronique.

RÉFLEXIONS.

Ce fait mérite d'intéresser sous plus d'un rapport : la pierre est manifestement de formation secondaire, et résulte de la rétention incomplète, puis de l'altération de l'urine. On peut suivre également très bien le développement de la tumeur prostatique et du catarrhe de la vessie. La rapidité de la formation du calcul, l'irrégularité de sa forme, la prompte disparition du catarrhe sont encore dignes de remarque. Pour ce qui est de la rétention d'urine, de la tumeur du col et des opérations auxquelles elle a donné lieu, nous y reviendrons ailleurs.

Le fait suivant est certainement l'un des plus curieux de la lithotripsie. Il a été recueilli d'après l'observation quotidienne et sous la dictée de M. Piedagnel, médecin, conjointement avec M. Jadioux, de la salle dans laquelle était placé le malade à l'Hôtel-Dieu.

LXXXIVe OBSERVATION.—*Chute sur le périné, empalement par un éclat de bois; introduction dans la vessie d'une portion détachée; guérison prompte de la plaie, sans abcès et sans fistule; formation d'une pierre autour du morceau de bois; lithotripsie; écrasement et extraction du noyau ligneux; guérison.*

Bary (Alphonse-Louis), âgé de 29 ans, maçon, rue du faubourg St-Martin n° 26, né à Versailles (Seine-et-Oise), marié, forte constitution, jamais d'accidens du côté des voies urinaires, jusqu'au commencement du mois de mai 1835, époque à laquelle un échafaudage sur lequel il travaillait, s'étant écroulé, il tomba à cheval sur une planche qui offrait des aspérités; un éclat ayant pénétré au milieu de l'espace compris entre la tubérosité ischiatique du côté droit et l'anus, y resta implanté. Le blessé le retira lui-même, non sans beaucoup de peine, et il pensa qu'aucun corps étranger n'était resté dans la plaie. Après l'accident, il urina du sang, une douleur vive dans la région hypogastrique accompagnée de difficulté d'uriner se fit sentir; elle céda à une application de sangsues. La plaie se cicatrisa au bout de 5 ou 6 jours, le repos fut gardé pendant une quinzaine, et Bary put reprendre ses travaux. Il n'a jamais remarqué que de l'urine soit sortie par la plaie, ni pendant, ni après l'extraction du corps étranger. Depuis ce moment toutes les fois qu'il urinait ou qu'il se baissait, il éprouvait, au gland, une sorte de tiraillement; cette sensation douloureuse augmentait par le travail.

18 juin. — Le malade est entré à l'hôtel-Dieu, une douleur assez vive existait le long de l'urèthre et surtout à l'extrémité, au moment de l'émission de l'urine ; le canal était dur au toucher, il offrait la sensation d'une corde tendue. On pensa qu'il existait une inflammation chronique due à la chute que le malade avait faite, car il n'avait fait connaître qu'imparfaitement les détails ci-dessus mentionnés. Des sangsues, au nombre de 20 à 30 chaque fois, furent appliquées à diverses reprises, et toujours elles amenèrent un soulagement momentané. Des bains furent administrés, pendant 5 semaines presque tous les jours; on prescrivit la tisane de graine de lin.

24 Juillet. — Ne voyant pas d'amélioration, l'on conçut des doutes sur la nature de l'affection, et le cathétérisme fit reconnaître un calcul. M. Leroy diagnostiqua un diamètre de dix-huit lignes au moins. Le 30 juillet, une sonde en gomme élastique, d'un assez fort volume à été placée dix minutes ou un quart d'heure pendant quatre jours chaque fois ; un léger rétrécissement existait à deux pouces du gland.

2 Août. — Un grain d'extrait d'opium fut donné, ainsi qu'un lavement simple pour vider le rectum.

5. — Ainsi préparé, le malade est placé sur le lit rectangle, la tête soutenue par des oreillers, le périné saillant sur le bord du lit, les cuisses et les jambes pliées et assurées dans cette position, au moyen de pantoufles immobiles qui reçoivent les pieds; un étau à tige mobile est fixé à la bande transversale du lit, et peut s'élever ou s'abaisser à volonté; il sert à maintenir l'instrument, au moment de la percussion.

M. Leroy, après avoir injecté de l'eau tiède dans la vessie jusqu'à ce que le besoin d'uriner se fasse sentir, introduit l'instrument à percussion de M. Heurteloup, auquel une vis de pression, à main, s'adapte à volonté. Le calcul est saisi avec assez de facilité ; son volume déjà constaté est reconnu; par la pression seule, avec la main, il diminue d'abord de trois lignes. On retire l'instrument dont les dents sont encroûtées d'une matière blanche, assez molle, semblable à du mortier et qui appartient évidemment à un calcul. Après un repos de quelques instans, on introduit un nouvel instrument de la même forme. On emploie la vis de pression, et à deux reprises le marteau, jusqu'à ce que les deux branches recourbées de l'instrument soient en contact. L'opérateur cherche alors à retirer le percuteur, il n'y parvient que difficilement ; il ne peut franchir le col de la vessie. L'instrument serait-il faussé ? Cependant, l'effort de percussion n'a pas été très considérable. Les parois de la vessie seraient-elles saisies ? Mais des mouvemens peuvent s'exécuter dans tous les sens. Un corps se trouve-t-il engagé dans l'instrument ? Mais les deux branches sont rapprochées ; enfin quelques tentatives bien ménagées permettent de le retirer, il amène quelques débris du calcul et de plus un morceau de bois qui est chargé transversalement et qui explique la résistance ; il offre à peu près 8 lignes de longueur sur quatre de largeur ; il est assez inégal.

En questionnant le malade, on apprend les circonstances de sa chute, et on peut expliquer facilement le développement de ce calcul. L'existence d'une cicatrice au périné ne laisse point de doute sur la narration du malade tout extraordinaire qu'elle est. La séance a duré 8 à 10 minutes ; la 2e partie de l'opération a causé seule des douleurs. Immédiatement après un bain est administré et facilite la sortie des débris du calcul.

4. — Le malade a rendu depuis 24 heures un grand nombre de débris, parmi lesquels, les uns sont de la grosseur d'une lentille, les autres ressemblent à du mortier ; les plus gros sont irréguliers, anguleux et présentent une surface externe mamelonnée, et une interne, concave et blanchâtre. Ils paraissent appartenir à une enveloppe calcaire d'une ligne d'épaisseur. Douleurs très vives le long du canal , au moment de leur passage ; envies d'uriner fréquentes ; lassitudes du malade qui n'a pu dormir ; pas de réaction fébrile. — Tisane de graine de lin, chiendent nitré , bain, 3 soupes.

5. — Quelques fragmens moins nombreux qu'hier. Détritus du calcul enveloppé de mucosités filantes, blanchâtres ; émission des urines douloureuse ; elles sont troubles. Le malade est plus fatigué que la veille. Douleur à la région hypogastrique , périnéale et inguinale. Cuisson dans la verge et surtout au gland. Le malade ne peut rester couché, il préfère être assis. État d'inquiétude et de souffrances continuelles. Point de sommeil. Langue un peu blanche. Persistance de l'appétit ; mouvement fébrile assez prononcé. — Un quart de portion.

6. — Anxiété toujours vive. Cuisson du canal et du gland qui est très sensible. Pas de sommeil encore cette nuit. Position assise ou droite ; seulement de la pesanteur dans la région des aines ; 5 ou 6 calculs assez gros ont été rendus ; le plus volumineux

a déterminé l'émission de quelques gouttes de sang. Mucosités blanchâtres; éjection de l'urine moins douloureuse, mais toujours très fréquente. Soulagement momentané, par le bain. Appétit bon. — demi-portion.

7.—Sortie de débris de calcul, parmi lesquels on en remarque 2 ou 3 plus volumineux, le reste est semblable à du sable aggluté par des mucosités épaisses. La journée d'hier a été très-pénible. Cuisson vive dans le canal, douleur à l'hypogastre. Un cataplasme laudanisé a été appliqué sur le ventre, et a procuré du soulagement. Il y a aussi un mouvement fébrile assez prononcé. Pas de sommeil la nuit, ce matin le malade est souffrant. Le canal et la région périnéale sont douloureux au toucher. Abattement, décubitus impossible. Soulagement, en passant une cuisse sur l'autre dans la position assise. — 3o sangsues au périné, bain de siège, 3 demi-lavemens émolliens, bouillons, soupe, tisane de graine de lin.

8. — Le malade va beaucoup mieux; les sangsues ont fait disparaître la douleur du canal et du périné. Encore un peu de cuisson, lorsqu'il rend quelques fragmens. Il a reposé cette nuit; il peut rester au lit, ce qu'il n'a pu faire jusqu'à présent. L'urine, qui était rouge, est plus claire, plus limpide. — Même traitement, excepté les sangsues.

9. — Continuation du mieux; l'inflammation du canal est dissipée, son diamètre est moins rétréci, les fragmens peuvent s'échapper plus facilement. Peu de mucosités. — Bain de siège, quart de portion.

1o. — Bien-être assez prononcé; aucune douleur, si ce n'est lorsque le malade urine. Les débris rendus sont nombreux et plus petits que ceux d'hier. Les envies d'uriner sont bien moins fréquentes. Nuit bonne, sommeil. — Demi-bain.

11. —Plus de douleurs; encore quelques petits calculs. Urine peu abondante. Sommeil, appétit bons. Demi-portion.

12.—Le malade se trouve très bien; il a rendu deux fragmens assez volumineux en sortant du bain. Demi-bain.

L'amélioration persiste jusqu'au 19; des débris de pierre continuent à s'échapper; il ne se manifeste pas d'autre phénomène remarquable, qu'une démangeaison vive et persistante à l'extrémité du gland.

19. — 2e séance. — Cette fois le malade est couché sur un lit ordinaire, la percussion ne devant pas être employée. L'o-

pérateur, placé à la droite du malade, ne peut introduire une algalie en argent de volume médiocre. Un obstacle se fait sentir vers le commencement de la portion membraneuse du canal. Pour le surmonter on emploie une algalie en gomme élastique sans mandrin ; elle parvient dans la vessie avec facilité. De l'eau tiède est alors injectée jusqu'à ce que le malade éprouve le besoin d'uriner. On substitue ensuite l'instrument à percussion de M. Heurteloup, auquel M. Leroy adapte son compresseur à double effet. Le calcul reconnu est saisi et écrasé avec la plus grande facilité, par le rapprochement des branches, à l'aide des doigts seulement ; puis on ajoute l'effort du compresseur, jusqu'à ce que l'instrument soit presque complètement fermé ; mais lorsque l'on veut le retirer, il est arrêté au col de la vessie et malgré des tractions assez fortes et bien ménagées, il ne peut le franchir. L'opérateur pense qu'un morceau de bois saisi par les branches du percuteur est placé en travers ; à plusieurs reprises il le lâche, le reprend, l'écrase, toujours même insuccès pour l'extraction ; enfin, il finit par le lâcher, et retire l'instrument fermé, entre les dents duquel il se trouve des débris de calcul et quelques parcelles de bois mâché. Cette séance, qui a duré au moins 10 minutes, a été assez douloureuse, au moment des tentatives exercées pour extraire l'instrument.

Une heure après l'opération, des débris de calcul plus volumineux que ceux déjà sortis se sont échappés au nombre de 6 à 8 ; ils sont anguleux, irréguliers, et présentent la même conformation que les premiers ; leur face externe est mamelonée, fendillée, et ressemble assez bien à la croûte du levain. Le malade a rendu aussi une assez grande quantité de graviers beaucoup plus petits. Urines très abondantes ; envies d'uriner fréquentes ; cuisson le long du canal et au gland. Anxiété très grande, le décubitus dans le lit n'est pas possible, pas de sommeil la nuit, cependant pas de mouvement fébrile. Le malade a pris ce matin un bain qui l'a un peu calmé. — 2 bains de siège, un grand bain, lavemens émolliens, bouillons, tisane de graine de lin.

21. — Débris calculeux moins volumineux que ceux d'hier. Cuisson le long du canal moins vive. Le malade se trouve mieux. Anxiété moins grande. Les bains ont donné du soulagement. — Même traitement qu'hier, 1/4.

22 Août. Hier au soir, il est sorti un fragment très volumineux de forme triangulaire, il offre au moins un demi pouce

dans son plus grand diamètre. On a peine à concevoir qu'il ait pu franchir le canal ; poussé seulement par les urines, il a été accompagné d'émission de sang. Depuis ce moment, douleur plus vive dans la partie, anxiété, sommeil impossible, ainsi que le décubitus. Un calcul, qui était engagé ce matin dans le canal et ne pouvait sortir, a été refoulé avec une sonde jusque dans la vessie. —1/4, 2 bains de siège , demi-lavement.

23. Mieux sensible ; le malade a reposé cette nuit, douleur le long du canal, un fragment assez gros a été rendu, ainsi qu'une grande quantité de matières qui ressemblent à des mucosités auxquelles on aurait ajouté du pus ; elles ne sont pas liées, comme les précédentes. — 1/2 bain , 1/2 lavement.

24. — Le malade se trouve assez bien ; un fragment peu volumineux et quelques mucosités moins purulentes que celles de la veille ont été rendus. — Bain , 1/2.

25. — Pas de débris, aucune douleur. Hier une sonde en gomme élastique n° 10 a été placée, 2 fois dans le jour, pendant quelque temps, pour dilater le canal qui avait présenté un rétrécissement à la dernière séance ; le malade se la place lui-même. — Bain, 1/2.

Depuis la dernière opération, il n'y a pas eu d'hématurie , des calculs ont été rendus en très grande quantité. Un d'entr'eux a un diamètre beaucoup plus grand qu'aucune des plus grosses sondes.

1er septembre. — Barry a été broyé à 5 reprises différentes et les manœuvres ont été suspendues dès qu'elles sont devenues douloureuses : une injection préalable, et une après la séance, ont été pratiquées; celle-ci a procuré l'issue de fragmens, l'un d'eux a trois lignes de large sur 3 lignes de haut. Il est sorti de plus un éclat de bois pointu dont une extrémité est récemment cassée. Le malade n'a éprouvé de douleur que lorsqu'il a rendu le calcul.

5. — Nouvelle lithotritie dont la durée a été de 7 à 8 minutes. On a eu quelque peine à charger les fragmens du calcul, et ce n'est qu'au bout de quelques instans de manœuvre qu'on est parvenu à saisir un fragment assez petit qui comprenait dans son épaisseur quelques fibres de bois. L'instrument n'a rapporté que fort peu de matière, et dans la nnit le malade en a rendu une petite quantité mêlée à quelques légers fragmens ligneux.—Bain.

8. — Le malade éprouve de la douleur, depuis sa dernière

opération, dans le canal, au pubis, aux deux aînes et au périné. —30 sangsues, deux bains de siége, quart de portion.

9.—Hier, on a introduit l'instrument évacuateur de Jacobson, et M. Leroy dit qu'un morceau de bois est placé près du col de la vessie ; dans la journée les urines sont teintes de sang.— Bain.

15. —Hier, l'instrument fut introduit à trois reprises, chaque fois on chargeait un corps que l'on soupçonait être du bois, mais aussitôt que l'on arrivait au col de la vessie et qu'on imprimait une légère traction , le malade éprouvait des douleurs si vives que l'opérateur était obligé de lâcher prise. Enfin, la 3ᵉ fois, on saisit le fragment de bois dans sa direction longitudinale et l'on parvint ainsi à lui faire parcourir tout l'urèthre et à le retirer : ce fragment, qui paraît provenir d'un bois fort dur, a un pouce 1/2 de longueur ; il est assez volumineux. On y voit une surface qui indique manifestement qu'il appartient à un autre fragment tout aussi gros et aussi long que lui.

18. — On introduit l'instrument à deux reprises différentes sans pouvoir retirer le morceau de bois qui reste encore dans la vessie. Le malade a éprouvé d'assez vives douleurs. — Bain.

Le 11 octobre, introduction du brise-pierre précédée d'une injection dans la vessie. Après quelques manœuvres, extraction d'un morceau de bois d'un pouce de longueur, à fibres séparées par un écrasement ancien. car dans leurs intervalles il s'est fait de nouvelles incrustations calcaires. L'instrument l'avait saisi dans le sens de sa longueur, aussi l'extraction a été facile. Le peu de manœuvres nécessaires pour charger ce morceau de bois dans la vessie ont déterminé de la douleur et puis des spasmes qui se sont terminés par quelques mouvemens convulsifs et un état nerveux général. Le malade dit que ces crises le prenaient assez souvent avant sa maladie calculeuse. Une potion antispasmodique et un bain de siége dissipent rapidement cet état.

Le 13. —Appréhensions très grandes du malade, au moment de la nouvelle séance. Le percuteur courbe introduit on peut très bien sentir avec lui un reste de calcul dans la vessie. Après quelques douces manœuvres, le même état nerveux se manifeste. On retire l'instrument chargé d'un fragment de bois mince, long d'un pouce au moins et saisi par l'une de ses extrémités.— Bain de siège.

15. — Nouvelle tentative pour casser des portions de calculs. Un morceau de bois a été saisi , mais des accidens nerveux étant

survenus, il a fallu le lâcher. Dans la journée quelques portions de calculs ont été expulsés. — Bain.

19. — Introduction des instrumens. Douleur pendant les manœuvres. Commencement de crises nerveuses. On retire un petit morceau de bois long d'un pouce, du diamètre d'une ligne, offrant des incrustations calcaires, à l'une de ses extrémités. Après l'extraction, crise nerveuse; elle s'est apaisée sous l'influence d'une potion et d'un bain.

24. — Nouvelle séance; l'instrument introduit saisit, après quelques manœuvres, un corps étranger assez volumineux, mais comme il a été pris en travers, on a été obligé de le relâcher aux environs du col. Après quelques nouvelles manœuvres, on l'a chargé de nouveau, et on l'amène sans difficulté au dehors. C'était un morceau de bois d'un pouce 1/2 de longueur, du diamètre presque du petit doigt, à fibres ligneuses, séparées les unes des autres probablement par la contusion de l'instrument, et offrant dans leurs intervalles des incrustations calcaires. Il avait été chargé par l'une de ses extrémités. Crise nerveuse moins intense que les précédentes.—Bain 3/4.

Le 28. — M. Leroy a trouvé avec la sonde un fragment dans l'urèthre, au voisinage du col; pensant que l'effort de l'urine dont l'émission n'était point empêchée, pourrait l'amener plus près du méat urinaire, M. Leroy en ajourna l'extraction : en effet, dans la journée, il continua de cheminer dans le canal. Le soir, un morceau de bois se montrait au méat urinaire, et le malade en le saisissant avec ses ongles put l'attirer au dehors. Il avait comme le précédent un pouce et demi de long et un diamètre de 4 lignes environ; il était aplati par l'écrasement.

Le 4.—Le malade est bien, on ne trouve plus rien dans la vessie. Exeat.

La difficulté qu'avait éprouvée M. Leroy pour extraire d'abord, puis pour lâcher les fragmens de bois mâchés par l'instrument et engagés entre ses dents, le conduisit à imaginer une disposition particulière du brise-pierre, qui permettait, au moyen d'une tige terminée par un crochet mobile indépendamment des branches du percuteur, soit de repousser les fibres ligneuses écrasées, soit de les attirer dans l'instrument, pour continuer, sur toute la longueur de l'éclat de bois, l'aplatissement et la trituration. Par ce moyen les fibres ligneuses séparées et aplaties comme de la chenevotte, pouvaient ensuite parcourir l'urèthre sans difficulté, amenées par la pince.

Le calcul était formé de phosphate de chaux d'ammoniaque et de magnésie, de beaucoup de mucus animal et d'un peu d'acide rosacique.

RÉFLEXIONS.

Bien des choses, dans le fait qui vient d'être rapporté, sont dignes de remarque : la manière dont l'éclat de bois a pénétré dans la vessie, la promptitude avec laquelle s'est cicatrisée la plaie du périné, sans donner lieu à un abcès ou une fistule urinaire ; le peu de temps que le fragment de bois a mis à se recouvrir d'une masse considérable de matière lithique, la trituration et l'extraction d'un éclat aussi volumineux sont autant de circonstances notables. L'existence de certains corps étrangers au centre des calculs est généralement regardée comme un empêchement à la lithotripsie, un éclat de bois dur semblerait devoir être rangé dans cette catégorie, si ce fait ne venait prouver encore combien il est difficile d'assigner des limites à la lithotripsie. Mais de ce que l'opération a réussi s'ensuit-il qu'elle devait être préférée ? Je suis loin d'en tirer cette conséquence ; la longueur du traitement, les difficultés dont les manœuvres ont été accompagnées, la douleur qu'elles ont parfois occasionnée, les petits accidens inflammatoires auxquels a donné lieu l'opération, peuvent bien produire quelques doutes à cet égard dans l'esprit ; si j'avais pu connaître l'existence d'un noyau ligneux d'un tel volume avant d'entreprendre la lithotripsie, j'aurais certainement préféré la taille ; maintenant que la tentative a été couronnée de succès, et surtout depuis l'invention d'un instrument approprié à ce cas, je serais peut-être plus indécis, et pour me déterminer j'aurais égard à l'état de santé du malade et à l'état de la vessie. L'instrument dont je me suis servi en dernier lieu pour l'écrasement et l'extraction des fragmens de bois, est un percuteur dont la branche mâle ou mobile est creusée d'une gouttière qui donne passage à une tige terminée par un crochet, lequel, ainsi que l'a dit la personne qui a recueilli l'observation, peut servir à tirer dans la cavité de l'instrument le corps fibreux à mesure que les mors de l'instrument le contondent et le divisent, ou bien à le dégager d'entre ces mors lorsque l'on veut extraire l'instrument sans le corps étranger.

LXXXVe OBSERVATION.—Pierre de 13 lignes, friable ; catarrhe de vessie; deux séances; guérison.

M. Rigard, âgé de 19 ans , élève du séminaire de Noyon, avait joui d'une assez bonne santé jusqu'à l'âge de 12 ans. Il fut pris alors de douleurs dans les jambes, des éruptions vésiculeuses se montrèrent sur les mêmes régions. A quatorze ans, il éprouva des douleurs dans le dos, et l'on s'aperçut d'un commencement de déviation de la colonne épinière, des moxas furent appliqués. Les douleurs après deux années ont disparu laissant une courbure postérieure en angle , formée par la saillie de trois apophyses épineuses des dernières vertèbres dorsales.

Pendant deux ans la santé fut assez bonne, mais au mois d'avril 1835, le malade éprouva de la douleur en urinant, bientôt l'urine fut teinte de sang après une marche ou une course en voiture, elle laissa déposer des mucosités, le besoin de l'évacuer se renouvelait toutes les heures.

Le 1¼ avril 1836 , le jeune Rigard entra à l'Hôtel-Dieu. Le 15, j'explorai la vessie avec M. Récamier, dans le service duquel le malade était placé. Je trouvai un calcul d'un pouce dont la dureté me sembla moyenne; la vessie avait une capacité suffisante, une sensibilité médiocre malgré l'inflammation catarrhale dont elle était atteinte. La lithotripsie me parut devoir réussir et je la pratiquai le 17 avril. Le calcul fut saisi en une seconde et broyé par l'action de la vis , il donnait onze lignes d'écartement : cinq fragmens furent écrasés ensuite, ils donnaient 13 — 9 — 4 — 7 lignes : L'instrument revint chargé de détritus. Une quantité considérable de fragmens de pierre blanche et friable s'échappa dans la journée et le jour suivant.

Le 19 avril, seconde séance dans laquelle j'écrasai quatre fragmens d'abord, ayant 6 — 8 — 4 — 7 lignes. L'instrument fut retiré ; puis la proposition de faire une reprise ayant été acceptée, l'instrument fut réintroduit et deux fragmens de 6 et 7 lignes furent broyés. Ces deux séances ont été exemptes de douleurs pendant l'opération, et de toute fatigue après. L'issue d'une quantité considérable de débris de pierre en fut le résultat.

Le 23, une exploration avec la sonde, puis avec le brise-pierre, ne fit rien rencontrer; la sonde évacuatrice ne donna non plus issue à aucune parcelle.

Le 26, nouvelle exploration qui confirme la précédente. Le malade n'éprouve plus de douleur, son urine ne dépose plus de mucosité, il n'a uriné que deux fois dans l'espace de 15 heures. Il sort de l'hôpital.

RÉFLEXIONS.

Comme dans le fait relaté p. 204, nous voyons ici une pierre formée de phosphate chez un jeune homme, et de plus il ne semble pas qu'elle ait été le résultat d'une rétention d'urine ; nous noterons également l'amélioration subite de l'état de la vessie, cette différence de 7 heures entre les envies d'uriner, et la cessation du catarrhe au bout de huit jours.

FIN

DE L'EXAMEN DES CIRCONSTANCES

QUI PEUVENT INFLUER SUR LA PRATIQUE DE LA LITHOTRIPSIE ET SUR LA DÉTERMINATION DU CHIRURGIEN (1). — (*Voir page 112.*)

Pour achever l'étude du diagnostic des calculs urinaires et des circonstances d'après lesquelles le chirurgien peut se déterminer à pratiquer la lithotripsie, il nous reste à parler de l'influence de l'âge, du sexe et de la santé générale.

INFLUENCE DE L'AGE SUR LA RÉUSSITE DE LA LITHOTRIPSIE.

Les époques de la vie les plus favorables à la pratique du broiement sont sans contredit la jeunesse et l'âge adulte. Dans l'enfance, la lithotritie n'est pas impossible comme on l'avait pensé d'abord, mais elle n'est pas en général opportune.

Une vieillesse très avancée est une circonstance défavorable, mais elle ne l'est pas pour le broiement en particulier comme l'enfance ; ou peut même dire qu'elle est plus contraire encore à la taille; en effet, tous les ébranlemens un peu violens peuvent éteindre un reste de vie, et sous ce rapport on ne saurait disconvenir que la lithotomie produit une secousse plus forte sur le corps humain que ne le font quelques applications de lithotripsie bien ménagées et pratiquées dans des conditions favorables; on sait en outre combien souvent est mortel pour les vieillards le séjour au lit auquel condamne la taille par les pneumonies qu'il détermine et l'état adynamique dans lequel les plonge le décubitus. Lors donc que les conditions locales, c'est-à-dire celles dans lesquelles se trouvent placés les organes urinaires et le calcul, ne contre-indiquent pas la lithotripsie, cette méthode me semble devoir être préférée. Tous les chirurgiens qui ont pratiqué un certain nombre d'opérations de broiement peuvent citer des faits

______

(1) La publication de ces Mémoires ayant eu lieu à diverses époques et dans différens journaux, d'où je les ai extraits pour les réunir en corps d'ouvrage, il en est résulté quelques interversions, produites par la pagination.

de guérison obtenus sur des vieillards d'un âge très avancé ; j'en
ai pour ma part publié plusieurs : à la page 147, obs. xxxii, se
trouve rélaté l'un des plus curieux, sans contredit, par le grand
âge du malade et par la quantité de calculs contenus dans la vessie , circonstance qui m'aurait détourné d'entreprendre le
broiement si la constitution ne m'avait pas semblé aussi
robuste ; j'ai eu au mois de septembre dernier l'occasion de voir
M. de Gatines dans un voyage que je fis à Angers; sa santé depuis
l'opération, c'est-à-dire depuis trois ans, s'est toujours maintenue parfaite.

Nous avons eu déjà bien des fois l'occasion de dire que
chez les vieillards, et surtout chez les vieillards calculeux,
la glande prostate est presque toujours tuméfiée ; il en résulte
pour le col de la vessie une disposition qui rend le broiement
plus difficile et plus grave : elle peut être telle que l'on devrait
renoncer à tenter cette opération.

Lorsque l'on est appelé près d'un malade très vieux et très
débile, il est bon de ne pas trop se hâter d'agir, car il arrive bien
souvent que la violence des douleurs et l'intensité de l'inflammation ont seules pu déterminer le patient à demander les secours de la chirurgie après des années d'attente : or il se peut
faire que cette crise soit la dernière, et le chirurgien s'il s'est trop
pressé d'agir devient responsable d'un événement auquel cependant il n'a point eu de part. Plus d'une fois il m'est arrivé de
m'applaudir d'avoir su attendre; plus d'une fois j'ai vu des
vieillards près desquels j'avais été appelé s'affaiblir rapidement
et succomber avant d'avoir subi aucune opération : j'en citerai
un ou deux exemples.

LXXXVIe OBSERVATION.

M. Lafon de Ladebat qui , comme chacun sait, fut, avec
M. Barbé-Marbois et quelques autres hommes honorables, dé-
porté à Cayenne au 18 fructidor, avait pendant sa vie été exempt
de toute affection du côté des voies urinaires ; parvenu à l'âge de
81 ans il éprouva de la douleur en urinant et la plupart des
symptômes de la pierre. M. le docteur Bertin ayant été consulté désira que la vessie fût explorée, et je fus appelé. C'était
en 1828. Je rencontrai avec la sonde une pierre qui me parut
n'avoir pas un pouce, la vessie était saine, la prostate seulement

était un peu tuméfiée. Les conditions locales étaient donc favorables à la lithotritie, mais la faiblesse était telle qu'un souffle semblait devoir renverser une si frêle organisation. Je laissai voir toute ma répugnance pour entreprendre une opération quelconque. M. Roux se réunit à nous en consultation, et son avis fut le même. Trois semaines ou un mois après, M. Lafon-de-Ladebat s'éteignit doucement, sans qu'il se manifestât le moindre symptôme vers les organes urinaires qui pût faire supposer qu'ils eussent quelque part à cette terminaison.

LXXXVIIe OBSERVATION.

M. Carré, vieillard de 79 ans, d'une constitution encore assez robuste, alla consulter en 1829 notre illustre maître Boyer pour des douleurs très vives qu'il éprouvait depuis plusieurs années en urinant. La sonde ayant fait rencontrer un calcul, Boyer désira prendre mon avis sur la possibilité de la lithotritie, avant de pratiquer la taille ; car c'est ainsi qu'il agissait toujours dans les dernières années de sa vie. Le volume du calcul, qui me parut être de deux pouces, joint à l'âge du malade, me firent penser que le broiement ne présentait aucune chance. La taille restait donc comme seule ressource, mais elle fut différée sur la demande du patient, pour quelques affaires à terminer. Six semaines après, il avait succombé à une affection pulmonaire.

LITHOTRITIE SUR LES ENFANS.

La lithotritie fut pendant les trois ou quatre premières années de son existence considérée comme impraticable sur les enfans en bas âge, et moi-même je partageai d'abord cette opinion ; les instrumens, il est vrai, ne présentaient pas alors la ténuité réunie à la solidité que nécessitait la petitesse des organes : conditions que l'on est à peu près parvenu à leur donner plus tard. Désirant cependant étendre les applications de cette méthode au plus grand nombre possible des calculeux, je résolus de la tenter sur des enfans âgés de moins de six ans, et voici les résultats que j'ai obtenus.

LXXXVIIIe OBSERVATION.—Quatre ans; pierre de 10 lignes ; six séances avec le trois-branches; guérison.

En 1828, un enfant de 4 ans, de Châteaudun, me fût adressé par M. Gendrin ; il souffrait en urinant depuis 18 mois environ et présentait tous les symptômes de la pierre; le cathétérisme, en effet, me fit rencontrer un calcul dont le diamètre était de 10 à 12 lignes. L'état de la vessie et de l'urèthre m'ayant paru permettre l'emploi de la lithotritie, je pratiquai cette opération à l'hospice de Clinique en présence de MM. Bougon, Velpeau, Guersent et d'un grand nombre d'élèves. Une petite pince à trois branches pénétra dans la vessie avec facilité; la pierre fut saisie tout d'abord et attaquée par le foret mis en mouvement avec l'archet; trois perforations eurent lieu successivement; l'enfant ne fut pas trop indocile, et ne témoigna qu'une douleur médiocre. Il fallut, pour détruire ce calcul, six applications de quatre à cinq minutes chacune; après la troisième, des fragmens s'engagèrent dans l'urèthre; les uns séjournèrent deux heures environ dans la fosse naviculaire et furent expulsés; d'autres ne dépassèrent pas la portion prostatique, et furent repoussés par la sonde; un autre, enfin, fut extrait du méat urinaire avec une curette. Il ne résulta aucun accident de cet arrêt des morceaux de pierre; mais l'enfant supporta moins patiemment les trois dernières applications; un long espace de temps, écoulé depuis cette opération, a prouvé que la guérison fut complète.

LXXXIXᵉ OBSERVATION. — Six ans; pierre d'un pouce; cinq séances avec le trois-branches; guérison.

Un enfant de six ans me fut adressé par M. Thierry fils, dans le temps que j'opérais celui qui fait le sujet de l'observation précédente. Je le plaçai également à l'hospice de la Clinique, où je l'opérai publiquement. Le développement un peu plus grand des organes permit d'employer un instrument d'un diamètre plus considérable; aussi, quoique la pierre fût de deux ou trois lignes plus volumineuse que la précédente, elle ne demanda que cinq séances pour sa pulvérisation. Chacune d'elles présenta peu de difficulté; la douleur parut être peu vive; au moins l'enfant montra-t-il beaucoup de patience. Le calcul était formé d'oxalate de chaux, disposé non en couches brunes compactes, mais en lamelles brillantes, convergeant vers le centre, et assez friables.

XCᵉ OBSERVATION. — Trois ans et demi; pierre de six lignes; deux séances; guérison.

Au mois de juin 1829, je fus appelé pour un enfant de trois ans et demi, qui ne pouvait uriner que par gouttes depuis douze heures. J'introduisis une sonde dans l'urèthre, et je rencontrai, engagée dans le col de la vessie, une pierre de la grosseur d'une noisette, d'une forme irrégulière : craignant que la rétention d'urine ne se reproduisit par la même cause, je pratiquai le soir même la lithotritie, malgré les cris et l'agitation extrême du petit malade. Le calcul cependant fut saisi avec facilité, et comme heureusement il était très friable , il fut écrasé par la seule pression de la main sur le foret, et la constriction de la pince à trois branches. Le lendemain, un fragment s'engagea dans la portion prostatique de l'urèthre, dans le point qu'occupait la pierre entière. Je le repoussai avec une sonde de gomme ; mais le jour suivant il était revenu à la même place , et il s'y trouvait enclavé de telle manière, que j'éprouvai une grande difficulté à le faire rentrer dans la vessie où je le saisis avec la pince et l'écrasai aussitôt : plusieurs parcelles de la poudre sortirent immédiatement, et depuis lors l'enfant cessa de souffrir. Quinze jours après, je voulus explorer la vessie avec la sonde ; mais il n'y eut pas moyen de faire entendre raison à l'enfant, et comme il n'y avait pas urgence, puisqu'il n'y avait plus de douleur, je ne voulus pas avoir recours à la violence. En 1831, je revis mon petit malade, et je sus que les symptômes de la pierre ne s'étaient pas reproduits depuis.

XCI^e **OBSERVATION.**—Quatre ans; pierre d'un pouce; rupture d'une branche de la pince; extraction par l'urèthre sans incision; cystotomie; guérison.

Un enfant âgé de quatre ans , né à la Ferté-sous-Jouarre, fut amené en 1830 à l'Hôtel-Dieu , souffrant en urinant, et montrant tous les signes d'une pierre dans la vessie. Sondé une première fois par MM. Dupuytren et Breschet, aucun corps étranger ne fut rencontré ; quelques jours plus tard, une nouvelle exploration fit découvrir un calcul. M. Dupuytren, après une tentative de lithotritie, voulut bien me charger de l'opération , que j'exécutai immédiatement sous ses yeux. Le calcul fut saisi sans recherche et attaqué par le foret; après trois perforations, l'opération fut remise à un autre jour. Dans la seconde séance la pierre se brisa dès la première attaque ; plusieurs fragmens furent ensuite écrasés par la pression du foret et la constriction de la pince. Dans la troisième séance , un fragment, plus résistant sans doute que les premiers, occasionna la rupture de l'extrémité de l'une des

branches de la pince, dans une longueur de cinq lignes. Je ne
crus pas devoir mettre dans la confidence de ce qui venait d'arriver, les deux ou trois cents personnes présentes : M. Lallemand,
de Montpellier, fut le seul auquel j'en fis part un moment après.
Je me tins sur mes gardes, prêt à agir suivant l'événement,
mais la présence de ce nouveau corps ne se manifesta en aucune
manière ; pas même par de la douleur. Je songeai d'abord, pour
extraire la petite tige d'acier, à faire usage d'une sonde métallique divisée , dans une longueur de deux pouces environ, en
quatre ou cinq bandes, lesquelles s'écartent par la traction d'une
tige centrale, fixée sur le bouton qui la termine (instrument dont
j'ai fait un dilatateur du col de la vessie); mais je craignais que
les morceaux de pierre ne vinssent s'introduire entre les divisions écartées de l'instrument, et ne s'opposassent à sa sortie.
Je me contentai donc de faire pratiquer, sur une sonde d'argent,
des ouvertures longitudinales de sept à huit lignes de longueur;
je la fis pénétrer dans la vessie, et je donnai issue au liquide
qu'elle contenait : après quelques injections, le choc d'un stylet
contre un corps métallique, me donna l'assurance que la branche rompue s'était engagée dans l'une des fenêtres de la sonde/
Je la retirai avec précaution, mais je ne fus pas assez heureux
pour l'amener immédiatement au dehors ; elle s'arrêta vers le
bulbe de l'urèthre, à quatre pouces environ du méat urinaire.
L'enfant supporta, sans témoigner de la douleur et avec beaucoup de patience, toutes les manœuvres dont je viens de parler.
Le lendemain je fis en présence de MM. Breschet et Samson,
l'extraction de la petite lame au moyen de ma pince uréthrale,
qui n'est autre que la pince à trois branches, terminées au lieu
de crochets par des renflemens coupés en biseau , afin de ne pouvoir pincer par l'extrémité. Cette extraction fut prompte et facile;
mais le séjour qu'elle avait fait dans l'urèthre, bien que de courte
durée, avait donné lieu dans ce point à de l'inflammation : un
retrécissement en fut la suite ; plusieurs fragmens s'arrêtèrent
successivement dans cet endroit ; il fallut les extraire avec la
pince (je n'avais pas alors imaginé la curette articulée). Le petit
malade, jusque-là d'une docilité admirable, devint impatient et
ne fut plus abordable ; il n'urinait qu'avec des efforts et des tré-
pignemens ; il eut de la fièvre, et lorsque, au bout de quinze
jours, je voulus introduire la sonde, je trouvai un fragment volumineux, arrêté, et fortement enclavé derrière le point rétréci.

(253)

Je pus cependant insinuer une sonde entre ce corps et les parois
du canal ; j'arrivai dans la vessie , et je pus m'assurer en touchant avec le bec tous les points de cet organe , qu'il ne contenait plus de pierre. Je pensai d'après cette conviction; qu'il convenait de faire l'opération de la boutonnière. M. Dupuytren, qui
apparemment ne la partageait pas , voulait pratiquer la taille,
lorsque le fragment de pierre repoussé tout à la fois par la sonde
dans l'urèthre et par le doigt introduit dans l'anus, rentra dans
la vessie. La lithotritie pouvait dès lors être reprise ; c'était l'o-
pinion de M. Dupuytren, et je m'y rendis malgré les ennuis et
les difficultés que devaient causer désormais les cris et l'agitation
extrême du petit malade. Mais une circonstance m'ayant retenu
éloigné de l'hôpital, M. Dupuytren pratiqua la taille bilatérale ,
au moyen de laquelle il enleva de la vessie une pierre unique et
tronquée, grosse comme la moitié d'une olive. La guérison fut
complète au bout de 25 jours.

J'ai rapporté ce fait avec plus de détails , à cause des circonstances remarquables dont il fut accompagné, et parce que , dé-
naturé, ou reproduit avec inexactitude , il est devenu le motif
d'insinuations peu favorables à la méthode et à l'opérateur.

Je n'ai point à défendre la méthode ; je dirai tout à l'heure ce
que je pense de son application sur les enfans en bas âge. Quant
à l'opérateur, je ferai observer que la rupture d'un instrument
peut tenir à un défaut de fabrication, au moins autant qu'à une
faute dans la manœuvre ; qu'il m'eût été très facile de cacher
cette rupture, puisque moi seul m'en étais aperçu ; si j'ai fait
en présence de nombreux témoins l'extraction de la portion dé-
-tachée, c'est que je l'ai jugé convenable dans l'intérêt de la
science et de la vérité , et non parce que les circonstances m'en
faisaient une nécessité. Enfin , j'ajouterai que cet incident a été
réparé , et que les moyens que j'ai mis pour cela en usage pourraient n'être pas sans utilité dans une circonstance analogue.

XCIIᵉ OBSERVATION. — Trois ans et demi; pierre de la grosseur
d'un pois; une seule séance; guérison.

Une femme vint en 1831 chez moi pour me faire voir son enfant, âgé de trois ans et demi, qui, disait-elle, faisait de grands
efforts pour uriner, trépignait, tirait sa verge, et montrait tous
les signes d'une pierre dans la vessie. J'introduisis dans l'urèthre

un stylet d'argent boutonné, courbé en forme de sonde, avec lequel je pus sentir un corps dur, mais d'une manière peu distincte ; j'introduisis avec quelque peine une pince à trois branches ; et, dans l'instant où je venais de l'ouvrir, la vessie se contracta violemment, l'urine fut chassée entre l'instrument et le canal ; mais en même temps le calcul fut poussé entre les branches de la pince ; il avait le volume d'un gros pois, et fut broyé par la rotation du foret entre les doigts ; cette seule application fut suffisante pour procurer la guérison ; car l'enfant me fut ramené depuis à des intervalles assez longs , il avait complètement cessé de souffrir.

RÉFLEXIONS.

La lithotrite, comme on le voit, peut être pratiquée sur les enfans âgés de moins de six ans ; c'est un fait qui n'avait pas besoin d'être prouvé, comme l'a donné à entendre dans une communication récente un chirurgien qui a démontré plusieurs vérités nouvelles de la même manière ; il y a plus , c'est que je ne considère comme enfans que ceux qui ont moins de sept ans , tandis que l'on a placé dans cette catégorie des adolescens de douze ou treize ans. Or il existe des différences immenses entre des enfans de six et de dix à douze ans sous le rapport pratique. Les difficultés de la lithotritie vont diminuant avec l'âge, et les chances de succès augmentent ; c'est le contraire pour la taille ; ordinairement peu dangereuse chez les très petits enfans, elle devient de plus en plus grave à mesure qu'ils prennent de l'âge ; et, chez les adolescens, elle est accompagnée de plus de dangers peut-être que chez les adultes de vingt à quarante ans. Je ne chercherai point à cela des explications dans les flux qui s'opèrent vers tel ou tel système d'organe à telle ou telle période de la vie ; j'exprime seulement un fait qui me semble résulter des observations que j'ai eu l'occasion de faire. Les adolescens sont donc plus près des adultes que des enfans sous le rapport de la lithotritie, et ne doivent point être confondus dans une même catégorie.

Maintenant la lithotritie doit-elle être pratiquée sur les enfans en bas-âge dans tous les cas où elle est possible ? A cette question je répondrai négativement, et voici pourquoi : la taille, il est indispensable de le rappeler , réussit ordinairement très

bien à cette époque de la vie; la guérison est rapide, et si la
douleur de l'incision est plus vive, elle est courte et ne se reproduit qu'une fois. Dans la lithotritie, la répétition des séances
est pour les enfans un supplice; on peut souvent obtenir d'eux
une première fois de la docilité, mais à la seconde, à la troisième
application, la persuasion comme les menaces sont inutiles; il
faut, pour les maintenir, employer la violence, et ce n'est pas
toujours sans danger que l'on peut y avoir recours à cause de
l'agitation extrême et de l'état convulsif qu'elle peut produire.
L'exiguité des organes nécessite l'emploi d'instrumens plus déli-
cats, qui peuvent n'avoir pas toute la solidité nécessaire, comme
l'a prouvé l'une des observations précédentes; cette petitesse
des instrumens rend la durée de l'opération beaucoup plus longue que chez l'adulte, car non seulement le broiement s'exécute
plus lentement, mais il faut que la pulvérisation soit plus complète, ou du moins que les fragmens parviennent à un degré plus
grand de ténuité, pour pouvoir s'échapper par un conduit d'un
aussi petit diamètre.

Mais une véritable source de tribulations pour le chirurgien,
le petit malade et ceux qui l'entourent, c'est l'engagement des
fragmens dans l'urèthre, et les manœuvres qu'ils nécessitent,
soit pour leur extraction, soit pour leur répulsion dans la vessie.

De tout cela, je conclus que la lithotritie n'est point opportune
dans tous les cas où elle est possible chez les enfans en bas âge,
et qu'elle doit être restreinte aux pierres d'un petit volume qui
nécessitent un petit nombre de séances pour leur destruction.
Il importe donc, avant de choisir le mode opératoire, de bien
apprécier la grosseur de la pierre, puisque quelques lignes de
plus ou de moins peuvent influer autant sur la durée et le succès
de l'opération; je sais que cette exacte mensuration n'est pas
toujours facile, malgré le procédé bien simple que j'ai indiqué
pour cela; aussi le chirurgien doit-il surtout s'attacher à l'appréciation des conditions dans lesquelles se trouve le malade, la
vessie et le calcul. C'est là le point le plus difficile de la lithotritie; quel que soit l'âge des sujets, c'est à l'oubli de ce point important, et non à la méthode elle-même, que doivent être rapportés la plupart des insuccès ou des revers.

L'opération du broiement n'étant point applicable au plus
grand nombre des enfans du premier âge, il en résulte une diminution dans la proportion des cas de pierre attribuables à la

lithotripsie ; mais cette proportion, quelle est-elle? je crois qu'il est impossible de répondre à cette question d'une manière satisfaisante. Le nombre des enfans calculeux s'est montré variable suivant les lieux et suivant les temps ; ainsi, nous voyons avec étonnement que Saucerotte a pratiqué 1629 fois la taille, et que sur ce nombre, il s'est trouvé 1119 sujets au-dessous de treize ans, c'est-à-dire, plus des deux tiers. A l'hôpital de Norwich, pendant une période de quarante-quatre ans, la proportion, bien que moindre, a été fort considérable encore ; car sur 506 calculeux, 235 avaient moins de quatorze ans.

En France, et spécialement à Paris, la proportion des enfans affectés de calculs est beaucoup moins forte ; pour ma part, je n'ai observé les calculs chez les enfans, que dans les rapports de 1 à 10. Il est, au surplus à remarquer que la pierre, à quelques exceptions près, n'affecte guère que les enfans mal nourris, appartenant à des classes peu aisées ; déjà les soins mieux entendus donnés à l'enfance, semblent avoir diminué la fréquence des calculs à cet âge ; la voie de progrès dans laquelle nous marchons, l'accroissement de l'aisance des masses, et l'amélioration de la vie domestique, ne peuvent manquer d'exercer une heureuse influence sur la production de cette maladie.

Ce qui vient d'être dit au sujet de la lithotritie appliquée à l'enfance, formait la matière d'un mémoire lu à l'Académie de Médecine. Ce mémoire a donné lieu au rapport de M. Velpeau, et à la mémorable discussion dans laquelle on a prétendu remettre en question la lithotritie tout entière. Je crois devoir reproduire ce rapport, dont le dernier paragraphe seul a reçu la sanction de l'Académie.

Rapport fait à l'Académie de Médecine dans la séance du 28 avril 1835, sur un mémoire ayant pour titre : DE LA LITHOTRIPSIE CHEZ LES ENFANS EN BAS-AGE.

« Messieurs, l'Académie nous a chargés, M. Sanson et moi, de vous faire un rapport sur un travail de M. Leroy, ayant pour titre : *De la Lithotripsie chez les enfans.*

» Dans ce mémoire, l'auteur commence par prouver, à l'aide d'observations qui lui sont propres, que la possibilité de soumettre les enfans à la lithotritie est depuis long-temps un fait démontré, et qu'on a eu tort de l'annoncer récemment comme une pratique nouvelle. Les observations qu'il rapporte sont au nombre de cinq. Toutes concernent des enfans âgés de moins de six ans.

» Le premier de ces enfans, âgé de quatre ans, fut opéré à l'hospice de la Faculté, en 1828. La pierre avait près d'un pouce de diamètre. Quoique fragile, elle exigea six séances. Des fragmens de cette pierre s'arrêtèrent, à deux reprises différentes, dans l'urèthre, et causèrent beaucoup de souffrance au petit malade, qui s'est d'ailleurs très bien rétabli. MM. Bougon, Ribail, Velpeau, avec un grand nombre d'élèves, ont été témoins de cette opération.

» Chez le deuxième enfant, qui était âgé de cinq ans, et dont le calcul offrait le même volume à peu près que dans le cas précédent, cinq séances suffirent.

» Le troisième souffrait depuis un an ; sa pierre, du volume d'une aveline environ, partiellement engagée dans l'urèthre, fut repoussée et brisée avec la pince à trois branches. Un des fragmens de ce calcul parvint le lendemain au-devant de la prostate et causa de vives douleurs. Deux jours après, un nouveau fragment, arrêté de la même manière, ramena les mêmes accidens. On eut une peine infinie à le repousser, puis à l'écraser. L'indocilité de l'enfant, qui cessa dès-lors de souffrir, ne permit pas de s'assurer absolument de la guérison par le cathétérisme.

» Le quatrième malade, opéré par M. Leroy, était âgé de quatre ans, et d'une docilité admirable. La pierre, d'ailleurs très petite, fut broyée deux fois avec facilité. A la troisième séance, il resta un fragment de la pince dans la vessie, et l'auteur, qui seul s'en aperçut, eut le bonheur de le retirer quelques jours après au moyen d'une nouvelle pince. Une portion de la pierre s'engagea du même coup dans l'urèthre, et ne put être repoussée d'abord. M. Dupuytren, qui parvint cependant à la faire rentrer, et dans le service duquel l'enfant se trouvait placé, résolut dès-lors de recourir à la taille bilatérale, qui eut un plein succès.

» Le cinquième cas, enfin, concerne un enfant âgé de trois ans, dont le calcul, du diamètre de trois à quatre lignes, fut saisi et brisé en une seule séance.

» Ces faits, dit M. le rapporteur, prouvent sans réplique que la
lithotritie est possible dans l'âge le plus tendre; mais prouvent-
ils qu'alors elle doive être préférée à la taille? En séparant,
comme on devrait toujours le faire, la possibilité de l'utilité,
M. Leroy décide cette question par la négative, excepté pour
les cas dans lesquels on s'est assuré du petit volume de la pierre.
Sous ce rapport, nous partageons entièrement son avis. Chez
les enfans, la taille expose à peine aux hémorrhagies, à la bles-
sure du rectum, aux infiltrations, à la péritonite, à la cystite,
et ne réclame que quelques secondes pour débarrasser le malade. Le broiement, au contraire, se présente ici avec toutes ses
difficultés. Un calcul d'un pouce de diamètre n'exigera pas moins
de huit à dix séances, de plus en plus fatigantes et douloureuses.
L'urèthre des jeunes sujets ne permet pas d'employer de forts
instrumens lithotriteurs, et nécessite un écrasement très minutieux de la pierre. La vessie, plus contractile, chasse avec force
les fragmens dans le canal excréteur, où ils s'arrêtent fréquemment de manière à donner beaucoup d'inquiétudes. Enfin, les
souffrances sont si vives et si prolongées, qu'on est obligé d'employer la force pour maintenir le malade à chaque séance.

» Il suffit au surplus de se rappeler les propres observations de
M. Leroy, pour être convaincu que, dans l'enfance, la taille a
véritablement moins d'inconvéniens que la lithotritie.

» Oserai-je ajouter, Messieurs, que dans son ensemble le broiement de la pierre mérite infiniment moins d'éloges qu'on ne lui
en accorde généralement aujourd'hui? Les esprits sont trop prévenus en sa faveur; ses prétendues merveilles, et le prestige
dont on a su l'entourer, ont, je le sais, trop complètement
ébloui le public et la plupart des médecins, pour qu'on puisse
espérer de le réduire maintenant à sa juste valeur. Peut-être
même le peu de mots que je viens de hasarder ont-ils déjà in-
disposé contre moi quelques hommes consciencieux. Cependant, étonnée de nos illusions, la postérité n'hésitera point, ou
je me trompe fort, à porter sur cette invention un jugement encore plus sévère que le mien. Il serait donc peu conforme à la
haute raison de notre époque, qu'aucun chirurgien n'eût au
moins le courage de proclamer une pareille opinion au sein de
l'Académie, elle qui doit tout entendre, tout examiner, tout juger avec calme, et ne jamais s'en tenir à de simples apparences.

» La société, abusée par des annonces fastueuses, a d'ailleurs besoin d'être éclairée à cet égard. D'un côté on a grossi comme à plaisir les dangers de la taille; de l'autre on a considérablement exagéré l'innocuité de la lithotritie. Enfin, quand on a tenté de comparer les deux opérations entre elles, on a constamment évité de les placer dans des conditions analogues.

» Il y avait une première manière d'apprécier la valeur relative de la lithotritie, c'était de voir s'il succombe positivement moins de calculeux depuis, qu'il n'en mourait avant son invention; mais personne n'a daigné s'engager sur ce terrain. Le travail de M. Blandin (1), qui seul l'a osé, prouve déjà que, sous ce point de vue, l'expérience témoigne incontestablement en faveur de la taille. Un autre moyen, peut-être encore plus décisif, reste pourtant à invoquer; mais les partisans exclusifs de la lithotritie ne le voudront pas; ce serait de placer dans le même établissement un certain nombre de sujets affectés de la pierre, et se trouvant autant que possible dans les mêmes conditions d'âge, de constitution, de santé générale, de volume et de composition du calcul, d'altération du côté des voies urinaires, de bonnes ou mauvaises dispositions morales; puis d'en traiter la moitié par la taille, et l'autre par la lithotritie, en ayant soin en outre que les uns et les autres fussent opérés par des hommes également habiles et de bonne foi. Le résultat alors serait en effet péremptoire, et résoudrait définitivement la question; tandis que les épreuves annoncées jusqu'ici sont réellement incapables de convaincre les esprits réfléchis.

» Ce qui a donné tant d'importance à la lithotritie aux yeux du monde, c'est la peur de l'instrument tranchant; c'est là ce qui a fait également la fortune des caustiques, du *cura famis*, de la compression dans le traitement des cancers, des antiphlogistiques, des sangsues, et des divers topiques préconisés contre la tumeur et la fistule lacrymale, etc.

» Dans la lithotritie, est-ce la douleur que l'on prétend éviter? Mais l'opération de la taille en cause infiniment moins. Il en est de même pour la durée de l'opération, pour les chances de récidives, etc. Si donc la lithotritie est une conquête heureuse de la chirurgie moderne, elle n'en restera pas moins, comparée à la lithotomie, une méthode simplement exceptionnelle, lorsque

(1) *Parallèle entre la taille et la lithotritie.* Paris, 1834; in-8°.

la raison humaine permettra de la resserrer dans ses limites naturelles. Non-seulement chez les enfans, mais encore chez les
adultes, elle expose à plus d'inconvéniens que la taille, toutes
les fois que le calcul offre une grande dureté, dépasse le volume
d'une grosse noix, toutes les fois que les organes urinaires sont
malades, que le sujet est très irritable, et que le malade n'a pas
une grande répugnance pour cette dernière opération.,

» C'est là une opinion qui m'est propre au surplus, et que je
n'entends imposer à personne. Je prévois même, par le murmure improbateur que vos esprits ont peine à contenir en ce
moment.... (Rire général ; en effet, l'Académie observait en ce
moment un silence inaccoutumé ; M. Velpeau rit lui-même ; puis
il reprend) : Je prévois, dis-je, par le murmure improbateur que
vos esprits ont peine à contenir en ce moment, et par le mot
paradoxe que je vois sur toutes les lèvres dans cette enceinte, le
sort qui l'attend aujourd'hui ; mais, convaincu que l'avenir la
justifiera, je n'ai pas craint de l'émettre, et d'en venir prendre
acte devant l'élite de la médecine française, dix ans plus tôt
peut-être qu'il ne faudrait pour la faire adopter pleinement.

» Quant au travail de M. Leroy, qui concourt à fortifier cette
opinion, et qui est rédigé avec tous les caractères de la bonne
foi, nous croyons devoir vous proposer de l'insérer dans les fas-
cicules des mémoires de l'Académie, et d'adresser des remer-
ciemens à l'auteur.

» *Signé* : Sanson, Velpeau, *rapporteur*. »

L'opinion émise par M. Velpeau sur la lithotritie en général
a été combattue par plusieurs académiciens, et notamment
par MM. Amussat et Lisfranc : quant à M. Civiale, il a dé-
serté le combat, et n'a pas même osé paraître à l'Académie pendant tout le temps que la question de la lithotritie a été agitée ;
cependant, c'était principalement du résultat de ses opérations
que nos adversaires tiraient leurs argumens les plus forts.

Cette discussion a surtout été remarquable par le soin que
l'on semblait prendre pour éviter de s'entendre, ce qui, au
grand désappointement de maints orateurs, aurait coupé court
aux déclamations sur les considérations générales.

Un instant M. Amussat a bien précisé la question en cherchant
à établir les circonstances dans lesquelles peut convenir le broiement, et celles dans lesquelles il vaut mieux préférer la taille :

tout le monde en effet s'accordant à reconnaître que dans certaines conditions, fussent-elles même plus rares qu'on ne le suppose, la lithotritie l'emporte sur la lithotomie ; il n'y avait plus de parallèle possible à établir entre elles, il ne restait qu'à faire la part de chacune : mais cette délimitation pouvait-elle être tracée dans une discussion académique, c'était folie de l'espérer : il y a tout un livre à faire sur le diagnostic des calculs urinaires, considéré sous le double rapport de la taille et de la lithotritie, et lorsque ce livre sera fait, les principes et les applications que l'on en déduira rencontreront à chaque pas des mécomptes. Mais cette difficulté du diagnostic est-elle donc particulière à la lithotritie pour qu'on lui en fasse un si grand reproche? Quelle est, je vous prie, celle des opérations de la chirurgie que l'on peut se flatter de pratiquer toujours à propos ? Serait-ce l'opération du trépan ? Sont-ce même les amputations? Mais combien de blessés conservent intacts des membres fracassés, dont le retranchement paraissait indispensable : si nous voulions passer en revue successivement les opérations chirurgicales, nous trouverions qu'il en est de même de toutes ; et notez que pour la plupart ce n'est pas seulement comme ici le mode opératoire sur le choix duquel il peut y avoir incertitude, mais l'opération même dont l'opportunité est mise en doute.

Je conviens que l'on a fait commettre des fautes à la lithotritie, mais ces fautes doivent être attribuées aux applications intempestives de la méthode et non à la méthode elle-même. Apprenons à en faire toujours un usage opportun, et l'on ne pourra plus lui reprocher de ne pas tenir toutes ses promesses.

INFLUENCE DU SEXE SUR LA LITHOTRITIE.

Les calculs sont rares chez les femmes, non seulement parce que la disposition de la vessie, le peu de longueur de l'urèthre, sa dilatabilité, l'absence de prostate, permettent une issue plus facile que chez l'homme, et la rendent moins sujette aux rétentions d'urine, et par suite à la formation des calculs dans la vessie, mais encore parce que la diathèse calculeuse est bien moins prononcée chez la femme que chez l'homme. La proportion entre les deux sexes sous le rapport de la fréquence est à peu près de 5 sur 100. En réfléchissant à la disposition des organes urinaires de la femme, il semble tout d'abord qu'elle soit dans les meilleures conditions pour le broiement : aussi M. le professeur Dubois, lorsque je présentai à son examen en 1822, mes premiers instrumens de lithotritie, après m'avoir taxé de folie, ajoutait-il que sur la femme le broiement pourrait peut-être réussir, et que pour l'homme il conviendrait de le changer en femme en pratiquant une boutonnière à l'urèthre au devant de l'anus, pour faire pénétrer les instrumens par cette voie.

La lithotritie est en général une opération facile chez la femme, le peu de longueur des instrumens, la possibilité de suivre et diriger leur action au moyen du doigt introduit dans le vagin rendent la manœuvre plus sûre et plus certaine, en même temps que la possibilité d'expulser des fragmens plus volumineux, diminue la durée de l'opération. Cependant il y a deux circonstances dont il est bon de tenir compte, et qui toutes deux dépendent de la disposition anatomique : la première est la difficulté que l'on éprouve quelquefois à maintenir un liquide dans la vessie pendant l'opération, si l'on ne fait comprimer l'urèthre à travers les parois du vagin ; la seconde est la situation presque constante de la pierre dans une des parties latérales de la vessie ; l'utérus soulevant le centre de cet organe force les calculs de se porter vers l'un des côtés ; aussi la sonde exploratrice d'homme, sauf sa longueur, est-elle préférable pour explorer la vessie de la femme, à l'algalie presque droite dont on se sert généralement pour elle ; par la même raison, les instrumens courbes que l'on peut incliner à droite et à gauche sont bien supérieurs pour pratiquer la lithotritie à la pince à trois branches qui ne peut saisir convenablement que les pierres placées au centre de la vessie. J'ai pratiqué six fois l'opération du broiement sur des personnes du sexe féminin, trois fois avec les instrumens courbes et trois fois avec le trois branches rectiligne, pour engager la pierre dans ce dernier instrument, il m'a fallu sur deux malades porter le doigt dans le vagin, soulever le calcul et le pousser entre les divisions de la pince.

INFLUENCE DE LA CONSTITUTION GÉNÉRALE ET DE L'ÉTAT DU MALADE.

Dans son ouvrage intitulé *Principles of lithotrity*, p. 313, M. Heurteloup dit que l'embonpoint est plutôt favorable que contraire à la lithotritie, pourvu toutefois que les organes urinaires soient sains ; mais par malheur il est rare que cette intégrité parfaite existe en même temps que la pierre ; ainsi la prostate est souvent tuméfiée, et quand cet engorgement a lieu chez un individu replet, il en résulte encore plus de difficulté pour franchir le col avec les instrumens lithotribes et même avec la sonde, que chez un sujet maigre, parce que la courbure de l'urèthre est plus prononcée en même temps que la longueur du canal est plus considérable. Le volume des bourses, le peu de longueur relative du ligament suspenseur de la verge rendent parfois aussi un peu difficile l'abaissement de la portion extra-vésicale de l'instrument, et forcent à le tenir dans une position oblique. Au surplus, ces petits inconvéniens qui ne se rencontrent pas toujours sont moindres aujourd'hui qu'ils ne l'étaient lorsque l'on faisait usage du *trois branches rectiligne* : s'opiniâtrer à opérer des personnes très replètes avec cet instrument, c'est de propos délibéré risquer de causer des accidens, et tout au moins des douleurs inutiles ; il en fut ainsi, il y a peu de mois, pour M. Dussommrard, dont l'histoire a été rapportée dans la *Lancette*. Une première tentative avait été faite avec le trois branches, contrairement à l'avis que j'avais exprimé au malade, elle fut infructueuse, et pour détruire la pierre, il fallut avoir recours au percuteur.

Les calculeux doués d'un embonpoint considérable sont, toutes choses égales d'ailleurs, dans des conditions plus favorables à la lithotritie qu'à la taille, car l'épaisseur des parties qu'il faut inciser pour arriver à la vessie, la profondeur à laquelle il faut agir rendent la lithotomie plus dangereuse.

Il est d'une grande importance d'étudier *l'état de santé* des personnes calculeuses, avant de se déterminer à pratiquer la lithotritie. Une maladie organique par laquelle est mise en danger l'existence, doit détourner de l'idée d'une opération, surtout si les douleurs causées par la pierre sont peu vives. Fort souvent les symptômes sont tellement dessinés que la détermination du chirurgien ne peut être douteuse. En voici un exemple :

XCIIIᵉ OBSERVATION.

Je fus appelé à Auxerre, en 1833, pour voir M. Maure, âgé

de 60 ans, qui souffrait de la pierre, et qui avant d'entreprendre
le voyage de Paris désirait savoir si la lithotripsie lui serait applicable. Je le trouvai dans l'état suivant : Les extrémités inférieures étaient œdématiées, les battemens du cœur étaient tu-
multueux, et produisaient une forte impulsion ; il y avait un
mouvement fébrile habituel, la vessie contenait une pierre de 20
lignes de diamètre, elle ne se vidait qu'au sixième, et l'urine altérée par son séjour était lactescente. Je déclarai aux parens de
M. Maure qu'aucune opération n'était praticable : quant au malade je lui donnai quelque raison plus ou moins plausible pour
différer son voyage ; un mois après il avait cessé de vivre.

J'ai dit quelques mots à la page 59, de M. Jolivet, ancien pro-
cureur-général que je vis à Vannes en 1829, et que je refusai
d'opérer à cause du volume de la pierre et de l'altération de la
santé. J'ai omis d'ajouter que M. Jolivet fut pris, quinze jours
après mon départ, de symptômes de néphrite et qu'il mourut
au bout d'un mois. Je pourrais citer un grand nombre d'exemples semblables dans lesquels l'altération de la santé était portée
si loin que l'on ne pouvait raisonnablement songer à tenter une
opération.

Mais une maladie organique ne met pas toujours l'existence
dans un péril prochain, si la pierre est petite alors, si les conditions locales sont favorables, je pense qu'il serait convenable
de pratiquer le broiement. Si la pierre avait plus de volume ou si
d'autres circonstances devaient éloigner l'idée de cette opération,
ce serait au praticien de voir, s'il vaut mieux s'abstenir, que de
tenter la lithotomie ; les conseils que je pourrais donner, ne sauraient prévoir tous les cas, et ne sauraient tenir lieu de l'expérience et du discernement du chirurgien. Lors même que des
altérations d'organes sont manifestes, la lithotripsie, disons-nous,
est encore quelquefois possible et indiquée ; au contraire, dans
d'autres circonstances plus nombreuses il convient de s'en abstenir ou de la différer, bien que les symptômes se montrent au
premier abord avec moins de gravité.

La néphrite est de toutes les affections organiques celle qui
complique le plus souvent les calculs vésicaux, celle qui marche
le plus insidieusement, et cause le plus souvent la mort. Tantôt
la présence de calculs dans les reins est la cause de cette altération, tantôt c'est de la vessie vers les reins que l'inflammation
remonte ; et bien souvent alors elle est due à une rétention in-

complète d'urine long-temps méconnue : Dans ce dernier cas surtout la marche de la néphrite est trompeuse, quelquefois le tissu de l'organe est détruit, la substance corticale est transformée en une poche remplie de pus avant que cette altération profonde se dénote par aucun signe ; c'est seulement lorsque la mort est prochaine et inévitable qu'il survient une fièvre légère avec des redoublemens irréguliers ; un peu plus tard, le malade tombe dans un abattement extrême qui n'est pas en rapport avec le peu de gravité apparente des symptômes. L'état du pouls est variable suivant les cas ; tantôt il reste presque naturel, d'autres fois il bat, suivant un rythme particulier, deux coups pressés, un coup un peu moins pressé, puis un repos ; cette mesure est celle du rappel, sa langue est tantôt sèche et rouge, plus souvent elle reste humide mais couverte d'un enduit blanc ; seulement vers les derniers jours de la vie, cet enduit prend une couleur lie de vin tout à fait remarquable ; l'urine elle-même ne dénote pas toujours l'étendue du désordre, surtout lorsqu'un des reins seulement est pris ; elle est fortement safranée comme huileuse, souvent plus muqueuse que purulente : lorsque les deux reins sont enflammés, elle est bourbeuse et rare, mais un symptôme que j'ai toujours vu mortel, même lorsqu'il se montre à une époque où le danger n'est nullement apparent, c'est le hoquet ; il se manifeste d'ordinaire une semaine ou deux avant la mort, d'abord fugace et passager, il augmente peu à peu d'intensité, il dure une ou deux heures pour laisser le malade en repos pendant un temps égal, puis il reparaît ; sa violence est extrême ; il ressemble à de longs sanglots entrecoupés, la fatigue qu'il produit n'est pas cependant aussi grande qu'elle paraîtrait devoir l'être d'après sa violence et le malaise qu'il cause aux assistans.

J'ai rapporté p. 87 l'histoire du général Fournier, d'Albe, que je n'ai pas voulu opérer même de la taille dans la prévision d'une issue funeste prochaine : dans plusieurs autres circonstances, j'ai vu également mon pronostic se réaliser, et j'ai pu m'applaudir d'être resté dans l'expectative. Quelquefois même je me suis abstenu de toute exploration pour reconnaître la présence ou l'absence de la pierre, parce que j'avais pu saisir au passage quelques-uns des signes dont j'ai parlé tout à l'heure, c'est ce qui m'est arrivé cet hiver, dans le cas suivant que je rapporterai parce que la marche des symptômes s'y trouve bien tracée.

17. — Les urines contiennent en abondance du pus fétide ; le pouls est toujours à 96 ; il est régulier et développé.

18. — Même état, l'affaissement et la somnolence ont augmenté vers le soir ; l'urine a cessé de contenir du pus.

19. — Un peu de moiteur à la peau, la langue est plus humide, le pouls est plus développé, l'urine est limpide mais brune.

20. — Une tache lie de vin existe vers la pointe de la langue. L'abcès du périné s'est ouvert spontanément et a donné issue à du pus mêlé de sang, l'engorgement du tissu cellulaire persiste comme auparavant. Abattement toujours croissant, le hoquet est plus rare. Vomituritions verdâtres.

21. — La tache lie de vin s'est étendue sur toute la langue. Le pouls se maintient le même, mais l'affaissement augmente. L'urine ne contient plus ni sang ni pus. Plus de hoquet.

22. — Mort.

Malgré toutes nos instances, nous n'avons pu obtenir que l'autopsie fût faite, mais d'après ce que j'ai observé sur d'autres malades dont les cadavres ont été examinés, je ne doute en aucune manière qu'une néphrite double n'ait causé la mort.

Il n'est pas toujours facile de pressentir, comme je l'ai fait dans ces deux cas et dans quelques autres, la gravité du mal. Sur d'autres malades, j'ai vu les signes de la néphrite apparaître tout d'un coup avec un caractère mortel, au moment où je croyais le succès certain. En voici un exemple.

XCV^e OBSERVATION. — Pierre de plus de deux pouces de diamètre ; lithotripsie par percussion ; néphrite avec destruction du rein ; dyssenterie ; mort.

M. Duval, de Laval, officier supérieur d'artillerie, âgé de 56 ans, d'un tempérament pléthorique, éprouva les premières douleurs de la pierre en 1831. Les symptômes de cette maladie se montrèrent tous réunis, ils allèrent en s'accroissant jusqu'en 1834, époque à laquelle M. Duval s'étant fait sonder, acquit la certitude qu'il portait une pierre dans la vessie. Il vint à Paris se confier à mes soins, au mois de septembre 1834. Je reconnus l'existence d'un calcul de deux pouces de diamètre qui me parut devoir être fort dur ; la vessie n'était nullement hypertrophiée, sans admettre une grande quantité de liquide elle était souple et permettait à la sonde de se mouvoir librement autour de la pierre; la lithotripsie semblait donc praticable malgré le volume considérable du calcul. Une circonstance pourtant m'inquiétait, M. Duval m'apprit que depuis trois mois il avait eu plusieurs accès de fièvre avec des redoublemens ; que depuis la même époque il avait été pris deux fois d'une diarrhée violente dont il avait eu grande peine à se débarrasser. Son embonpoint pourtant quoique moindre, à son dire, était encore fort satisfaisant, son teint était coloré et n'annonçait nullement une affection organique, seulement il y avait une fréquence du pouls qui me semblait exagérée malgré l'assurance du contraire que me donnait le malade. Après quelques jours d'attente et d'observations ne voyant rien survenir, l'appétit même étant très bon, je me déterminai à pratiquer la lithotripsie.

Le volume et la dureté de la pierre me faisaient penser que la percussion serait indispensable pour la rompre, et que peut-être une forte élévation du bassin serait nécessaire pour la saisir, en conséquence je fis porter chez le malade un lit rectangle.

La vessie, dont la sensibilité était peu développée, reçut et conserva cinq à six onces de liquide ; la sonde pourtant, dont la courbure était fort courte, avait peine à exécuter un mouvement de rotation pour porter le bec en bas et apprécier de nouveau le diamètre antéro-postérieur du calcul qui me parut être au moins aussi considérable que dans la première exploration. Je pris un brise-pierre de trois lignes un quart, et dès qu'il eut franchi le col de la vessie, je fis exécuter le mouvement de bascule pour déloger la pierre, la porter vers la région postérieure, et engager au dessous d'elle la branche femelle ; cette manœuvre s'exécuta heureusement et la pierre saisie donnait aux branches du percuteur un écartement de 27 lignes ; cependant en augmentant graduellement avec la main la pression de la branche femelle, la pierre exécuta ce mouvement de glissement dont j'ai déjà parlé p. 164. L'écartement des branches fut alors réduit à dix-neuf lignes ; je fixai l'instrument avec l'étau, et je fis la percussion ; après une minute environ la rupture de la pierre eut lieu. Trois fragmens furent ensuite saisis et sur chacun d'eux il fallut frapper avec le marteau aussi long-temps que sur la pierre entière ; M. Duval supporta très bien cette séance, la douleur fut légère, il n'y eut point de fièvre, point de malaise ensuite, et trois jours après, je pus faire une seconde application dans laquelle cinq fragmens furent écrasés par percussion. Une troi-

sième, une quatrième séance, eurent lieu de la même manière ;
elles eurent pour témoins MM. Récamier, Dieffenbach, Cantoni,
Regnoli, Cocteau, etc. Je m'applaudissais de ne m'être point
laissé arrêter par mes appréhensions et d'avoir surmonté les
plus grandes difficultés de l'opération, lorsqu'après la cinquième
séance qui avait été plus simple encore et plus exempte de douleur que les précédentes, il survint un violent accès de fièvre qui
débuta par un frisson de deux heures : la langue devint tout d'un
coup d'une extrême sécheresse, les papilles étaient droites et
plus longues que je ne les avais jamais vues ; il se manifesta de
la diarrhée sanguinolente ; je fis appliquer 25 sangsues à l'anus,
et dès que la rémission de la fièvre eut lieu, j'administrai le
sulfate de quinine ; le surlendemain les symptômes avaient perdu
leur gravité, mais il resta une fièvre continue avec un redoublement quotidien marqué par du frisson ; la diarrhée avait cédé
aux quarts de lavemens opiacés. Cet état dura quinze jours, et
pendant ce temps l'urine qui jusqu'alors ne contenait qu'un dépôt muqueux peu abondant devint rare et bourbeuse. M. Duval
tomba dans un état d'accablement et d'oppression des forces
qui l'obligea de rester au lit. Pour assouplir la peau et remplacer les bains qui jusqu'alors avaient produit de bons effets et
qui ne pouvaient plus être pris à cause de la faiblesse, je fis
couvrir tout le corps de flanelle que l'on entretenait chaude et
humide. Le hoquet commença à se montrer rare et isolé d'abord,
puis plus tard fort et persistant pendant une heure ou deux pour
cesser pendant un temps égal. Une dyssenterie violente vint tout
d'un coup se joindre aux autres symptômes ; les lavemens opiacés et astringens furent inutiles, aussi bien que les tisanes de
ratanhia, et huit jours après l'apparition de ce dernier phénomène M. Duval mourut. M. Louis voulut bien m'assister de ses
conseils, dès que la maladie sembla prendre des caractères
graves.

L'autopsie fut faite devant moi par deux jeunes médecins de
Laval. Nous trouvâmes la vessie d'une couleur un peu violacée,
sans que la muqueuse fût ramollie ; elle contenait quatre gros
fragmens de calcul et une vingtaine de plus petits. Dans toute
la longueur du colon la muqueuse était ramollie, elle était ulcérée en beaucoup d'endroits. L'un des reins était sain, mais l'autre était complètement détruit ; il était réduit à l'état d'une poche remplie de pus.

RÉFLEXIONS.

Le calcul de M. Duval est un des plus volumineux que je sois parvenu à briser dans la vessie, car son diamètre moyen était comme je l'ai dit de 27 lignes, mais son grand diamètre, d'après la configuration des fragmens, devait avoir 32 ou 33 lignes. Il est certain, au point où en était l'opération, que sans les altérations organiques profondes, qui ont empêché de la continuer, la destruction complète de la pierre était certaine. L'état de désorganisation du rein ne permet guère de supposer que le commencement de son altération remontât seulement à quelques semaines ; il me paraît certain au contraire qu'il avait fallu plusieurs mois pour faire disparaître aussi complètement, par une lente pression, la substance corticale et réduire le rein à l'état d'une poche remplie de pus ; pourtant aucun signe, si ce n'est quelques indices fugitifs, ne pouvait le faire soupçonner.

La disposition apoplectique est quelquefois manifeste, et l'on doit la craindre surtout s'il y a eu des attaques antérieures ; mais cette disposition, fût-elle même portée très loin, ne devrait point empêcher la lithotritie ; peut-être même serait-ce une raison pour la préférer, seulement il faudrait la faire précéder d'évacuations sanguines, et faire en sorte que les séances fussent de courte durée. Mais chacun sait que dans la moitié des cas peut-être, la disposition apoplectique n'est en aucune manière signalée par la constitution à laquelle on a donné ce nom ; dans ce cas le chirurgien peut voir la mort venir frapper son malade au milieu d'un traitement dont le succès lui semblait certain. En voici un exemple que j'extrais de l'ouvrage de M. Dubowiski, intitulé : *Reproduction des discussions qui ont eu lieu sur la lithotritie et la taille*, p. 236. Ce jeune médecin dont nous avons eu déjà l'occasion de parler avec distinction, a suivi cette opération. MM. les docteurs Lherminier et Moynier, médecins du malade, m'assistaient de leurs conseils.

XCVI^e OBSERVATION.

M. l'abbé Landry, âgé de 77 ans, était d'une constitution robuste et d'un grand embonpoint. Depuis deux ans, il accusait les douleurs de la vessie et éprouvait des symptômes de calcul.

M. Leroy constata l'existence de plusieurs calculs, mais un

accès de goutte obligea de remettre l'opération pendant plus d'une semaine. Cet accès passé, on procéda à l'opération.

La première séance eut lieu le 7 août, elle dura quatre minutes; les pierres et les fragmens furent brisés dans les diamètres de 6, 10, 6, 8 et trois lignes. Après cette séance, le malade rendit beaucoup de fragmens; il sentait de l'allégement dans la vessie, et souffrait peu.

La seconde séance eut lieu le 10 août, elle dura cinq minutes; les calculs étaient broyés dans les diamètres de 7, 6, 4, 9, 6, 5 et 3 lignes.

Le 13 août, le malade éprouva des douleurs dans l'oreille gauche; son médecin lui conseilla des sangsues, mais il ne voulut pas les faire mettre.

Le 15 il survint une attaque d'apoplexie, qui fut suivie de frisson et de tremblement; le côté droit du malade fut privé de mouvement, et il ne pouvait plus parler distinctement. On lui appliqua des sangsues aux parois mastoïdes, et on employa d'autres moyens, mais tout fut inutile, le malade s'affaissait de jour en jour, et il est mort le 22 août, probablement par un épanchement dans le cerveau.

RÉFLEXIONS.

La lithotritie n'a point causé la mort de ce malade; car l'apoplexie est bien suffisante pour expliquer la cause de son décès.

Les affections des reins et de la vessie produisent souvent des accès de fièvre intermittente qui ne sont pas toujours un empêchement à la lithotritie, comme le prouvent les observations 66, p. 179, et 67, p. 201. Mais lorsqu'elles sont plus tenaces, elles peuvent détourner de l'entreprendre ou forcer de la discontinuer; en voici un exemple: je prends le commencement de la narration dans la seconde lettre de M. Civiale, p. 111.

XCVII^e OBSERVATION.

« M. de Laframboisière, de Dieuze, souffrait de la pierre depuis plus de deux ans, lorsqu'il vint me consulter, le 3 juillet 1827; la santé de ce malade, d'une constitution naturellement robuste, me parut être fortement ébranlée; fréquens accès de fièvre, appétit irrégulier, sommeil troublé, faiblesse, abattement physique et moral, plusieurs calculs, catarrhe vésical, commencement de paralysie de la vessie, état maladif de la prostate, telles étaient les circonstances qui se présentaient, et qui m'inspiraient quelques craintes sur le résultat de l'opération. Cependant je n'avais pas de données suffisantes pour prendre une décision. Un traitement approprié fut prescrit et suivi pendant long-temps ; des explorations et deux tentatives d'opérations eurent lieu ; le nombre et la grosseur des pierres, et l'état de la vessie, mieux appréciés, m'ont fait renoncer à l'espérance de guérir ce malade ; comme il ne se trouvait pas dans des conditions à pouvoir être opéré par la taille, il est retourné chez lui, et conserve sa pierre. » Ici se terminent la part et le récit de M. Civiale.

Au printemps de l'année 1828, M. de Laframboisière, non suffisamment convaincu de l'impuissance de la lithotritie, me fit offrir d'aller à Dieuze (en Lorraine), pour l'opérer. Je m'y rendis, et je le trouvai dans l'état que M. Civiale a dépeint plus haut. L'opération de la taille semblait offrir des chances moins défavorables encore que la lithotritie, mais le malade montrait pour elle une répugnance invincible : je fis donc de nouveau l'essai du broiement ; les calculs étaient nombreux et volumineux, leur destruction devait nécessairement être longue , cependant l'évidement et l'éclatement que j'avais imaginés, et que MM. Heurteloup et Rigal avaient perfectionnés, rendaient le procédé dont je faisais usage, plus rapide que celui des perforations successives employées par M. Civiale. Plusieurs calculs du diamètre de un pouce, de dix lignes environ, furent saisis et facilement écrasés ; je fis trois séances dans ce voyage à deux ou trois jours d'intervalle , après quoi je revins à Paris. Quinze jours plus tard, je retournai à Dieuze et je fis encore trois séances qui donnèrent les mêmes résultats. Chaque pierre qui était prise était évidée, puis écrasée ; car elles avaient peu de dureté ; mais la présence des instrumens dans la vessie produisait des douleurs très vives, et plusieurs fois les opérations furent suivies d'un violent accès de fièvre débutant par un frisson des plus intenses, et durant une heure ou deux. Cependant la quantité des pierres était encore considérable ; je déclarai que l'opération devant se prolonger assez long-temps il m'était impossible de la continuer à Dieuze, et que M. de Laframboisière devait revenir à Paris pour la terminer. Il suivit ce conseil, supporta la route assez bien, et jouit d'une bonne santé pendant les premiers jours de son arrivée; puis il eut une fièvre d'accès pour laquelle j'administrai le quinquina. La fièvre ayant cessé, je repris l'opération, mais je trouvai la vessie beaucoup plus contractée; à peine avais-je eu le temps de saisir une pierre que le liquide fut chassé entre l'instrument et le canal, des mouvemens nerveux se manifestèrent et le soir il y eut un accès de fièvre qui se renouvela trois jours de suite; après huit jours de calme, je pratiquai une séance qui, cette fois, eut un résultat plus satisfaisant; mais dans celle qui suivit trois jours après, la contraction irrésistible de la vessie et les mouvemens nerveux se reproduisirent; la fièvre intermittente reparut encore plus violente et plus tenace. Je dus alors perdre tout espoir de réussir par le broiement, et comme M. de Laframboisière conservait pour la taille la même répugnance, il est retourné chez lui où après une année d'atroces douleurs il a succombé.

RÉFLEXIONS.

M. Civiale avait eu raison, comme l'on voit, de ne pas pousser plus loin qu'il ne l'a fait l'opération de M. de Laframboisière, cependant il n'y avait pas impossibilité matérielle de détruire la pierre, il aurait fallu rencontrer seulement une disposition générale meilleure. Ce serait à tort que l'on prétendrait ranger des faits comme ceux-ci parmi les mécomptes de la lithotritie, puisque le chirurgien ne s'abuse pas sur le peu de chances qu'elle présente, mais obéit à la nécessité et à la volonté impérieuse des malades qui, comme celui-ci, préfèrent endurer les souffrances atroces de la pierre, les douleurs non moins vives de la lithotritie lorsqu'elle est pratiquée sur des organes aussi profondément altérés, subir enfin une mort aussi lente et aussi affreuse plutôt que de se soumettre à la cysthotomie.

APPLICATION DE LA LITHOTRITIE.

MANOEUVRE DES INSTRUMENS DIVERS.

En parlant des circonstances qui peuvent influer sur la lithotritie, et de la conduite à tenir suivant les conditions dans lesquelles se trouvent le malade, les organes urinaires et le calcul, je suis entré dans des détails assez étendus pour n'avoir pas à m'occuper maintenant du traitement préparatoire applicable à ces conditions diverses ; nous supposons donc que le malade est dans un état de santé général convenable, que les organes urinaires sont dans l'état normal , sauf la présence de la pierre et les conséquences inévitables d'irritation qui en résultent : nous supposons encore que le calcul n'est pas d'un volume disproportionné à la capacité de la vessie. Les choses étant telles que nous venons de le dire , le traitement préparatoire peut se borner à passer deux ou trois fois des bougies de gomme, d'un calibre un peu inférieur au diamètre du canal, dans le but d'en émousser la sensibilité : il suffira de les laisser un quart d'heure chaque fois. Si le diamètre du méat urinaire est de beaucoup inférieur à celui du reste du canal, après avoir constaté cette disproportion , soit avec un petit percuteur ouvert dans la portion spongieuse, soit avec un instrument *ad hoc*, il convient de faire une moucheture sur le méat urinaire et de le maintenir pendant quelques jours ouvert, au moyen de bougies. Cette légère incision du méat urinaire a pour but non de favoriser l'entrée des instrumens , mais la sortie des fragmens de pierre dont l'arrêt dans la fosse naviculaire est l'une des principales causes de tribulation pour le malade et le chirurgien et l'inconvénient le plus grave de la lithotripsie dans son état actuel.

Dans les premières années du broiement, lorsque la rapidité de la destruction de la pierre dépendait absolument du volume de l'instrument, le débridement du méat se pratiquait dans le but de faire pénétrer les instrumens ; mais à partir du moment où l'évidement et l'éclatement sont venus remplacer pour les chirurgiens non prévenus le procédé des perforations successives, les gros brise-pierres sont devenus inutiles, et la moucheture du méat n'a dû avoir pour objet que la sortie des débris de la pierre.

DE LA PINCE A TROIS BRANCHES.

SA MANŒUVRE.

Le trois-branches droit, dont l'Académie des sciences m'a reconnu l'inventeur (voir p. 10 et 11), est, comme nous avons eu l'occasion de le dire, le premier instrument qui ait rendu la lithotritie applicable à l'homme, et pendant six ans, il a été le seul mis en usage avec succès. Depuis 1831, la pince a été dépossédée par les procédés d'écrasement. Elle ne convient plus que pour des cas exceptionnels et pour les calculs de l'urèthre; cependant je crois devoir parler de sa manière d'agir et des règles qui peuvent guider dans son emploi.

Trois parties principales forment le trois-branches : 1° une canule-gaîne, 2° une canule-pince terminée par trois divisions élastiques ; 3° un foret. Quelques autres pièces accessoires entrent dans la composition de l'instrument; telles sont : un archet, une poulie ou cuivrot, un tour ou étau à main, ou bien un poussier, des boîtes à cuir montées sur les extrémités des canules pour empêcher l'écoulement des liquides entre les tubes. La canule-pince est placée dans la canule-gaîne, et l'écartement ou le rapprochement des branches a lieu suivant que la canule-gaîne est poussée sur elle ou tirée en arrière. (*Voyez fig. 15.*)

Figure 15.

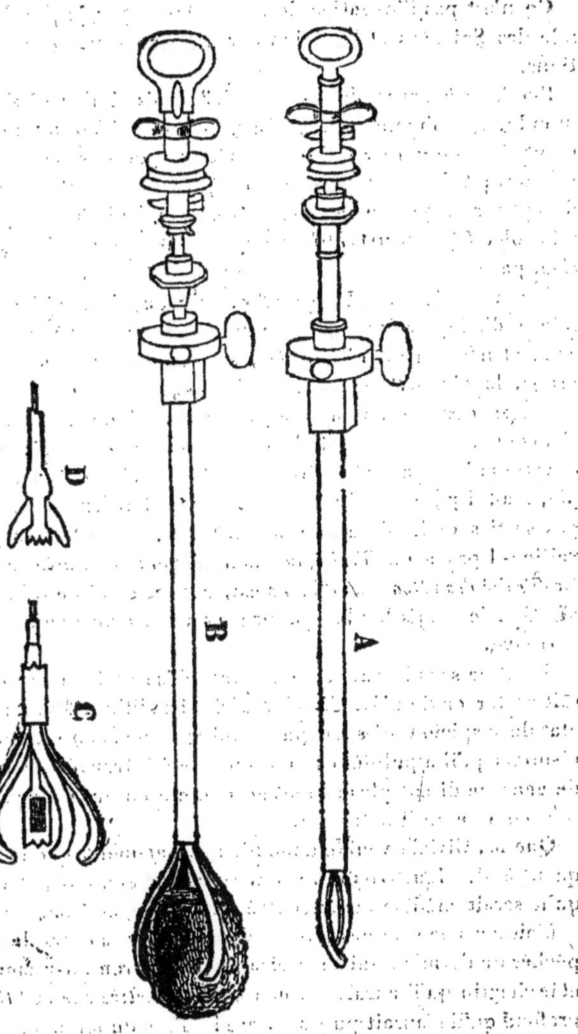

Je ne reviendrai pas sur l'invention de la pince à trois branches ; je renvoie aux *Décisions de l'Académie des Sciences*, p. 10 et 11, et à l'*Histoire de la lithotritie*, p. 116 et suivantes, mais je crois devoir faire une courte réponse à un passage de la dernière publication de M. Civiale, intitulée : *Lettre à M. Dupuytren sur la lithotritie urétrale.* S'il faut l'en croire, M. Heurteloup et moi *nous sommes des zoïles jaloux de ses succès* : on pourrait demander à M. Civiale s'il prétend, lui, être un Homère ; mais il y aurait conscience de le quereller sur ce point ; il ne savait certainement pas, en imprimant cette phrase, la valeur de ce qu'on lui faisait dire.

17

Cherchons cependant ce qui dans M. Civiale peut exciter notre jalousie.

Ce n'est pas l'invention de la lithotritie que je puis lui envier, l'Académie des Sciences et l'opinion des médecins ont fait justice de ses prétentions.

Serait-ce à cause de son savoir? Mais si l'on disait à un homme du monde, à un abonné de l'*Athénée*, qu'un médecin a pu demander sérieusement dans un livre « si des corps tels que des haricots ne suivent pas » le torrent de la circulation pour passer de l'estomac dans la vessie , » il répondrait que ce médecin a volé son diplôme et qu'il doit retourner à l'école. C'est pourtant là ce qu'on lit dans le *Traité des rétentions d'urine*, page

Comme opérateur, M. Civiale a, dit-on, de l'habileté; mais n'a-t-il pas refusé d'adopter les perfectionnemens apportés à la lithotritie depuis six ans, et maintenant n'est-il pas, sous le rapport des moyens qu'il met en usage, le plus arriéré des lithotritistes?

Est-ce comme auteur que brille M. Civiale? Il a en effet publié plusieurs ouvrages et mémoires fort remarquables; mais qui ne sait que ces ouvrages n'ont pas été écrits par lui? Son *Traité de la lithotritie*, par exemple, n'a-t-il pas été rédigé par M. Edw...? Deux de ses *Lettres* ne sont-elles pas sorties de la plume de Bois...? Et dans ce moment, M. Jour... ne travaille-t-il pas à un *Traité des maladies des voies urinaires*, qui va paraître? Le *Traité des rétentions d'urine* est, dit-on, celui de ses ouvrages dans lequel M. Civiale a mis le plus du sien, et nous avons vu tout à l'heure ce qu'on y trouve.

Serait-ce sous le rapport de la franchise et de la véracité que l'on pourrait porter envie à M. Civiale? Mais si la lithotritie est maintenant dans un état de suspicion n'est-ce pas à lui que nous en sommes redevables? Les résultats qu'il a publiés ont été tant de fois trouvés inexacts, que beaucoup de gens ne disent plus : Menteur comme un arracheur de dents, mais menteur comme un lithotritiste.

Que M. Civiale veuille donc bien se persuader que je n'ai nulle jalousie : quant à M. Heurteloup, tous ceux qui le connaissent croiront facilement qu'il serait médiocrement flatté de la comparaison.

Mais nous ne sommes pas les seuls que les lauriers de M. Civiale ont empêchés de dormir : qui le croirait? Dupuytren lui-même lui portait envie, et le chagrin qu'il aurait éprouvé de la 4ᵉ *Lettre sur la lithotritie* aurait été si profond qu'il n'aurait pu y survivre ! C'est du moins ce que disait naguère M. Civiale à l'un des adversaires du broiement, en le menaçant du même sort. Certes, si Dupuytren avait eu la faiblesse de ne pas dédaigner de telles attaques, il aurait pu dire comme le lion de la fable :

Mais c'est mourir deux fois que souffrir tes atteintes.

Avant de s'aventurer à introduire dans la vessie d'un malade un instrument brise-pierre, il importe d'avoir une grande habitude de le manier; il faut l'avoir eu long-temps dans les mains, avoir joué avec lui, si l'on peut ainsi dire ; cela est surtout vrai pour les instrumens à foret, dont le mécanisme est un peu plus compliqué que celui des brise-pierres à écrasement. Ainsi dans le *trois-branches* il y a deux mouvemens successifs et souvent inverses, celui de la pince et celui du foret. Lorsque l'on développe la pince il faut immédiatement retirer le foret, et pour fermer il faut d'abord pousser le foret, puis faire glisser la canule-gaîne sur les branches de la pince. Ces mouvemens paraissent bien simples lorsque l'on a sous les yeux l'extrémité vésicale de l'instrument ; mais si l'on manœuvre à tâtons, l'on s'aperçoit bientôt que l'on oublie facilement de les coordonner entre eux. J'ai vu des praticiens qui faisaient de vains efforts pour saisir la pierre, parce qu'ils n'avaient pas retiré le foret vers le sommet du cône formé par les branches. D'autres qui, oubliant de repousser le foret, croyaient avoir saisi la pierre, parce que sa tête empêchait la pince de se fermer, et beaucoup d'autres défauts de manœuvre, qui provenaient de ce que ces chirurgiens ne s'étaient pas suffisamment exercés sur table avant de pratiquer l'opération.

Position du Malade.

Je renvoie au chapitre que j'ai consacré à ce sujet, pag. 17 jusqu'à 33.

De l'Injection.

Avant d'introduire dans la vessie le trois-branches, de même que tous les instrumens lithotribes, il est indispensable de remplir cet organe de liquide. L'injection se fait avec la sonde exploratrice à robinet ; elle doit être faite avec une seringue, lentement pour ne pas exciter les contractions de la vessie, et ne point dépasser l'instant où le besoin d'uriner se fait sentir. Malgré cette précaution, il arrive trop souvent que cet organe se révolte contre l'injection et la repousse. Dans ce cas, il faut, si la douleur n'est pas vive, retirer la sonde et serrer la verge, attendant que la sensation se calme, ce qui d'ordinaire a lieu après quelques instans. Si le liquide avait été repoussé, ou bien si de le maintenir par la pression de la verge causait trop de douleur, on laisserait l'eau se vider, et l'on ferait une seconde, une troisième injection s'il le fallait, jusqu'à ce que la vessie se fatiguât et se laissât distendre. Si, malgré cette insistance, on n'obtient pas l'admission et la retenue d'une certaine quantité de liquide ; si les parois de la vessie, malgré l'état de vacuité, conservent une certaine souplesse ; si la pierre est petite, on peut tenter le broiement à sec, comme je l'ai fait voir dans plusieurs endroits de ce livre, spécialement pag. 66 et suivantes.

Du Cathétérisme rectiligne.

Il y a trois points de l'urèthre sur lesquels les instrumens droits sont quelquefois arrêtés dans leur marche : la symphise des pubis, le bulbe, et la prostate. Ces obstacles proviennent de l'exagération de la disposition naturelle de ces parties ; ainsi la saillie plus grande du ligament sous-pubien, la profondeur plus prononcée du cul-de-sac du bulbe, la tuméfaction de la prostate sont les trois causes ordinaires des difficultés que l'on rencontre ; on peut y joindre encore le peu de longueur du ligament suspenseur de la verge.

Le col de la vessie étant plus élevé que la portion membraneuse du canal et que le ligament sous-pubien, l'instrument droit ne peut pénétrer qu'en abaissant le col au niveau de ce ligament. Il glissera donc en appuyant par son extrémité sur la paroi inférieure, où il rencontre les reliefs formés par l'origine de la portion membraneuse et par la prostate, et il bute contre eux avec d'autant plus de force que le ligament sous-pubien aura plus de hauteur et que le ligament suspenseur aura moins de longueur.

Pour n'être point arrêté par le premier de ces obstacles naturels il convient d'introduire, suivant une direction presque verticale, l'instrument, jusqu'à ce qu'il soit arrivé à la courbure du canal, de l'engager doucement sous la symphyse, et de ne l'abaisser jusqu'à la direction horizontale que lorsqu'il a dépassé ce point ; puis, pour éviter le cul-de-sac du bulbe et le bourrelet formé par la prostate engorgée, il faut tenir l'instrument horizontalement, ou même abaisser la main au-dessous de l'horizon. Si l'on est arrêté par quelque résistance, on doit se garder d'employer la force pour la surmonter : tenant le bout de l'instrument en contact avec le point résistant, et exerçant une pression légère et dans la direction indiquée, l'on ne tarde pas à le voir cheminer et pénétrer presque par son poids. Lorsque la prostate est tuméfiée, l'urèthre très long et la portion membraneuse dilatable, cette réunion de circonstances peut quelquefois faire supposer à l'opérateur que l'instrument est dans la vessie, tandis qu'il s'est arrêté dans la portion membraneuse de l'urèthre. J'ai parlé de cette méprise à la page 150.

Manœuvre pour Saisir.

Les règles pour la manœuvre du trois-branches ne me paraissent pas avoir été bien indiquées. M. Civiale n'en a parlé que d'une manière fort incomplète dans son *Traité de la lithotritie*; il a omis beaucoup de choses, et quant à ce qu'il dit, j'ai peine à croire qu'il l'exécute de tout point comme il l'indique.

M. Civiale veut que l'on commence par explorer le volume de la pierre avec la pince : « Cette exploration, dit-il, devient le » commencement de l'opération lorsque la pierre peut être saisie » par l'instrument. »

Ce qui établit, comme on le voit, une différence entre l'exploration et l'opération, c'est le succès : si l'on échoue, l'on n'a fait qu'une simple exploration, et si le malade en meurt l'opération n'y est pour rien, puisqu'elle n'a pas même été tentée. C'est là une distinction ingénieuse et une adroite prévision ; car comme ces explorations dans lesquelles on fait de vains efforts pour saisir la pierre sont plus fatigantes, plus dangereuses et bien plus souvent mortelles que celles dans lesquelles on fait le broiement, il en résulte que l'on ne compte que les succès ; voilà ce qui explique comment M. Civiale prétend avoir perdu deux malades sur cent, tandis qu'en calculant ce qu'il appelle des explorations on lui montre qu'il en perd un quart. Il peut être permis, je crois, dans certains cas douteux, d'annoncer au malade une simple exploration, tandis que l'on fait une opération véritable : l'on peut ainsi le préserver du découragement et de l'inquiétude que produit une tentative infructueuse. Cette supercherie trouve son excuse dans le motif qui la fait mettre en usage.

Les explorations faites avec la pince, dans le seul but de connaître le volume de la pierre me semblent donc une manœuvre imprudente et inutile, puisqu'elles en apprennent moins que la sonde. (Voyez pag. 54 et suivantes.) Une exploration avec la pince serait opportune seulement si l'on soupçonnait une pierre fort petite, que la sonde n'aurait point découverte ; encore, dans la majorité de ces cas, vaudrait-il mieux se servir du percuteur que j'employais depuis long temps, sous de moindres proportions, au mesurage des pierres, ou bien de l'un des brise-pierres évacuateurs dans lesquels le petit calcul vient se rendre de lui-même.

Lorsque l'instrument a pénétré dans la vessie, il s'agit d'engager le calcul entre ses branches ; voici tout ce que dit M. Civiale sur ce temps capital de l'opération : *De la lithotritie*, p. 71 : :

« La sonde doit être retirée, et immédiatement après l'instrument est introduit par le procédé que j'ai décrit. Ordinairement l'on sent la pierre ; dans le cas contraire, on fait développer les branches du litholabe en tirant à soi la canule extérieure, et l'on procède à la recherche du corps étranger. *Aussitôt qu'on l'a senti on essaie de le saisir et de le fixer.* Si son volume n'est pas en rapport avec l'étendue des branches de la pince, il s'échappera, mais on s'assure, au moyen de l'échelle graduée qui se trouve à l'autre extrémité de l'instrument, du degré d'écartement des branches et approximativement du volume de la pierre : on est alors à même de choisir un instrument plus convenable.

» Cette exploration présente quelquefois des difficultés qui proviennent de la position de la pierre et de ses formes différentes. Lorsque le calcul est placé près du col de la vessie, la pince s'ouvre derrière lui ; il y a alors impossibilité de le saisir. Si son volume est considérable, il faut fermer la pince, la retirer jusqu'au col de la vessie, donner un plus grand degré d'élévation au sacrum, et en réintroduisant la pince, on tâche de pousser la pierre jusqu'à la partie postérieure de la vessie ; *alors on fait ouvrir la pince sur elle et on la saisit.* On réussit toutes les fois que son volume n'excède pas celui d'un œuf de poule et que la vessie a assez de capacité pour permettre le développement des pinces. »

Ce passage peut se résumer en deux mots : *on ouvre la pince et on saisit la pierre comme on peut.*

Il ne faut pas oublier que la plupart des vessies contenant des pierres ont beaucoup perdu de leur capacité ; qu'elles conservent rarement trois pouces de diamètre antéro-postérieur. Or, la pince pour se développer demande une sortie de deux pouces et demi, la pierre ne peut donc trouver à se placer au-devant de la base du cône formé par l'écartement des branches. Presque toujours la pince s'ouvre non pas au-devant, mais au-dessus de la pierre, et celle-ci s'engage, non par la base du cône, mais par l'intervalle des branches. Aussi la première précaution à prendre est de tenir l'instrument de manière que l'une des branches se trouve en haut, tandis qu'un espace intermédiaire sera tourné en bas pour permettre l'engagement du calcul. Une marque tracée sur la canule-pince indique ces rapports et sert de guide à l'opérateur. Il est inutile de s'efforcer de sentir la pierre avec la pince avant de chercher à la saisir ; son poids et l'élévation du col au dessus du bas-fond rendent sa position à peu près constante ; aussi l'instrument étant ouvert presque horizontalement et un intervalle des branches étant tourné en bas, il suffit d'élever le pavillon pour que le calcul s'engage. Le foret poussé avec précaution fait connaître son interposition ; alors, maintenant la canule-pince, on fait glisser sur elle la canule-gaine, pour rapprocher les branches autant que le permet la résistance de la pierre. Il faut avoir bien soin d'appuyer le foret sur le calcul avant de fixer avec la vis les deux canules, autrement la constriction des branches s'exercerait sur la tête du foret, la pierre ne serait pas fixée suffisamment, et lorsque le foret commencerait à agir elle échapperait. Plus la tuméfaction de la prostate est considérable, plus le col de la vessie est élevé, plus le bas-fond est déprimé et plus l'élévation du pavillon doit être grande pour engager la pierre entre les branches ; mais ce mouvement, lorsqu'il est porté très haut, ne peut se faire sans produire de la douleur et un tiraillement dangereux du col de la vessie : c'est alors qu'il importe d'élever le bassin pour déloger la pierre et la porter vers la partie postérieure de l'organe, qui se trouve ainsi le point le plus déclive, et c'est là ce que permet de faire instantanément le lit de M. Heurteloup, tant blâmé par M. Civiale. Pour opérer ce déplacement du calcul il n'est pas nécessaire, comme nous l'avons vu recommandé plus haut, de retirer la pince jusque dans le canal, il n'est même pas besoin de la fermer, car par ce mouvement de bascule la pierre vient d'elle-même se placer entre les branches écartées.

Ainsi, pour engager la pierre dans le trois-branches, la manœuvre, pour la majorité des cas, se borne à trois mouvemens : ouvrir la pince en la tenant dans une position horizontale et plaçant un intervalle en bas, retirer le foret, élever le pavillon. Lorsque la pierre est volumineuse et la vessie contractée, le développement de la pince pourrait être insuffisant pour la saisir : afin d'avoir le plus d'écartement des branches avec le moins de

sortie possible, il ne suffit pas de développer l'instrument autant
qu'il peut l'être, de ramener la tête du foret vers le sommet du
cône et de la tirer contre les branches; il faut ouvrir l'instrument
de six lignes environ, tirer sur le foret comme pour faire rentrer
sa tête dans la canule-pince, pousser la canule-gaîne avec force
comme pour rapprocher les branches; puis faire sortir la pince
de six lignes encore, tirer sur le foret, serrer la canule-gaîne,
et continuer de la même manière, développant l'instrument graduellement. En agissant ainsi on peut augmenter l'écartement
d'un tiers à égale sortie.

Il est important de se rappeler que lorsque le calcul est engagé dans les branches la canule-pince doit demeurer fixe, ses
crochets légèrement appuyés sur la vessie, tandis que la canule-
gaîne doit glisser sur elle et rapprocher les branches; autrement,
si l'on rendait la gaîne fixe et la pince mobile, celle-ci viendrait
se fermer au devant de la pierre sans la saisir ; mais dans cette
manœuvre, la pierre n'étant pas saisie, la vessie peut être pincée
au moment du contact des crochets. Il y a deux moyens faciles
d'éviter cet accident : le premier, c'est d'employer le foret
comme guide, de s'assurer en le poussant doucement avant de
commencer à fermer la pince, que le calcul est placé dans l'intervalle des branches, et surtout de tâter de nouveau avant que
les crochets ne se rapprochent. Lorsque la pierre a un certain
volume il est facile de savoir si elle reste dans les branches ou
si elle échappe ; il n'est pas besoin pour cela d'arriver à un rapprochement presque complet des mors, mais il n'en est pas de
même lorsque la pierre est fort petite ; aussi lorsque l'échelle
graduée placée sur la canule-pince montre que les crochets ap-
prochent du contact, doit-on faire glisser avec plus de précaution
la canule-gaîne, et tâter avec le foret si le calcul est encore
entre les branches; s'il a échappé, le chirurgien n'achève pas de
fermer la pince, il la développe au contraire, et recommence la
manœuvre; si le foret rencontre le calcul, on rapproche les
branches de manière à l'assujettir; mais avant de le serrer autant
qu'il doit l'être, il importe d'éloigner les crochets du bas-fond
sur lequel ils appuient, et de faire exécuter quelques mouvemens à l'instrument au centre de la vessie, pour acquérir la
certitude que la muqueuse n'est pas pincée ; cette précaution est
d'autant plus nécessaire que la pierre est plus petite. On assujettit alors le calcul en serrant les branches ; puis en pressant

contre lui le foret , on établit bien son assiette et on le fait
porter sur les crochets des pinces. Il arrive souvent en effet que
la pierre n'est saisie que par deux des branches, ou bien qu'elle
porte sur leur partie moyenne, sans être retenue par les
crochets : si dans cette situation l'on faisait agir le foret sur elle
pour la briser, elle serait chassée au premier coup d'archet.
Dans cette manœuvre on reconnaît souvent que la pierre cède
sous la pression du foret et la constriction des branches ; on l'é-
crase alors par la réunion de ces deux efforts : si elle résiste, il faut
la gruger avec le foret. Pour cela, on fixe les deux canules en tournant la vis du pavillon, et l'on procède au broiement. Ici la manœuvre est variable, suivant que l'on opère sur un lit ordinaire,
le malade étant couché en long ou en travers, ou bien sur le lit
rectangle. Elle est encore variable suivant que l'on fait usage du
point fixe ou de l'étau mobile ; suivant que l'on fait avancer le
foret au moyen d'un ressort ou bien avec la main.

Le foret, outre son action principale, qui est de broyer, peut,
comme l'on voit, rendre beaucoup d'autres services, et nous ne
les avons pas encore énumérés tous. Aussi l'on a commis une
faute lorsque, pour rendre plus faciles les mouvemens d'ouvrir
et de fermer la pince, on a placé sur la tige du foret *un régulateur*,
dont la fonction est de le tirer en arrière à mesure que la pince
est développée, et de le pousser à mesure qu'elle se ferme.
On se prive par cette dépendance d'un guide utile dans divers
temps de l'opération. Ce régulateur du foret, je l'avais adapté le
premier à ma première pince courbe en 1822, et plus tard à la
pince à quatre branches indépendantes de M. Heurteloup ; mais
là il était indispensable pour empêcher le foret de dépasser les
branches ; leurs rapports de longueur n'étant pas constans
comme dans le trois-branches rectiligne.

Si l'on fait usage de l'étau muni d'une poupée à poussoir,
fig. 7, l'opérateur reste à la droite du malade ; il engage le carré
de l'instrument dans l'échancrure de l'étau, comme on le voit
en *l*, il enfonce le poussoir dans son étui *g*, le fixe en tournant
la vis *i* ; il fait avancer la poupée *h* jusqu'à ce qu'elle rencontre
l'extrémité de la tige du foret ; il imprime avec la main quelques
tours pour s'assurer que les ailes ne sont point engagées soit
entre les branches, soit entre les aspérités de la pierre, et éviter
les secousses ; il enroule la corde de l'archet autour de la
poulie *k*, rend libre le poussoir *g* en détournant la vis *i*. Un aide

tient l'étau aussi invariablement que possible : l'archet est mis alors en mouvement, lentement d'abord, puis plus rapidement. Si le développement du poussoir ne suffit pas à la course du foret, l'opérateur le tend de nouveau en faisant avancer la poupée, et il reprend le mouvement de l'archet, jusqu'à ce que le foret soit arrivé au terme de sa course.

Figure 7.

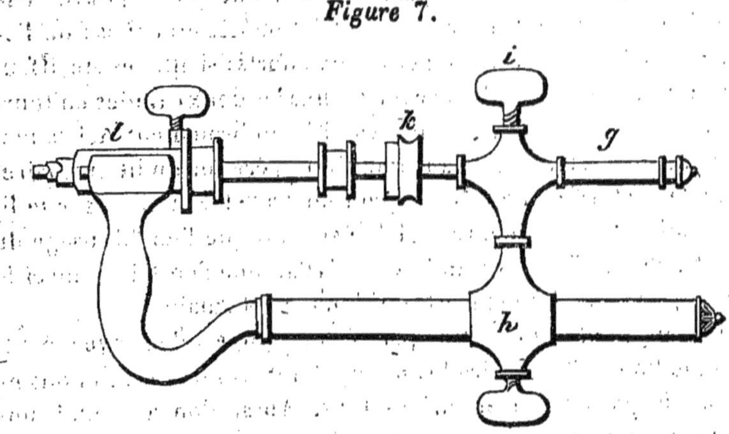

Si l'opération se fait sur le lit rectangle, si l'on se sert du point fixe pour maintenir l'instrument, si l'on fait progresser le foret avec la main, la manœuvre est tout-à-fait différente : le chirurgien, qui se trouvait au côté droit du malade pendant la recherche de la pierre, se place en face de lui, entre ses jambes écartées et soutenues par des pantoufles $p\,p$, *fig.* 1re, p. 18; il élève l'étau b et le place dans la position la plus convenable pour tenir l'instrument; l'aide tourne la manivelle r, et la pince devient immobile. La corde de l'archet est enroulée sur la poulie, un manche poussier est adapté à l'extrémité du foret, et l'opérateur s'en sert pour le faire cheminer, proportionnant le degré de la pression à la résistance du calcul. La manœuvre est ici, comme on le voit, beaucoup plus rapide et plus facile.

Si l'opérateur veut, tout en opérant sur un lit ordinaire et restant au côté droit du malade, faire avancer le foret avec la main, il le peut au moyen de l'étau et du poussier latéral que j'ai représenté page 28.

La perforation achevée, la manœuvre change encore, suivant que l'on fait usage de l'évidement, de l'éclatement ou des perforations successives. Pour l'évidement, on donne un peu de sortie aux ailes du foret *D*, *fig.* 15, page 257, et l'on reprend la rotation du foret jusqu'à ce qu'il tourne tout-à-fait libre ; on augmente graduellement jusqu'au complet développement ; on serre alors davantage la pierre entre les branches, et réduite à l'état d'une coque, elle se brise.

Si l'on préfère l'éclatement ; le foret ayant pénétré dans la pierre autant que possible, c'est-à-dire jusqu'à la longueur des branches, qu'il ne doit jamais dépasser, *c fig.* 15, le chirurgien tourne l'écrou ailé placé près du poussier ; les ailes s'écartent avec une grande force par l'interposition de la tête du foret, et le caclul est immédiatement divisé en plusieurs morceaux.

Enfin, si par quelque motif que je ne saurais dire l'opérateur croyait trouver de l'avantage au procédé des perforations successives, il doit chercher à faire basculer la pierre pour qu'elle présente une autre surface à l'action du foret. Cette manœuvre n'est pas toujours d'une exécution facile. Voici comment M. Civiale indique cette partie de l'opération :

« Pour opérer ce changement on pousse un peu en avant les
» branches de la pince ; on fait exécuter au lithotriteur des petits
» mouvemens de rotation, et l'on parvient à faire changer de
» face au calcul. Cette partie de l'opération est très délicate et
» exige une grande habitude. »

Ces indications, de même que pour le temps de saisir la pierre, se réduisent encore à dire que l'on fait comme l'on peut. Pris une première fois dans un sens, le calcul, par sa forme, a de la propension à se représenter dans ce même sens : il en résulte que le foret tombe dans le premier trou ou sur le bord de ce trou, ce qui est pis encore, car le chirurgien, croyant agir sur une partie pleine, place la corde, et au premier tour le foret, après avoir échancré l'ouverture, file sans rencontrer de résistance ; de là, perte de temps et manœuvre inutile.

Pour exécuter le virement de la pierre, au lieu d'ouvrir simplement la pince après avoir retiré la tête du foret vers le sommet du cône, il vaut mieux faire exécuter à l'instrument un quart de rotation, par lequel une des branches est placée en dessous, de telle sorte que, pour sortir de la pince, la pierre doit nécessairement pivoter autour de cette branche : le foret peut aussi venir en aide de diverses manières ; en voici une qui d'ordinaire m'a réussi : la perforation achevée, le foret est laissé

dans le trou fait à la pierre, et retiré seulement lorsque la pince
est largement ouverte ; au moment où la pierre quitte le foret,
elle tombe en tournant sur elle-même.

Lorsque plusieurs trous ont été faits au calcul, il se peut que
l'une des branches s'y engage : c'est une circonstance fâcheuse ; car on éprouve quelquefois les plus grandes difficultés
pour dégager l'instrument ; le foret sert bien à repousser la
pierre, mais il se peut qu'il rencontre lui-même une perforation,
ou que la vessie contractée chasse l'injection et s'oppose au dé-
gagement.

Il est inutile, je pense, de m'arrêter à démontrer que, des trois
modes d'action principaux des instrumens à foret, la perforation successive est le plus lent et le moins sûr ; il suffit d'y réflé-
chir un instant pour en être convaincu.

Il est important d'avoir un moyen de renouveler l'eau dans
tous les cas où la contraction de la vessie l'expulse entre l'u-
rèthre et la pince : on voit sur le pavillon de la canule-gaîne,
fig. 15, une ouverture par laquelle le liquide peut pénétrer
entre les deux canules.

Lorsque la pierre est brisée en fragmens, il faut les saisir et
les broyer à leur tour ; la manœuvre est la même que pour les
pierres entières : rassemblées dans le bas-fond de la vessie, pour
les prendre il n'est pas besoin de recherches, il suffit, la pince
étant ouverte et un intervalle des branches placé en bas, d'élever un peu la main et la portion extra-vésicale de l'instrument.
Mais il importe de ne pas oublier les précautions que j'indiquais
tout à l'heure en parlant des pierres d'un petit volume.

La durée des séances ne saurait être réglée ; car il y a des
malades qui peuvent supporter pendant un quart d'heure, et
même davantage, l'action de l'instrument, et d'autres pour lesquels, après deux ou trois minutes, sa présence est intolérable.
La sensibilité du malade est le meilleur guide.

Pour fermer la pince il faut avoir soin, avant de rapprocher
tout-à-fait les mors, de la ramener au centre de la vessie,
d'exécuter quelques mouvemens de va et vient et de rotation, pour s'assurer qu'elle est libre, d'imprimer au foret des
mouvemens semblables pour chasser les débris de pierre, après
quoi l'on rapproche les branches autant que possible, et l'on
tourne la vis qui doit les fixer.

Nous avons eu l'occasion de voir que M. Civiale fait souvent

avec la pince l'extraction de quelques fragmens de pierre.
Cette manœuvre peut produire des déchirures de l'urèthre.
Les assistans croient voir en général dans cette extraction
une preuve d'adresse; mais ils se trompent, car le fragment
une fois saisi, rien de plus facile que de l'écraser, tandis
qu'il n'est pas toujours facile de chasser d'entre les branches les débris de pierre mêlés au mucus et à la fibrine qui
adhèrent. Quant à moi, lorsqu'il m'est arrivé d'amener avec la
pince du détritus et des petits fragmens, c'est parce que je n'avais
pu faire autrement.

Il n'est pas très rare de voir des fragmens, lorsqu'une de leurs
faces a été excavée en gouttière par l'action du foret, venir se
placer en arrière de la tête de ce dernier, entre sa tige et l'une
des branches : on éprouve alors beaucoup de peine à fermer la
pince. On reconnaît assez facilement cet empêchement par le
retrait de la tête du foret. Si cette tête est simple, l'expulsion
du fragment est plus difficile ; si le foret a des ailes à développement, on le déloge plus promptement, ou bien on le rompt par
la traction sur la branche.

La pince est un bon moyen de saisir les fragmens de
pierre : par son rapprochement elle les rassemble sur le bas-
fond, et les ramasse jusqu'aux plus petits. Ce n'est pas que
les branches écartées fassent en général mieux sentir que la
sonde : on saisit fort bien sans avoir éprouvé la sensation du
contact, et le plus souvent on ne sait qu'il reste des fragmens
que lorsqu'ils sont pris entre les mors. On renouvelle cette recherche à plusieurs reprises, alors même que l'on ne rencontre
plus rien, ayant toujours bien soin, lorsque les crochets ne
laissent plus entre eux que peu d'intervalle, de tâter avec le
foret, de rouvrir si l'on ne tient rien, et si l'on tient quelque
chose, d'éloigner les crochets des parois de la vessie avant de
serrer les branches.

Pour reconnaître si la vessie ne contient pas encore quelque
débris de pierre, voici ce que conseille M. Civiale : « Une ou
» plusieurs explorations sont nécessaires pour s'assurer que la
» guérison est complète. On ne saurait apporter trop d'atten-
» tion à cette partie du traitement : il faut promener la pince
» sur tous les points de la vessie en faisant exécuter de légers
» mouvemens au lithotriteur. »

Est-ce réellement ainsi que manœuvre M. Civiale pour trouver et saisir les derniers fragmens de la pierre, et s'assurer de la complète guérison? Dans le cas où l'on voudrait imiter ce patricien, l'on devrait exécuter les mouvemens de rotation de la pince ouverte avec beaucoup de prudence, car l'un des crochets pourrait s'engager dans une cellule ou entre deux colonnes charnues, et déchirer la vessie.

Nous avons dit comment les trois branches, en se réunissant, ramassent sur le bas-fond de la vessie les plus petites parcelles; quelques-unes cependant pourraient échapper, logées derrière le col ou momentanément retenues entre les colonnes charnues de la vessie. Dans la prévision de cette circonstance, on laisse écouler le liquide la pince étant ouverte : on conçoit que s'il est demeuré quelque fragment, il y a toute chance pour qu'il soit poussé dans les branches , que l'on rapproche avec précaution à cause de la vacuité presque complète de la vessie; le foret poussé doucement doit guider pour l'occlusion de la pince, que l'on devra faire précéder d'une nouvelle injection. Ce mode d'exploration peut encore , avec plus de certitude, être mis en usage le malade étant debout; mais l'instrument droit s'y prête mal, il est incommode et douloureux : aussi dans ce cas je me sers de ma pince à trois branches courbes, comme je le dirai en ajoutant dans l'un des chapitres suivans quelques mots à ce que j'ai déjà dit sur les moyens d'évacuer artificiellement les débris de pierre.

En parlant de la forme des calculs, pag. 62 et suivantes, j'ai montré quelles difficultés la forme plate des calculs apporte à l'action du trois-branches. Au chapitre des fongus de la vessie j'ai fait voir que lorsqu'on voulait ménager ces tumeurs, ce n'est pas de la pince qu'il convient de faire usage; car on les déchire et on les arrache avec cet instrument sans le vouloir. J'ai démontré enfin à l'occasion des conditions dans lesquelles se trouve la vessie combien les difficultés qu'elles font naître sont difficilement surmontées avec la pince : il est donc inutile d'y revenir.

Quelques personnes trouveront peut-être que je suis entré dans des détails bien minutieux sur la manœuvre d'un instrument qui, dans ma pensée, est devenu d'une rare application : je l'ai fait pour les chirurgiens qui persisteraient à le croire meilleur, puisque M. Civiale continue de lui donner la préférence, et pour servir de guide quand on voudra l'employer

comme moyen de recherche des petits fragmens de pierre ou
comme moyen d'extraction de certains corps étrangers.

BRISE-PIERRE ARTICULÉ DE M. JACOBSON.

SA MANŒUVRE.

J'ai décrit, pag. 131 et suivantes, le lithotribe articulé de
M. Jacobson, et les perfectionnemens dont il a été l'objet :
nous pouvons donc nous occuper de suite de son mode
d'action.

Pour l'introduction cet instrument ne diffère point des sondes,
dont il a la forme et la courbure lorsqu'il est fermé, fig. 21.

Figure 21.

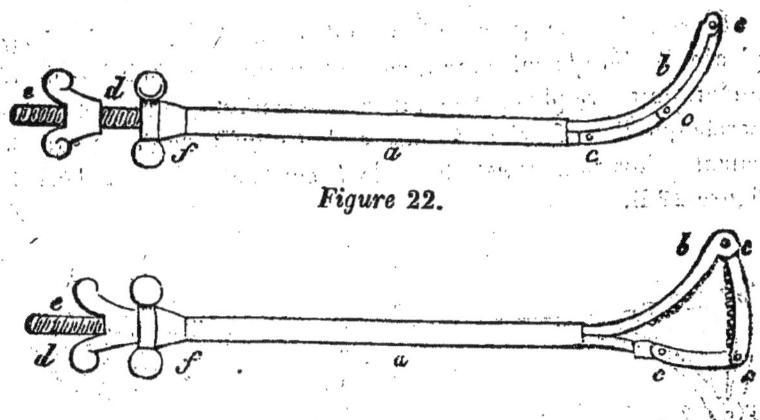

Figure 22.

Le brise-pierre articulé peut saisir dans trois positions différentes : la concavité de la courbure dirigée en haut, la concavité
et par conséquent le bec tournés en bas, et enfin l'anse étant
développée horizontalement et en travers. De ces trois positions
c'est la dernière qui offre le plus de chance de saisir.

Le brise-pierre articulé parvenu dans la vessie, le chirurgien
examine par des mouvemens d'avant en arrière, par des mouvemens latéraux ou de quart de rotation, comme on le fait avec
une sonde ordinaire, si la pierre est au centre ou sur le côté.
Il développe l'anse en poussant la branche à laquelle sont fixées
les articulations *c c c* ; il incline l'instrument vers le point où la
pierre s'est fait sentir ; il place l'anse en travers dans la vessie,
l'abaisse sur le bas-fond ; puis rapprochant la branche articulée

de la branche fixe, il embrasse et serre le calcul, si son volume permet qu'il s'engage dans l'anse : on est averti qu'il est saisi par la résistance que l'on éprouve. Lorsque l'échelle graduée placée sur la branche *e* montre que le rapprochement est presque complet et que par conséquent la pierre n'est point saisie, on n'arrive pas jusqu'au contact, mais on développe de nouveau l'anse pour recommencer la tentative. Dans ce mouvement, si la pierre n'est pas en rapport avec l'instrument par le milieu de son diamètre, on sent la branche grater en glissant sur sa surface : cela tient ordinairement à ce qu'elle n'est pas suffisamment engagée dans l'anse. Il faut alors développer plus largement la branche articulée et plonger davantage dans le bas-fond de la vessie, tout à la fois en élevant la main et en tournant un peu plus inférieurement le bec ou point de jonction des deux parties de l'instrument.

Lorsque la dépression du bas-fond est considérable et la pierre placée derrière le col, le mouvement de rotation du brise-pierre ouvert doit être plus grand encore, et ce n'est que par un demi-cercle que l'on parvient à engager le sommet de l'anse sous le calcul. L'instrument est alors placé comme on le voit dans la figure **22 B.**

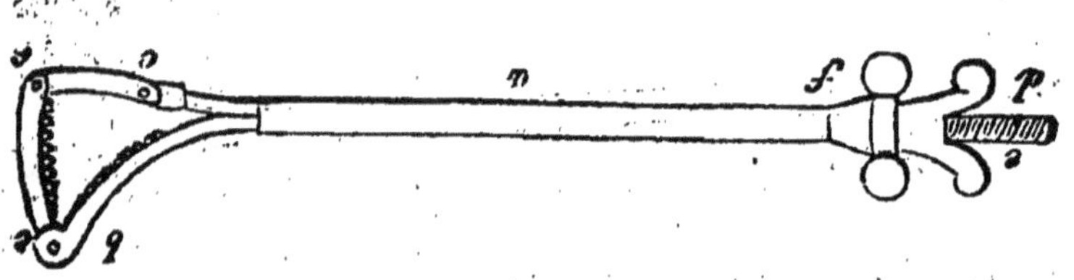

Dès que la résistance et le rapport des deux branches du brise-pierre apprennent que le calcul est pris, on fait descendre l'écrou ailé *d*, sans changer la situation de l'instrument ; on serre de manière à fixer solidement, puis on revient à la position première par un mouvement de rotation égal ; on écrase alors la pierre par l'action de l'écrou sur la vis et la traction qu'elle exerce sur la branche articulée ; lorsque l'écrasement est complet, l'instrument est rouvert, et l'on recommence la manœuvre que nous venons de décrire.

Le calcul une fois brisé, rien de plus facile que de saisir les fragmens : développer l'anse, la placer en travers, élever la main, rapprocher les mors, voilà toute la manœuvre ; on saisit chaque fois, presque sans le vouloir. Il en est de même lorsque la vessie contient plusieurs petites pierres.

Lorsque le malade commence à se sentir fatigué, l'on doit cesser et retirer l'instrument, mais il faut avoir bien soin que le rapprochement des branches soit aussi complet que possible. La constriction exercée par l'écrou ailé ou volant est insuffisante pour amener les deux pièces au contact, quelque force que l'on emploie pour y parvenir ; les débris de la pierre mêlés au mucus forment un mastic tellement adhérent, que l'on ne peut ni l'aplatir complètement, ni débarrasser l'instrument. L'extraction dans cet état d'écartement ferait éprouver à l'urèthre, et surtout au méat urinaire, une distension pénible : c'est pour obvier à cet inconvénient que j'ai disposé un petit rateau dont l'office est de chasser tout le détritus d'entre les branches, ainsi que je l'ai dit et représenté, page 133. Il importe donc, avant d'extraire l'instrument, de faire descendre et monter à plusieurs reprises le petit rateau le long de la branche fixe, rapprochant de celle-ci la branche articulée, pour que le détritus dont elle est chargée puisse également être expulsé. Lorsque la graduation apprend que les deux portions de l'instrument sont en contact, on l'extrait doucement en suivant la courbure de l'urèthre.

J'ai dit, page 134, que pour éviter la lenteur qui résulte de la nécessité de faire monter et descendre l'écrou ailé sur la vis, j'avais imaginé un écrou brisé qui s'adapte et se détache en un moment. Nous décrirons tout à l'heure, en parlant de l'écrasement par pression avec le percuteur, des montures à écrou brisé qui sont également applicables au brise-pierre articulé.

Les calculs urinaires sont d'autant plus faciles à saisir avec le brise-pierre articulé que leur forme se rapproche davantage de la sphère ; les calculs plats sont difficilement engagés dans l'anse ; c'est surtout pour eux que le mouvement de demi-rotation doit être complet, comme je le disais tout à l'heure. J'ai rapporté, page 153, un cas de pierre plate broyée par l'instrument de Jacobson.

Les calculs, lorsqu'ils sont volumineux et durs, ne peuvent être écrasés par le brise-pierre articulé pour plusieurs raisons que voici : la structure de l'instrument ne permet pas un développement assez étendu pour les embrasser ; ce développement, bien que borné, demande cependant un espace considérable; or les vessies contenant des pierres d'un certain volume sont ordinairement un peu raccornies : la résistance du calcul peut être supérieure à celle de l'instrument, et l'action toujours croissante de la vis en amènerait la rupture si elle était employée sans modération. Les limites dans lesquelles le Jacobson peut agir sont donc plus étroites que celles de la pince à trois branches, et à plus forte raison que celles du percuteur.

Le brise-pierre articulé, qui ne peut saisir la pierre que latéralement, semble par compensation ne pouvoir placer la vessie que dans ce sens; mais, comme le point de réunion des branches glissant l'une sur l'autre se trouve dans le col, la muqueuse de cette portion de l'organe peut s'engager entre elles, de même qu'avec la pince à trois branches; cependant il ne pourrait en résulter aucune lésion un peu grave, tandis que si l'on venait à engager l'extrémité de l'un des mors du percuteur ou de l'une des branches de la pince dans les interstices des colonnes charnues qui si fréquemment existent dans les vessies contenant des pierres, on pourrait produire des perforations et des déchirures mortelles, ce que ne peut faire le Jacobson. Cet instrument me semble donc, des trois appareils lithotribes actuellement applicables et appliqués, celui qui présente le plus d'inocuité relative, mis entre les mains de chirurgiens n'ayant point l'habitude de la lithotripsie.

J'ajouterai pourtant une remarque à l'occasion de l'existence plus fréquente qu'on ne le croit de tumeurs prostatiques ou fongueuses au col de la vessie : nous avons dit que, pour saisir, l'anse du brise-pierre articulé devait, après son développement, être inclinée, placée transversalement, puis abaissée sur le bas-fond; si la pierre est sous le col, ou si la vessie n'a que peu d'ampleur, l'angle aigu du triangle scalène formé par l'anse s'engage dans le col; il est facile de concevoir que s'il existe une tumeur dans la partie inférieure de cette région, elle s'interposera dans l'instrument et s'y trouvera pincée. Nous avons vu qu'avec le trois-branches cela peut également avoir lieu, mais à un degré moindre, attendu que la troisième branche s'oppose à ce que la tumeur s'engage tout-à-fait, et que le foret permet de la repousser : avec le Jacobson au contraire une tumeur plus ou moins pédiculée peut passer complètement à travers l'anse, de manière à présenter son pédicule au point de jonction des branches, et son renflement au-dessus; il est presque impossible alors de dégager et fermer l'instrument sans arracher la tumeur. J'ai dit, il y a déjà huit ans, que ces tumeurs du col pouvaient être arrachées et triturées dans beaucoup de cas sans danger ; qu'il convient même de le faire pour mettre fin à certaines rétentions d'urine dont elles sont la cause ; mais il est essentiel que le chirurgien ne soit pas dans la dépendance de l'instrument qu'il met en usage, qu'il le dirige comme il le juge convenable, et qu'il ne soit point exposé à faire contre son gré l'arrachement de tumeurs qu'il aurait voulu ménager. Lors donc que l'existence d'un développement prostatique ou fongueux cellulaire au col de la vessie est manifeste, et que l'on veut les ménager, ce n'est pas le brise-pierre de Jacobson dont il convient de faire usage : si par contre on pense, à mon exemple, devoir triturer et détacher ces tumeurs dans les circonstances que j'ai indiquées, on pourra dans ce but employer le brise-pierre articulé, ou tout autre instrument à deux branches ; mais il conviendra qu'il soit disposé de manière à permettre le passage entre les deux branches d'une tige métallique, qui donne le moyen de reconnaître l'interposition de la tumeur ou de la dégager, si l'on ne veut pas en opérer l'arrachement.

Pour acquérir la certitude de l'évacuation complète des débris de la pierre il convient d'employer les divers moyens d'exploration dont nous parlions dans le chapitre précédent.

DU PERCUTEUR OU BRISE-PIERRE A COULISSE.

SA MANOEUVRE.

Le nom de percuteur convenait à cet instrument lorsqu'il fut appliqué à la destruction des calculs urinaires par son ingénieux auteur, M. Heurteloup ; mais depuis que l'écrasement par la pression d'une vis est devenu pour ce même appareil le mode d'action le plus fréquemment usité, le nom de percuteur ne lui convient plus rigoureusement. C'est pour cela qu'on l'a appelé brise-pierre à coulisse. Il suffit au surplus que l'on s'entende sur ce que le mot exprime.

Le percuteur est le plus simple de tous les instrumens lithotribes, et par sa structure et par son action.

Il est formé seulement de deux pièces, l'une que l'on peut appeler branche femelle ou branche fixe ; l'autre qui est reçue dans la première, et que l'on peut nommer branche mâle ou branche mobile. Cette dernière glisse dans la coulisse ou gouttière qui règne dans toute la longueur de la portion droite de l'autre. Toutes deux sont courbées vers leur extrémité, comme on le voit dans les figures 30 et 31.

Figure 30.

Figure 31.

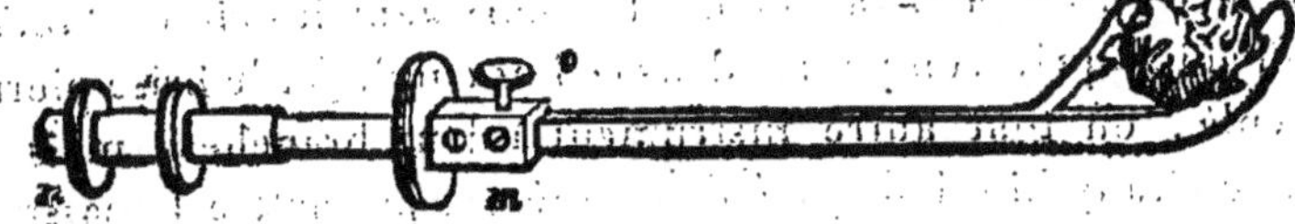

Rapprochées l'une de l'autre, elles ne forment plus qu'une sonde, figure 30; écartées, elles laissent entre elles un espace dans lequel la pierre peut être facilement placée et retenue, figure 31.

L'*introduction* du percuteur est en tout semblable à celle des sondes ordinaires; pourtant, lorsque sa courbure est un peu trop brusque, ou peut éprouver de la difficulté à franchir le col de la vessie quand la prostate est tuméfiée. Un instrument à courbe plus allongée, donne le moyen de surmonter cette difficulté; il fixe également plus solidement la pierre, mais il ne permet pas dans la recherche des mouvemens aussi étendus : c'est un inconvénient à côté d'un avantage, et, comme il y a nécessité pour l'introduction, il faut bien s'y soumettre : l'élévation du bassin et le déplacement de la pierre peuvent la rendre plus facile à saisir.

Lorsque le brise-pierre éprouve de la résistance dans la région prostatique de l'urèthre, il convient de ne point faire d'effort ni de mouvement pour trouver un passage; le chirurgien doit laisser l'instrument en contact avec la résistance : son poids seul suffit pour le faire pénétrer. Le bourrelet transversal que forme là prostate n'est pas la seule cause de cette résistance, l'allongement de la portion prostatique de l'urèthre et sa rigidité plus grande par suite de l'engorgement de la glande ont plus de part encore à sa production.

Lorsqu'une sonde a franchi le bulbe de l'urèthre, elle est dans une position demi-horizontale; l'origine de la courbure répond à la portion membraneuse, et le bec est en rapport avec le col. Si la portion prostatique a sa longueur normale, le bec arrivera dans la vessie par le seul abaissement du corps de la sonde, mais, si par l'effet de la tuméfaction de la prostate la portion du canal qu'embrasse cette glande a beaucoup augmenté de longueur, le bec de la sonde ou du brise-pierre ne dépassera pas tout d'abord le col dans le mouvement d'abaissement du corps de l'instrument, mais il viendra porter sur la paroi supérieure de l'urèthre, à un pouce, plus ou moins, en avant du col; et ce n'est que par une impulsion directe que l'instrument parcourt l'espace qui lui reste à franchir pour parvenir dans la vessie, le bec suivant la paroi supérieure et le talon ou l'origine de la courbure pressant sur la paroi inférieure. Il est facile de se faire une idée de la distension que doit nécessairement éprouver dans ce passage la portion prostatique de l'urèthre; il faut donc laisser la dilatation s'opérer doucement et ne point employer la force. On peut aussi facilement concevoir que plus la courbe de la sonde sera courte , plus le passage sera difficile : que l'on place sur un plan un brise-pierre ou une sonde à courte courbe dans une direction presque horizontale , que l'on trace deux lignes pour figurer la portion prostatique du canal, et l'on verra combien elle doit céder pour se prêter au passage.

Il semble que l'on ne puisse avoir aucun doute sur l'arrivée du brise-pierre dans la vessie , pourtant la chose n'est pas toujours aussi claire qu'on l'imagine : nous avons dit en décrivant le manuel de l'introduction de l'instrument droit que dans quelques circonstances , lorsque l'urèthre est long , la prostate engorgée, la portion membraneuse lâche et facile à distendre, on peut se croire dans la vessie, bien que l'on soit arrêté en avant de la prostate; la profondeur à laquelle a pénétré la sonde ou l'instrument, la possibilité d'imprimer quelques mouvemens latéraux peuvent en imposer ; si l'on fait une injection, elle ne revient pas d'ordinaire, et cette circonstance peut contribuer à l'erreur. Si c'est une sonde que l'opérateur a dans les mains, il peut s'assurer par la sortie du liquide s'il est ou non dans la vessie ; avec le brise-pierre il n'en est pas de même ; cependant avec un peu d'habitude et l'attention de ne pas se laisser imposer par des apparences que l'on sait être fallacieuses, on doit arriver à se mettre à l'abri de cette cause d'erreur.

Souvent l'introduction d'une bougie à courbure fixe, laissée dans l'urèthre pendant quelques minutes, facilite le passage de l'instrument.

Manœuvre pour saisir.

Le percuteur peut saisir la pierre suivant un grand nombre de positions ou inclinaisons, puisque sa forme et sa courbure permettent de le mettre en rapport avec tous les points de la vessie; cependant ces positions peuvent être rapportées à trois principales : la première est celle dans laquelle l'instrument est tenu dans une direction oblique, les mors relevés, celui de la branche femelle appuyant sur le fond de la vessie, comme on le voit dans la figure 31 B; la seconde position est celle dans laquelle les mors sont plus ou moins inclinés à droite ou à gauche; la troisième est celle dans laquelle les extrémités des mors sont dirigées tout-à-fait en bas, fig. 31 C.

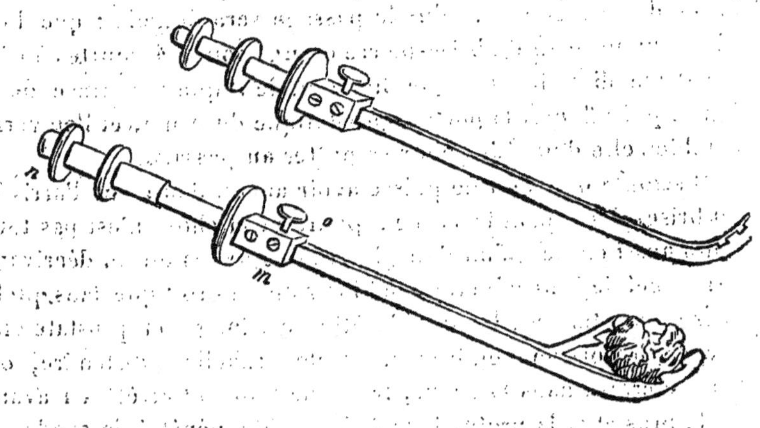

Figure 31 B.

Lorsque la paroi inférieure de la vessie n'est pas très déprimée, lorsque la pierre n'est pas aplatie, il est facile de saisir dans la première position de l'instrument; il suffit d'appuyer la convexité de la courbure de la branche femelle sur le bas-fond de la vessie, d'écarter la branche mâle, d'imprimer deux ou trois petits mouvemens latéraux, et la pierre vient d'elle-même tomber entre les mors ; rapprochant la branche mobile, on s'aperçoit que l'on a saisi par la résistance que l'on éprouve. Le degré d'écartement des branches et par conséquent le diamètre du calcul sont indiqués par une graduation tracée sur la branche mâle.

Cette manière de saisir ne demande, comme l'on voit, aucune recherche ; il est inutile de s'inquiéter de savoir où est la pierre ; dans plus de la moitié des cas elle vient se prendre d'elle-même, sans que le chirurgien y ait d'autre part que celle que nous venons d'indiquer.

Il m'est arrivé bien des fois de saisir par cette manœuvre des calculs avec une rapidité qui surprenait les assistans, bien qu'à vrai dire il n'y eût pas grand mérite. On peut toujours tenter de saisir dans cette position du brise-pierre, car non seulement elle est la plus rapide ; mais encore elle est la moins fatigante pour le malade ; si l'on ne réussit pas, et pour cette épreuve quelques secondes suffisent, on peut relever le bassin, si l'on opère sur le lit rectangle de M. Heurteloup, ou sur la boîte inclinée que j'ai fait exécuter, ou bien incliner le brise-pierre dans l'une des deux autres positions indiquées. Il est bon alors de s'assurer si la pierre est au centre, ou bien si elle se porte un peu plus d'un côté que de l'autre, afin d'incliner les mors vers elle.

Lorsque l'on ne veut pas changer la position du malade, et que le bas-fond est fort déprimé, il est souvent besoin de diriger les mors tout-à-fait en bas, comme on le voit dans la fig. 31 C ; quelquefois même il faut renverser la mobilité des deux branches, glisser la branche mâle entre la pierre et le col de la vessie, l'y laisser appuyée, puis tirer vers elle la branche femelle, qui devient alors la mobile.

Figure 31 C.

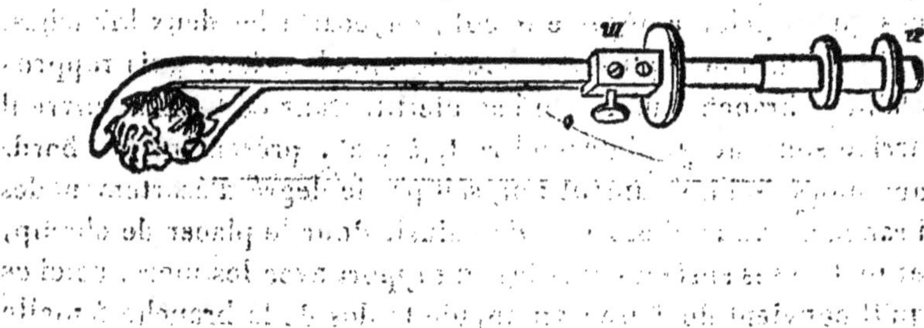

Tous ces mouvemens des deux portions du brise-pierre peuvent et doivent même en général s'exécuter d'une seule main, le pouce, placé sur la rondelle de la branche femelle, servant de point d'appui, les autres doigts, placés sur les rondelles de la branche mâle, écartant ou rapprochant cette branche par des mouvemens égaux. Cette action d'une seule main n'a pas seulement pour objet de donner à la manœuvre plus de grâce et de prestesse, mais de rendre les sensations plus fines, de mettre plus d'harmonie entre les mouvemens des deux branches, d'éviter surtout les mouvemens violens, les secousses et les rapprochemens trop brusques des mors.

La plupart des calculs vésicaux sont, comme nous l'avons vu, des ovoïdes aplatis : cette forme se prête merveilleusement à l'action du percuteur, qui d'ordinaire les saisit sur leur plat, tandis qu'elle est une difficulté pour le trois-branches et le brise-pierre articulé. Pourtant, lorsque cet aplatissement de la pierre est porté très loin, il peut la rendre difficile à saisir même pour le percuteur : la première position de l'instrument ne donne aucune chance, la pierre reposant à plat sur le bas-fond, l'on ne peut appuyer sur cette partie de l'organe la convexité de la courbure de la branche femelle; on parviendrait même, en inclinant latéralement la totalité du percuteur, à glisser sur le bord de la pierre, qu'elle ne viendrait pas tomber entre les mors. Les deux autres positions ne réussissent guère mieux : on peut bien, en renversant le brise-pierre et portant les mors dans le bas-fond, saisir le calcul, mais on le tient par ses bords, et lorsque l'on ramène l'instrument à sa position naturelle par un mouvement de demi-rotation, il est rare que les parois de la vessie, contre lesquelles il frotte, ne chassent pas le calcul d'entre les branches. Ce qu'il y a de mieux alors, c'est d'élever fortement le bassin pour déplacer la pierre, de retirer l'instrument fermé dans le col, de le réintroduire en l'engageant sous la pierre; dès que le talon a dépassé le col, on écarte les deux branches, et l'on continue à glisser la femelle sous le calcul, puis rapprochant la branche mâle, on l'assujettit. Dans cette manœuvre il arrive souvent que le calcul reste à plat, présentant ses bords aux mors de l'instrument : on sait par le degré d'écartement des branches que la chose a eu lieu ainsi. Pour le placer de champ, et mettre ses surfaces aplaties en rapport avec les mors, voici ce qu'il convient de faire : on appuie le dos de la branche femelle sur le fond de la vessie, on relâche un peu la branche mâle, puis on la pousse doucement et par de légères saccades; on fait ainsi glisser la pierre sur la branche femelle, de telle sorte que, l'un de ses bords se relevant, l'autre s'abaissant, elle se trouve saisie par la partie plate : l'écartement moindre des branches en contact avec la pierre indique cette nouvelle situation. On trouve dans cet ouvrage des exemples d'application de cette manœuvre, particulièrement dans l'observation LVII, pag. 164.

Manœuvre de l'Écrasement.

Le calcul étant saisi entre les branches du percuteur, il s'agit de l'écraser. S'il est petit et friable, la pression de la main peut suffire. Pour seconder la force que développe ainsi l'opérateur on a placé sur l'extrémité de la branche mâle une large rondelle sur laquelle presse la paume de la main; d'autres ont adapté à chacune des branches des poignées transversales, dont on se sert pour opérer le rapprochement. Ces additions n'ont pas seulement l'inconvénient d'alourdir l'instrument et d'en rendre la manœuvre difficile, mais cette pression, dans laquelle l'opérateur met toute la force de ses poignets, peut encore avoir des conséquences fâcheuses; si la pierre se brise après avoir résisté, le rapprochement des branches est brusque et rapide, plus rapide souvent que ne voudrait le chirurgien; car, si la vessie, mal distendue, formait un pli, si une colonne charnue saillante se trouvait interposée, les mors les accrocheraient et les déchireraient infailliblement. On m'assure qu'un chirurgien dont le nom se présente souvent sous ma plume commence à venir à récipiscence au sujet du percuteur, et que, lorsqu'il en fait usage, il ne manque pas d'essayer l'écrasement par la force des mains : par bonheur elles sont le plus souvent impuissantes, car il ne peut espérer d'être toujours assez heureux pour éviter l'accident que je viens de signaler.

L'écrasement avec la main ne peut donc être opéré que quand les pierres sont très friables ou très petites, encore demande-t-il des ménagemens : reste le choix entre l'action de la vis et la percussion. Lorsque le calcul n'a pas un volume très considérable et que sa dureté semble médiocre, on essaie de l'écraser par l'action de l'écrou et de la vis. Bien des modes d'application de cette force, dont le premier j'ai fait usage en lithotritie, s'offrent à l'opérateur : j'ai déjà indiqué bon nombre de dispositions variées de compresseurs, pag. 130, 131, 141, et suivantes ; j'ai dit, pag. 170 et suivantes, quelles raisons me font préférer un compresseur indépendant du brise-pierre ; j'ai montré qu'après l'avoir enlevé le chirurgien a dans la main un instrument léger, qu'il peut mouvoir avec autant de délicatesse qu'une sonde, et au moyen duquel il éprouve des sensations plus fines et plus précises ; tandis que le poids de l'écrou fixe et de la roue qui imprime la progression rend la manœuvre plus difficile et produit des mouvemens plus violens. Ces motifs me font paraître préférable la gouttière à double effet dont j'ai donné la figure, pag. 173. L'écrou brisé dont j'ai parlé, pag. 134, aurait le même avantage ; il est représenté figure 49.

Le premier j'ai fait voir dans une note sur l'histoire de la lithotritie, insérée dans le *Journal des Connaissances Médicales*, avril 1835, que l'écrou brisé ou articulé venant mordre sur la vis au point où doit commencer son action rend la manœuvre plus rapide : j'insiste sur cette date, car on paraît avoir senti cette vérité, sans toutefois la rapporter à celui qui le premier l'a mise en lumière ; peut-être, il est vrai, M. Civiale, car c'est encore de lui qu'il s'agit, a-t-il pensé qu'au point où nous en sommes un emprunt de plus ou de moins n'est pas une affaire. Après avoir long-temps lutté contre l'évidence, et beaucoup médit du percuteur, ce praticien a donc fini par reconnaître qu'il resterait seul de son avis ; il a senti la nécessité d'adopter cet instrument ; il l'a fait d'abord sans bruit, et maintenant il veut à toute force avoir aussi son perfectionnement : il y avait deux manières d'y arriver : trouver quelque chose de neuf, ou bien s'approprier, par quelques changemens, une amélioration déjà indiquée ; c'est cette dernière qu'a préférée M. Civiale, et le choix est tombé sur mon écrou brisé (1). De libre qu'il était, il devint fixe et inhérent au brise-pierre ; quant au mode de jonction il est le même pour tous deux ; c'est celui que M. Heurteloup avait déjà mis en usage pour la pièce de sa pince à quatre branches indépendantes qu'il nomme le rappel. (Voy. *Principles of lithotrity*, pl. 2, fig. 3.) L'écrou brisé, tel que l'a fait exécuter M. Civiale, est représenté fig. 42 et 43.

(1) Je ne veux pas dire que M. Civiale ne soit très capable d'imaginer de fort bonnes choses ; seulement il a montré souvent une grande prédilection pour les inventions toutes faites. Je ne demanderais pas mieux que de

Figure 42.　　　　　　*Figure* 43.

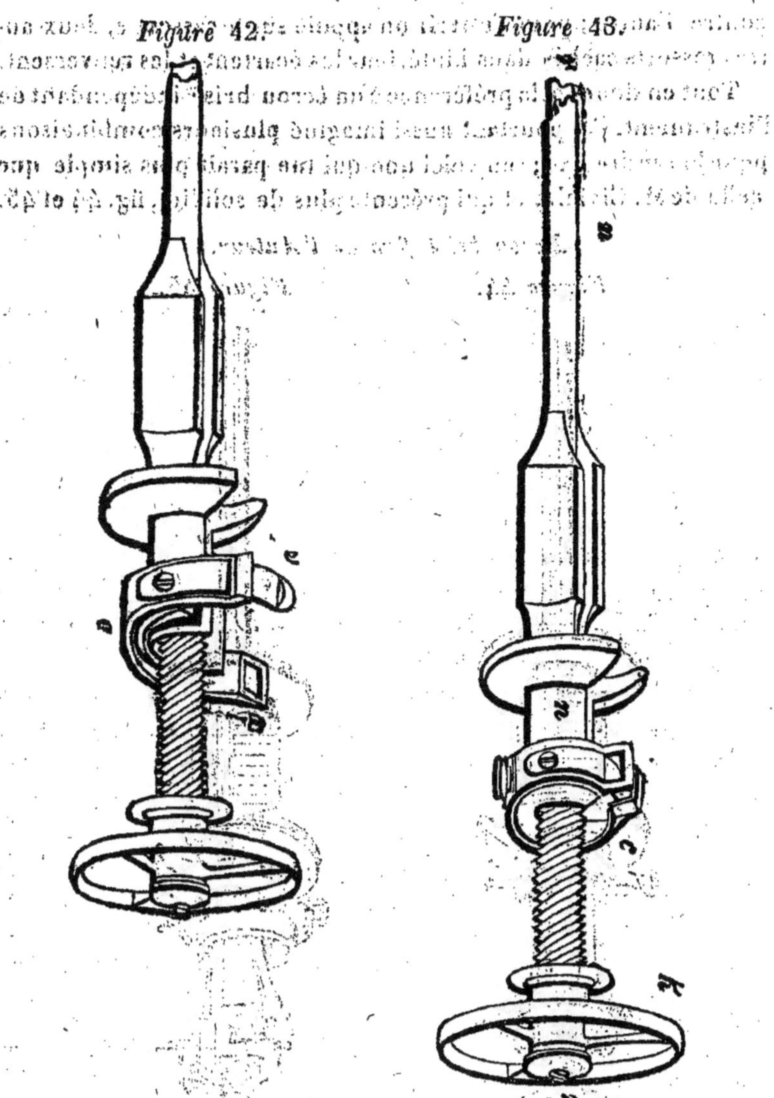

Dans la fig. 42 l'écrou brisé est ouvert; on voit les filets des coussinets et les fenêtres à travers lesquelles ils passent pour venir mordre sur la vis; *c e* est le ressort qui tient le collier fermé au moyen de la porte *x*, dans laquelle il est reçu, comme on le voit dans la fig. 43; *n n* est la branche femelle du brise-pierre; *r r* est la branche mâle; *k* est une roue qui fait l'office de manivelle. Pour fermer l'écrou, il suffit de presser les deux parties l'une

croire qu'il a eu tout seul l'idée de l'écrou brisé, ce qui n'était pas très méritoire; mais comme le médecin qui dans ses opérations lui présente la -

contre l'autre ; pour l'ouvrir on appuie sur le ressort *e*, deux autres ressorts cachés dans l'intérieur les écartent et les renversent.

Tout en donnant la préférence à un écrou brisé indépendant de l'instrument, j'ai pourtant aussi imaginé plusieurs combinaisons pour le rendre fixe ; en voici une qui me paraît plus simple que celle de M. Civiale, et qui présente plus de solidité, fig. 44 et 45.

Écrou brisé fixe de l'Auteur.

Figure 44.   Figure 45.

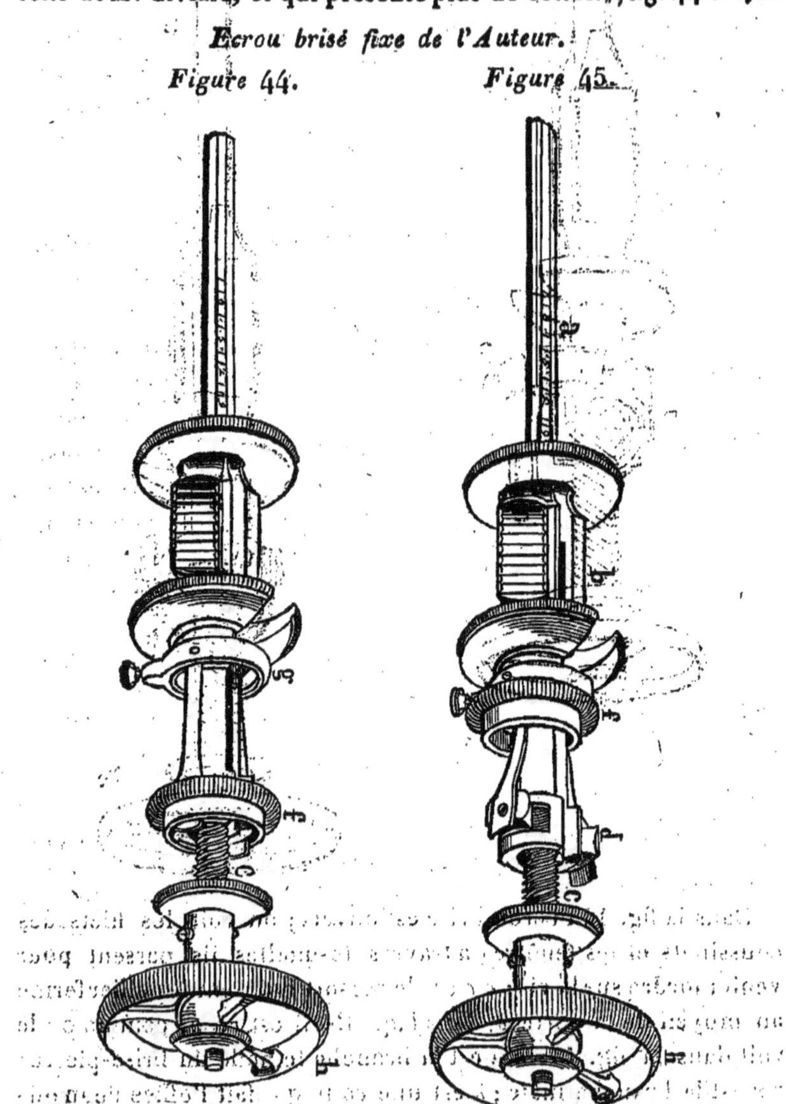

seringue et la sonde a publié, pour son compte, une lettre au sujet de la note insérée par moi dans le *Journal des Connaissances Médicales*, je dois supposer

a est le corps du brise-pierre interrompu dans sa longueur.

b le carré reçu dans l'étau lorsque l'on veut faire la percussion.

c la vis creuse qui engaine et fait avancer la branche mâle.

d l'écrou brisé ou les coussinets qui viennent mordre sur la vis ; ils sont supportés par deux branches élastiques goupillées sur l'anneau *g*, lequel sert à fixer tout l'appareil.

f est un coulant qui, lorsqu'il est ramené sur les coussinets, les maintient en rapport avec la vis sur laquelle ils pressent ; pour rendre libre la vis et la branche mâle du percuteur, il suffit de repousser en arrière le coulant *f*.

h roue qui sert de manivelle pour tourner la vis.

Si l'on fait usage de cette dernière combinaison ; aussitôt que le brise-pierre est parvenu dans la vessie, ou même avant de l'introduire, les coussinets sont écartés de la vis par le retrait du coulant : la branche mâle est libre alors de se mouvoir. La pierre saisie comme nous l'avons indiqué, le coulant est ramené sur les coussinets, qui viennent mordre sur la vis creuse *c*, dans laquelle est engainé le bout de la branche mâle ou mobile du brise-pierre ; on tourne alors la roue *h*, et le rapprochement des mors s'opère en écrasant le calcul interposé entre eux. L'écrasement opéré, l'on repousse le coulant, les portions de l'écrou s'écartent, la branche mâle est libre, on la tire, et l'on saisit de nouveau.

qu'il a lu cette note, et s'il l'a lue, il a dû trouver l'indication des écrous brisés et des avantages que l'on peut en retirer pour la rapidité de la manœuvre.

Ce sont là de bien petites choses, dira-t-on peut-être, pour en faire tant de bruit dans le public : mon Dieu ! je le sais mieux que personne ; *mais il faut, comme l'on dit, hurler avec les loups*, et M. Civiale, en établissant sa renommée par le journalisme et le compérage, nous a mis dans l'obligation, pour combattre à armes égales, de faire insérer de temps en temps, par nos amis, dans les journaux politiques, des articles à notre louange dans lesquels toutes nos petites améliorations de détail deviennent des perfectionnemens d'une haute importance. C'est au printemps surtout, époque des opérations, que la Renommée embouche sa trompette pour les hommes à spécialités ; au moment où les malades vont faire un choix, il est bon en effet d'attirer leur attention en leur vantant l'excellence de sa méthode et l'adresse de sa main. Il faut convenir toutefois que M. Civiale a été dépassé dans cette voie par M. Ségalas, qui, ayant moins fait pour la lithotritie, avait par cela même plus besoin de publicité : pour lui, s'il continue, il nous mènera jusqu'aux cimbales et à la grosse-caisse. Peut-être, à la fin, l'excès du mal en sera le remède.

Si l'on fait usage de la combinaison d'écrou brisé de M. Civiale, la manœuvre est la même, seulement, au lieu du coulant à repousser, c'est un ressort sur lequel il faut appuyer pour faire ouvrir le collier.

Si l'on préfère mon écrou brisé indépendant : la pierre étant saisie, on l'adapte au collet de la branche femelle qui lui sert de point d'appui et sur lequel il tourne ; ou le ferme par le rapprochement de ses deux portions ; il mord sur la vis que porte la branche mâle, et la rotation opère le broiement. Il y a deux dispositions d'écrou mobile : dans l'une, comme nous venons de le voir, il tourne sur le collet, alors la vis de la branche mâle est fixe ou tracée sur la branche même ; dans l'autre il ne tourne pas, ses filets font saillie à travers deux fenêtres, la vis est creuse et tournante. Cette seconde disposition demande l'adjonction d'une roue ou manivelle, qui alourdit l'instrument, en sorte que la première combinaison est préférable.

Si l'on fait usage de l'un des compresseurs à gouttière de MM. Touzay et Heurteloup, pag. 141, ou de mon compresseur à double effet, pag. 173, fig. 40, la pierre étant saisie, l'opérateur maintient l'instrument de la main gauche, appuyant avec le pouce de la même main sur la seconde rondelle de la branche mâle, afin d'empêcher le calcul d'échapper ; il prend le compresseur de la main droite, l'adapte à la grande rondelle de la branche femelle, fait avancer la vis ; son extrémité, sur laquelle existe une petite dépression, reçoit le bout de la branche mâle : alors l'écrasement commence.

Ce mode de pression ayant une grande énergie, surtout si la poignée de la vis est longue, il faut ne pas employer trop de force, tourner lentement, s'arrêter même de temps en temps, car l'élasticité du métal agit encore après la cessation de l'action de la vis, et la pierre éclate quelquefois plusieurs secondes après que l'on a suspendu la rotation de l'écrou. Le pouce de l'opérateur ne quitte pas la rondelle de la branche mâle pendant l'écrasement, et presse légèrement, de manière à maintenir la pierre ; si celle-ci vient à échapper d'entre les mors, le pouce pressant sur la rondelle en avertit de suite ; si la pierre cède, et que ses morceaux tombent à droite et à gauche, le pouce fait avancer la branche mâle, retient les fragmens avant qu'ils n'échappent, et évite la perte de temps qu'entraînerait la continuation de la rotation de la vis sans profit pour l'écrasement. Avec les écrous

brisés que j'ai décrits tout à l'heure on est privé de cet avantage :
pour savoir si la pression continue d'agir, ou si la pierre n'a pas
échappé, on est obligé de lâcher l'écrou brisé ; cependant je
crois pouvoir remédier à ce petit inconvénient par l'allongement
de la branche mâle de quelques lignes au-delà de la roue ou
manivelle, et par l'addition sur cette même branche, en avant
de la vis creuse, d'une petite tige verticale, sur laquelle appuiera
le pouce de la main gauche pour suivre la marche de l'é-
crasement.

Lorsque la pierre a cédé sous la pression de la vis et que les
deux mors sont en contact, on détourne un ou deux filets, on
dégage le compresseur, et un aide achève de remonter la vis de
la longueur convenable pour agir de nouveau ; le brise-pierre
reste alors dégagé de tout poids étranger, libre dans ses mouvemens autant que le permettent la forme et la capacité de la
vessie. L'opérateur en écarte les branches en plaçant le pouce
de la main droite sur la rondelle de la branche femelle et saisissant la branche mâle avec les autres doigts de la même
main.

Veut-on faire usage du compresseur dit à volant (V. pag. 142,
170, et fig. 35), après avoir saisi la pierre, on fait courir l'écrou
ailé sur la vis jusqu'à ce qu'il arrive à toucher la rondelle de la
branche mâle, on tourne alors avec une vitesse proportionnée
à la résistance de la pierre, apportant les précautions dont nous
parlions tout à l'heure , et pressant légèrement avec le pouce
contre la rondelle de la branche mâle pour suivre l'action des
mors. Lorsque la pierre est écrasée et que les deux branches se
sont rapprochées, il faut les rouvrir, afin de saisir de nouveau :
pour cela il est nécessaire d'imprimer un mouvement en sens
inverse à l'écrou, et de le faire remonter sur la vis de toute l'é-
tendue que l'on veut donner à l'écartement des branches. Nous
avons fait voir qu'il résulte de là une perte de temps considérable, des secousses pénibles , et un embarras dans la manœuvre.

Figure 35.

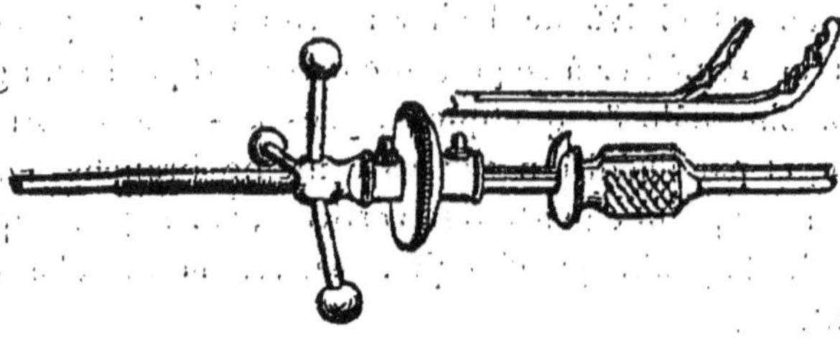

Les fragmens des calculs sont ordinairement plus faciles à saisir que la pierre elle-même : il suffit d'appuyer la convexité de la branche femelle sur le fond de la vessie et d'écarter la branche mâle, puis de la rapprocher, pour que des morceaux se trouvent pris ; il est très facile alors de faire de la prestidigitation. Si, après avoir ouvert l'instrument ainsi appuyé et incliné, et avoir imprimé deux ou trois petites secousses, aucun fragment n'était venu se placer entre les mors, on les inclinerait à droite, à gauche et en bas, ainsi que nous l'avons indiqué.

Avant d'opérer l'écrasement par l'un des moyens de pression que nous avons indiqués, ou par la percussion, il importe de ramener les mors de l'instrument au centre de la vessie et d'imprimer quelques mouvemens d'avant en arrière et latéraux, pour s'assurer que le calcul seul ou ses fragmens ont été saisis ; on doit le faire également à la fin de la séance avant l'extraction.

La durée des séances, comme pour les autres instrumens lithotribes, est variable et dépendante du degré de fatigue qu'éprouve le malade : en général, il supporte plus long-temps la présence et la manœuvre du percuteur que celles de la pince et même du brise-pierre articulé.

Avant de retirer le percuteur il faut avoir bien soin de s'assurer que les deux branches sont complètement rapprochées. En examinant la disposition des mors des brise-pierres représentés fig. 31 et 35, on voit entre eux de la différence : dans le premier les dents, coupées carrément, s'endentent, et leurs intervalles se touchent par des parties plates ; de plus, étant jointes en queue d'aronde, l'ouverture qui existe sur la branche femelle, dans l'écartement, est complètement remplie par le talon de la branche mâle au moment du contact. Il résulte de là un rapprochement plus complet, le détritus de la pierre ne pouvant être retenu nulle part. Cette disposition est celle que M. Heurteloup a donnée à son instrument, et qu'il conserve encore; elle a, comme on voit, un avantage, mais à côté se trouve un inconvénient grave, c'est-à-dire une solidité moindre; car tout le monde sait que lorsqu'on veut casser un morceau de fer il suffit d'y pratiquer une entaille avec la lime, ou, en terme d'atelier, une carre, pour qu'ensuite un léger coup de marteau le détache. La formation de ces mors de plusieurs pièces soudées peut bien diminuer le danger de la rupture, mais non le faire disparaître entièrement.

En France, les brise-pierres dont nous faisons usage ne sont pas disposés de la même manière : la branche femelle ou fixe forme une gouttière dans laquelle est engaînée la branche mâle; la gouttière recourbée pour former les mors de la branche femelle se présente là de profil, opposant ses bords à la pierre et offrant les plus grandes chances de résistance. C'est à M. Charrière qu'est due cette innovation, de laquelle résulte une construction plus facile et une solidité plus grande, non seulement pour les mors, mais encore dans la partie droite ou corps de l'instrument; car si la queue d'aronde n'est pas très creuse, les deux pièces de la branche femelle peuvent s'écarter et laisser échapper la branche mâle.

Cette disposition en gouttière a cependant aussi un désavantage, c'est de retenir le détritus en assez grande quantité pour s'opposer au complet rapprochement des branches, malgré la pression la plus énergique; la percussion même est insuffisante pour l'opérer. Pour faire sortir la poudre de pierre qui, sous forme de mortier, remplit la gouttière, on a donné le conseil de frapper sur le côté de l'instrument, les deux branches étant un peu écartées; ce conseil, donné par M. Amussat, vient d'être renouvelé par un chirurgien qui, pour avoir abordé tard et à contre-cœur le procédé de l'écrasement, croit chaque jour découvrir, et donne comme nouvelles, des choses qui depuis long-temps nous sont familières : cette percussion toutefois est ordinairement insuffisante; car le tassement du détritus est tel, que l'on a de la peine à curer la gouttière avec une pointe de ciseaux ou tout autre instrument analogue. Pour chasser le détritus, la pensée est venue naturellement de placer une curette, et on l'a fait de plusieurs manières; j'en ai disposé une formée d'une demi-bague, comme le rateau que j'ai ajouté au brise-pierre

19

articulé; seulement, au lieu que ce soit le rateau qui embrasse la branche fixe, c'est lui qui se trouve engainé par elle; la tige qui le fait mouvoir, passe dans une rainure pratiquée sur la branche mobile, qui sert également à faire arriver du liquide dans la vessie pour renouveler l'injection, dans le cas où elle aurait été chassée.

D'autres ont placé dans la gouttière de la branche femelle une languette articulée à l'extrémité, qui soulève le détritus en masse lorsqu'on la tire.

Si l'instrument que l'on emploie est muni d'une de ces curettes, et si l'on s'aperçoit à l'indicateur que les branches sont tenues dans un état d'écartement, on en fait usage pour nettoyer les mors, puis on emploie la percussion pour produire un rapprochement plus complet. Pour prévenir l'engorgement de la gouttière de la branche femelle, M. Charrière vient de pratiquer sur tout le dos de la courbure une fenêtre qui peut donner une issue facile aux débris de la pierre, si toutefois elle n'affaiblit pas trop la solidité de l'instrument. J'ai fait quelques épreuves avec cette nouvelle disposition, et jusqu'ici je les ai trouvées satisfaisantes. Il arrive parfois que cet engorgement de la branche femelle retient la branche mâle, en sorte que l'on éprouve de la difficulté à les écarter l'une de l'autre: si l'on fait usage des écrous brisés indépendans ou fixes, représentés fig. 42, 43, 44, 45 et 49, il suffit de tourner en sens inverse la vis, après avoir fait mordre l'écrou. Dans le cas où l'on se sert du compresseur à double effet, pag 173, fig. 40, on place le petit chevalet R à cheval sur les rondelles du compresseur et du percuteur, puis, tournant en sens inverse la vis, on opère le retrait de la branche mâle.

Lorsque la dureté de la pierre fait présumer que la pression sera insuffisante pour la rompre, ou si l'impuissance de l'action de la vis est démontrée par une épreuve faite avec prudence, il convient d'avoir recours à la percussion; mais la main de l'opérateur ne suffit plus alors pour maintenir le brise-pierre. L'impulsion que le choc du marteau communique à la totalité de l'instrument aurait le double inconvénient de léser la vessie et d'amortir le coup.

Un point d'appui plus résistant devient donc indispensable. Plusieurs étaux ont été imaginés dans ce but; le plus ancien et le meilleur appareil de ce genre est le lit rectangle que M. Heurteloup avait imaginé pour les instrumens à foret, et dont il a fait naturellement l'application au percuteur.

Pour suppléer ce lit, dont le transport n'est pas facile, j'ai fait construire plusieurs étaux, que j'ai décrits et figurés pag. 140 et 169. Enfin M. Amussat a pensé pouvoir donner un point d'appui assez solide au moyen d'une boule métallique s'ouvrant en deux parties, pour recevoir le carré du brise-pierre. J'ai déjà eu l'occasion bien des fois d'exprimer mon opinion sur les avantages relatifs de ces étaux; je renvoie aux endroits indiqués ci-dessus et au chapitre sur les supports des instrumens, pag. 23.

Si le chirurgien opère sur le lit rectangle, fig. 1re, il place le malade de manière que le raphé soit bien en face du support; il passe sur ses épaules la bricolle k, pour empêcher tout mouvement, ou bien il recommande à un aide placé à la tête du lit de s'y opposer en appuyant ses mains sur les épaules; il peut après avoir saisi le calcul rester au côté droit du lit, ou bien venir se placer entre les jambes du malade, dont les pieds sont supportés par les pantoufles $p\,p$; il élève l'étau b à la hauteur du carré de l'instrument, qui doit se trouver au centre de la vessie, autant que possible. L'aide fixe le support en tournant la manivelle r; il insinue un coin de fer entre le support et la mortaise dans laquelle il se meut. Le chirurgien peut se contenter de faire porter la grande rondelle de la branche femelle contre la fourche de l'étau, ou bien il rend l'instrument immobile par la pression de la vis que porte cette fourche. Je préfère ne pas le fixer, parce qu'il y a d'abord économie de temps, et de plus parce qu'il peut arriver que l'aide détourne la manivelle de l'écrou r avant qu'il en ait reçu le signal : l'étau descendant alors brusquement entraînerait avec lui le brise-pierre et pourrait produire des accidens, ce qui ne saurait avoir lieu lorsque le percuteur n'est point uni à l'étau par la pression de la vis.

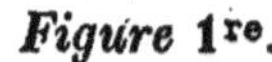

Figure 1re.

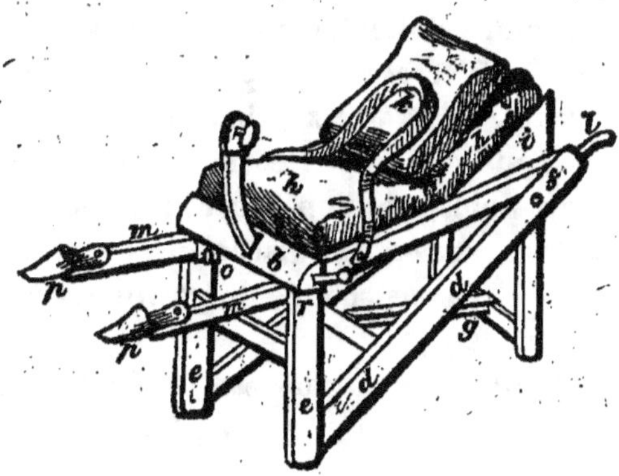

Le chirurgien, pendant le temps qu'il emploie à disposer l'é-
tau, tient le brise-pierre de la main gauche , la grande rondelle
de la branche fixe embrassée par les doigts indicateur et médius, le pouce appuyant sur la rondelle de la branche mâle pour
maintenir la pierre et l'empêcher d'échapper. Prenant alors le marteau de la main droite, il frappe d'abord à très petits coups pour
s'assurer que la pierre est solidement fixée, puis il augmente la
force de la percussion d'une manière proportionnelle à la résistance du calcul et surtout de l'instrument. Pendant la percussion
le pouce de la main gauche reste sur la rondelle , pour empêcher le recul de la branche mâle après le choc, et pour l'accompagner au moment où la pierre cède, afin de prévenir un rapprochement trop brusque.

Pour n'être point exposé à rompre l'instrument par une percussion trop forte , il serait bon que chaque percuteur eût son
marteau d'un poids déterminé, avec lequel il aurait été essayé ;
mais la plupart des opérateurs ne considèrent pas comme une
nécessité cette multiplicité des marteaux, et se servent du même
pour les instrumens de tout diamètre : il est donc indispensable de proportionner la force des coups à la force du brise-
pierre.

Si le calcul oppose une résistance considérable, il faut bien se
garder d'augmenter indéfiniment l'énergie de la percussion ,
mais continuer de frapper à coups égaux et soutenus : l'ébranlement qu'éprouvent les molécules de la pierre finira par en
amener la séparation. On trouve, pag. 160, 164, 177, 181, 184,
des cas dans lesquels la rupture de la pierre n'eut lieu qu'après
plusieurs minutes de percussion. Comme pendant ce temps de
l'opération l'instrument est maintenu dans une position immobile, il n'y a pas d'impulsion, et l'ébranlement qui a lieu inévitablement à l'extrémité du levier n'est pas ressenti douloureuse-
ment par le malade. L'écrasement opéré, le chirurgien détourne
la vis de la fourche , s'il avait fixé l'instrument ; il dit à l'aide
d'enlever le coin, puis de lâcher l'écrou de la barre du lit ; l'étau
retombe par son poids , et l'on procède à une recherche nouvelle. Si l'opérateur est venu se placer en face du malade, il re-
passe à la droite ; s'il n'a pas changé de position, il rouvre immédiatement les branches.

Lorsque l'on a fait usage du marteau pendant toute la séance,
il est rare que l'instrument soit engoué, lors même que sa bran-

che femelle est en gouttière : le rapprochement des mors étant complet chaque fois, le détritus ne peut s'y amonceler ; pourtant, si cet engouement avait lieu, on ferait usage de la curette , on frapperait quelques coups sur la partie latérale du carré les branches entr'ouvertes , puis on percuterait de nouveau sur le bout de la branche mobile , après quoi l'on retire l'instrument avec précaution en suivant la courbure de l'urèthre.

Est-on privé du lit rectangle, et veut-on faire usage de l'un des étaux que j'ai proposés, de celui, par exemple, qui est représenté fig. 39 ? On le dispose avant l'opération sur une planche , dans laquelle on enfonce les tirefonds L L , que l'on tourne avec la clef M. La première planche venue suffit, pourvu qu'elle ne soit pas trop mince et qu'elle ait un pied et demi de long; on la place, garnie de l'étau, dans le lit du malade, qui ne doit être ni trop mou ni trop large; on dispose sur la planche un coussin résistant recouvert d'un drap plié : le malade s'y assied et rapproche le bassin le plus possible de l'étau, dont la grande branche A B est abaissée.

Avant de commencer l'opération, le chirurgien examine si le raphé est bien en face de la branche du support : s'il n'y est pas, il établit le parallélisme sans déplacer le malade en tournant la vis G G. Il relève alors la tige A B , pour examiner si la verge étant étendue dans la position que va lui donner le percuteur, la longueur de la tige est convenable pour venir saisir par sa fourche R le carré de l'instrument; il élève ou abaisse la portion B, soit en la tirant avec la main , ou mieux au moyen de la crémaillère et de la roue dentée que j'ai depuis peu ajoutée au bracelet C. Toutes ces précautions une fois prises, le chirurgien introduit le percuteur, saisit la pierre comme nous l'avons indiqué; puis , maintenant l'instrument de la main gauche, le pouce appuyé sur la rondelle de la branche mobile, il relève de la droite la tige A B de l'étau jusqu'à ce qu'elle arrive à portée du carré du brise-pierre : le coin denté H la maintient dans le degré d'inclinaison convenable et sert d'appui.

Pour prévenir le mouvement du malade en arrière pendant que l'instrument est fixé par l'étau, il est de la prudence d'employer soit la bricolle passée sur les épaules, soit une ceinture avec deux courroies latérales qui s'attachent aux côtés de l'étau, ou bien de placer un aide à la tête du lit, appuyant les mains sur les épaules, ou bien encore d'en placer un au pied les mains passées sous les jarrets fléchis du malade ; des serviettes rendraient encore d'une application plus facile cette dernière précaution.

Figure 39.

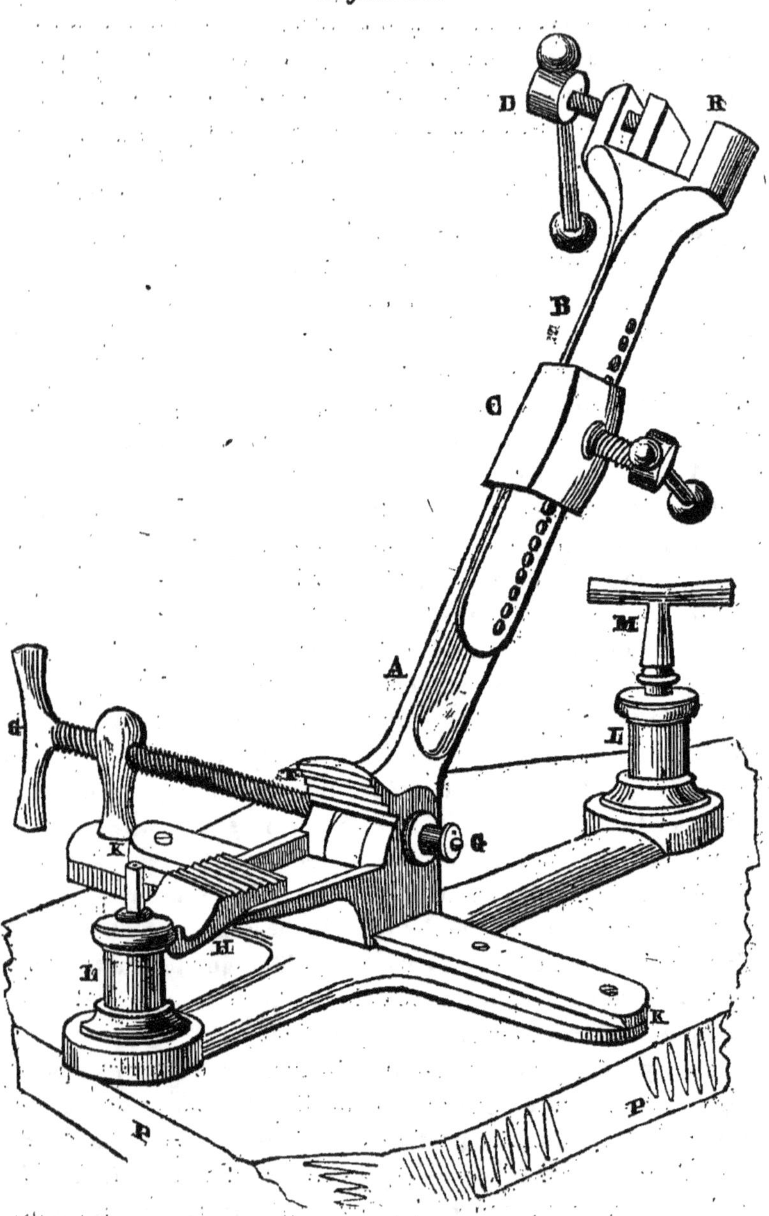

Si l'on pense que le support à main de M. Amussat pourra fournir un appui assez solide, la pierre étant saisie, on embrasse le carré du percuteur dans le carré brisé de l'étau, pag. 140, fig. 33 ; deux aides tiennent solidement les poignées, le chirurgien lui-même empoigne la boule, tenant le pouce étendu sur la rondelle de la branche mâle, ainsi que nous l'avons indiqué pour tous les appareils, et il percute de la main droite. Ce mode de fixation de l'instrument peut suffire lorsque la pierre n'est pas très dure, ou pour achever de rapprocher les mors du percuteur lorsque la pression est insuffisante ; mais quand la dureté des calculs est égale à celle dont il est question dans les opérations indiquées plus haut, il faut alors un appui tout-à-fait immobile, qui ne puisse obéir à l'impulsion et ne brise pas la force du coup.

J'ai dit, pag. 174, que j'ai aussi imaginé un arc-boutant prenant son point d'appui sur les tubérosités ischiatiques. Il se fixe au bassin comme un suspensoir par une ceinture et deux sous-cuisses ; deux pelotes creuses reçoivent les tubérosités ; elles portent deux tiges qui sont jointes à elles par une articulation orbiculaire ; ces tiges sont un peu courbées, de manière à représenter un fer-à-cheval, et viennent se réunir au moyen d'une autre articulation à une tige métallique plate, sur laquelle glisse la fourche de l'étau ; il suffit de relever un peu la tige horizontale pour que de suite le brise-pierre trouve un appui. Ce support aurait sur tous les autres, s'il présente une résistance suffisante, l'avantage de mettre à l'abri de tous les accidens auxquels pourraient donner lieu les mouvemens du malade, que la bricolle même et le lit rectangle ne parviennent pas à empêcher. Quant aux mains des aides, il ne faut pas s'y tromper, elles ne peuvent obéir assez promptement aux mouvemens brusques du patient pour en prévenir tous les fâcheux effets.

Il ne peut y avoir de règle fixe pour le temps qui doit s'écouler entre les séances : cela dépend du degré de fatigue éprouvée par le malade.

Pour s'assurer de la complète évacuation des débris de la pierre, on explore la vessie d'abord avec le percuteur, plaçant successivement l'instrument dans les trois positions que nous avons indiquées, promenant doucement et avec précaution les extrémités des mors sur tous les points de l'organe, ne les rapprochant pas complètement pour ne pas pincer la muqueuse.

Lorsque l'on a fait de la sorte deux explorations sans rien trouver; lorsque les sensations du malade, ainsi que l'aspect de l'u-
rine, sont d'accord avec ce résultat, on est en droit de supposer
que la guérison est complète : si quelque raison porte à faire
d'autres investigations, on pousse avec la sonde évacuatrice des
injections qui entraînent les fragmens échappés à la recherche.
On peut dans le même but employer le brise-pierre évacuateur
que j'ai fait exécuter et que l'on voit représenté dans la fig. 46.

Figure 46.

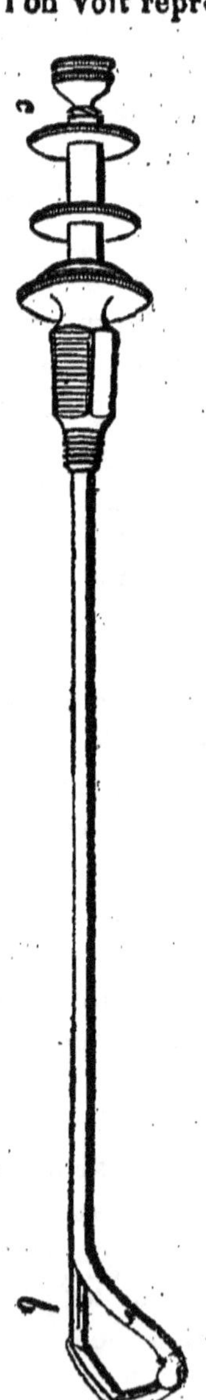

C'est une combinaison des deux instrumens d'Heurteloup et de Jacobson : une ouverture *b* pratiquée dans la branche mobile, qui elle-même est un tube, permet l'entrée et la sortie des injections ; les débris de pierre, entraînés par le liquide, viennent se placer entre les branches, et sont écrasés par leur rapprochement, que l'on peut opérer en tournant les rondelles *c* portées sur un tube commun. On peut encore faire usage de la pince à trois branches courbe évacuatrice, comme nous l'avons dit pag. 270.

Nous avons eu bien des fois l'occasion de voir dans cet ouvrage que l'état de contraction de la vessie est l'obstacle le plus fréquent et le plus dangereux à surmonter que la lithotritie rencontre : la conclusion de ce fait, c'est que l'instrument qui demandera le moins d'espace pour se développer sera le meilleur ; c'est l'avantage qu'offre le percuteur ; mais ce n'est pas le seul : simplicité de structure, manœuvre facile, puissance et rapidité d'action, telles sont les qualités qui font de cet instrument le meilleur lithotribe que nous possédons aujourd'hui.

LITHOTRITIE URÉTRALE.

L'engagement et l'arrêt des fragmens de pierre dans l'urèthre à la suite de la lithotripsie rend bien souvent nécessaire leur extraction, et même leur division : sur quatre malades, on peut assurer qu'il y en a un chez lequel a lieu cet accident, et bien souvent il se reproduit un grand nombre de fois dans le cours d'une même opération. Je n'exagère pas en disant que j'ai brisé dans l'urèthre, ou simplement extrait de ce canal, plus de six cents fragmens qui s'y étaient arrêtés; j'en ai compté jusqu'à trente chez le même malade. Cet engagement des débris de la pierre me semble par sa fréquence et la douleur des opérations qu'il détermine l'inconvénient le plus grave des procédés de lithotripsie que nous mettons actuellement en usage. La moucheture du méat urinaire peut bien prévenir momentanément cet arrêt, comme nous l'avons dit précédemment; mais la tendance de la nature à ramener cette ouverture à son premier diamètre est telle, que la dilatation est impuissante pour en empêcher le rapprochement.

Produire une pulvérisation presque complète est donc le perfectionnement le plus urgent que la lithotripsie réclame.

Nous avons vu que par les forets à développement et le grugement extérieur de la pierre on était à peu près parvenu à ce résultat, mais nous avons vu aussi quels désavantages entraînent les instrumens droits. J'ai cherché à opérer le grugement extérieur en logeant dans les gouttières des branches du percuteur des fraises auxquelles était imprimé un mouvement de rotation, mais cette tentative n'a pas jusqu'ici répondu à mon désir.

La production des fragmens étant donc une nécessité de la lithotripsie actuelle, le mieux est d'obvier autant que possible aux inconvéniens que produit leur arrêt dans le canal.

Avant notre époque, des petites pierres poussées dans l'urèthre par la contraction de la vessie avaient nécessité l'invention de procédés et d'instrumens divers; tels sont la succion, indiquée par Franco; la pince, dite bec-de-bécasse, employée par La-motte; la pince de Hales, connue sous le nom de pince de Hunter; l'anse métallique de Marini, employée avec succès par Boyer; la tarrière d'Ambroise Paré; le procédé de Ficher par l'éclatement; la pince de Fabricius Hildanus destinée à l'extraction des petites pierres de l'urèthre, mais non à leur division (1).

Depuis que le broiement de la pierre a cessé d'être une fiction, l'occasion d'extraire de l'urèthre des portions de calcul est devenue, comme nous l'avons dit, très fréquente; et comme les instrumens pour les graviers imaginés par nos prédécesseurs laissaient beaucoup à désirer, il a fallu en créer d'autres : toutefois cette partie importante du broiement n'a pas été à beaucoup près l'objet d'autant de travaux et d'efforts que la lithotritie vésicale. Les instrumens imaginés depuis dix ans, au nombre de neuf, je crois, ont pour objet les uns d'extraire, les autres de diviser les fragmens; ce sont : une modification de la pince de Halles dont les branches sont indépendantes; l'anse métallique passant dans un tube, et tirée par un écrou, imaginée par M. Jules Cloquet; ma pince urétrale; le petit percuteur de M. Amussat; ma curette articulée; la combinaison de cette même curette avec un foret à gaîne par M. Dubowiski; la combinaison de ma curette et de ma pince urétrale; enfin une autre combinaison de la curette avec l'une des branches du percuteur donnant passage à un foret susceptible de produire l'éclatement.

La curette en forme de cure-oreille, que les chirurgiens d'une autre époque employaient pour l'extraction des petites pierres, a été mise en usage pour les fragmens engagés dans l'urèthre; il est facile de concevoir qu'elle ne peut aller les chercher bien loin, et qu'elle ne peut les amener au dehors sans exercer contre les parois du canal une pression latérale douloureuse.

L'anse métallique à écrou de M. Jules Cloquet a pour objet, non pas seulement d'extraire les petites pierres, comme celle de Marini, mais de les diviser par la traction qu'exerce le

____

(1) M. Civiale avait cru d'abord pouvoir s'attribuer l'idée de l'application de la pince à trois branches à la lithotritie : voyant ses prétentions repoussées par l'Académie des Sciences, il s'est efforcé d'établir, mais inutilement, que des instrumens semblables avaient été employés à broyer les pierres vésicales. (Voir le rapport de Dupuytren pour 1831.)

fil contre la canule ; l'une et l'autre ont l'inconvénient de ne pouvoir être que difficilement engagées derrière la pierre, et de ne point la fixer d'une manière convenable.

Le petit percuteur de M. Amussat repousse la pierre au lieu de la saisir, lorsqu'elle n'est pas tout-à-fait à l'orifice. Il en est de même du crochet dont se sert M. Civiale.

La pince urétrale, que j'ai mise en usage dès l'année 1826, est un petit trois-branches à foret dont les divisions , au lieu d'être en crochets , sont terminées par des renflemens coupés obliquement ; de manière à ne pouvoir pincer par l'extrémité. La réunion de ces renflemens peut être figurée par la réunion du pouce, de l'indicateur et du médius appliqués à plat l'un contre l'autre. Le foret est mousse à son pourtour et n'a qu'une éminence à son centre, pour qu'il ne déchire pas la membrane muqueuse.

La pince urétrale peut servir à extraire entiers des fragmens de pierre ou à les briser si leur volume le requiert; mais sa manœuvre demande une certaine habitude, car les calculs fuient quelquefois devant elle ou échappent quand on percute sur le foret. J'ai donc cherché un instrument d'un usage plus facile, et j'ai fait exécuter la curette articulée que j'ai soumise l'année dernière à l'examen de l'Académie des Sciences. Elle est formée d'une canule plate , à l'extrémité de laquelle est fixée par une charnière une petite plaque creusée comme un cure-oreille. Son articulation avec la canule a lieu de telle sorte que, dépassant un peu en arrière, elle forme un talon sur lequel est fixée une tige qui parcourt toute la longueur de la canule, et se termine par quelques pas de vis : suivant que cette tige est poussée ou tirée, la curette se coude ou se redresse. (Voyez figure 47.)

Figure 47.

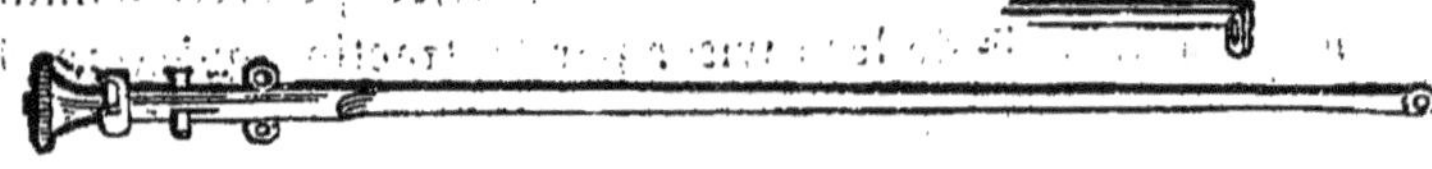

La première condition pour extraire les fragmens d'une manière sûre et facile était de pouvoir agir sur eux par derrière, *a tergo.* Cette condition, la curette articulée la remplit très bien : sa forme plate, son peu de volume, permettent de l'insinuer facilement entre la pierre et le canal, et une fois qu'elle est coudée derrière le corps étranger, celui-ci ne peut plus échapper et doit suivre le mouvement de sortie de l'instrument.

Mais l'urèthre n'a pas un diamètre égal dans toute sa longueur, l'orifice extérieure ou méat urinaire est toujours plus étroit, en sorte que le fragment, qui d'ordinaire chemine facilement jusqu'à cet endroit, éprouve pour sortir beaucoup plus de difficulté ; quelquefois même la résistance paraît insurmontable, ou ne peut être vaincue que par une traction très forte et au prix de vives douleurs, qu'il convient d'éviter au malade en divisant le fragment de calcul. Un jeune médecin de Moscou, M. Dubowiski, a, dans ce but, joint à l'instrument que je viens de décrire un foret contenu dans une gaîne, qu'il porte jusque sur le fragment appuyé et fixé par la curette. (Voy. fig. 48.)

Le corps de l'instrument, ou le tube de la curette, est désigné par les lettres *a a*; on voit en *b* la portion coudée ou la curette ; *d d* est la canule terminée par des dents qui fixe la pierre ou le fragment, tandis que l'on fait agir sur lui le foret *g* ; *h* est une rondelle servant de poignée ; *i* la vis de pression pour fixer les deux portions principales de l'instrument. La lettre *p* indique le commencement de la rainure qui permet à la gaîne du foret de glisser sur le tube de la curette.

Pour introduire la canule dentée du foret et la faire pénétrer jusqu'à la pierre, on retourne la tige, dont l'extrémité mousse préserve la muqueuse de l'urèthre des atteintes des dents, qu'elle dépasse : lorsque la canule porte bien sur la pierre, on retire la tige du foret, on insinue dans cette même canule le bout fraisé, que l'on fait agir en tournant et pressant avec la main. Si la pierre a peu de consistance, il suffit d'une pression avec la main sur le foret ; si sa dureté est plus grande il faut tourner la tige entre les doigts ou même avec un archet, puis faire éclater la pierre par le développement du foret.

Figure 48.

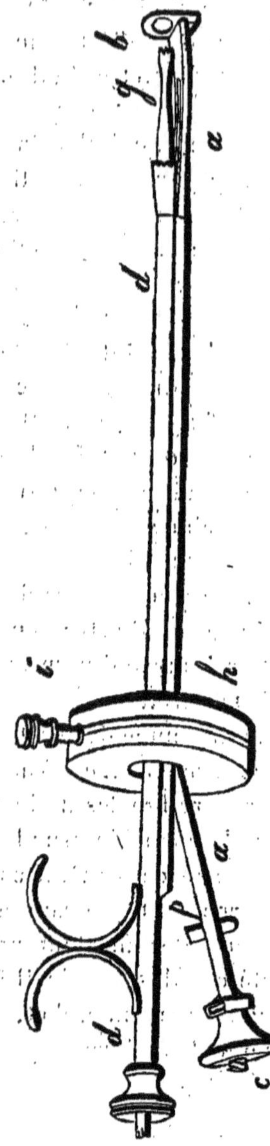

Fisher eut le premier la pensée de diviser par éclatement les petites pierres engagées dans l'urèthre, et il en a consigné un exemple dans une thèse qui se trouve parmi celles que Haller a réunies en collection. Fisher, après avoir fait un trou à la pierre avec la tarrière d'Ambroise Paré, engageait dans ce trou une

pince à pansement dont il écartait ensuite les mors. J'imaginai
de partager la tarrière en deux parties susceptibles de s'écarter
avec force par l'interposition d'une tige faisant l'office de
coin , et je la plaçai dans une petite pince à trois branches ;
ce foret est devenu le point de départ de tous les forets à éclatement imaginés depuis. Il a été publié en 1825 dans l'ouvrage
intitulé : *Nouveaux Procédés pour guérir de la pierre*, p. 125, et pl. 3,
fig. 7, 8. J'ai cru devoir rappeler quelle part m'appartient dans
cette idée , parce que plusieurs déjà l'ont oublié ; ce n'est pas
que M. Dubowiski ait voulu se l'approprier , mais il l'attribue à
un autre. L'éclatement a été dépossédé d'une grande partie de
l'importance qu'il avait dans la lithotritie vésicale par les brise-
pierres courbes ; mais son utilité reste jusqu'ici la même pour
la division des petites pierres ou des fragmens dans l'urèthre,
et ma curette articulée fournit un nouveau moyen de l'appliquer.

La manière dont M. Dubowiski a fait arriver le foret sur le
calcul a quelques légers inconvéniens ; la canule qui lui sert de
gaîne est dentée pour mieux retenir le corps sur lequel il doit
agir ; or, quelque précaution que l'on prenne, souvent on pince
entre les dents et la pierre la membrane muqueuse , qui forme
un bourrelet au-devant d'elle ; de plus, si le fragment est irrégulier , et c'est le cas le plus ordinaire, la canule fixe mal, le
fragment fuit, la fraise du foret glisse sur sa surface , et déchire
la paroi de l'urèthre. Pour éviter cela , j'ai donné à l'extrémité
de la canule une forme évasée qui éloigne les parois du canal,
les préserve de l'action du foret , et maintient mieux les
fragmens.

Mais ces conditions sont encore plus complètement remplies
par la combinaison de ma curette articulée et de ma pince urétrale , représentée fig. 50. J'ai conservé pour cette curette-
pince la rondelle et le mode de jonction de M. Dubowiski, parce
qu'ils m'ont paru convenables , et que je ne fais de changemens
que lorsqu'ils me semblent vraiment utiles.

Figure 50.

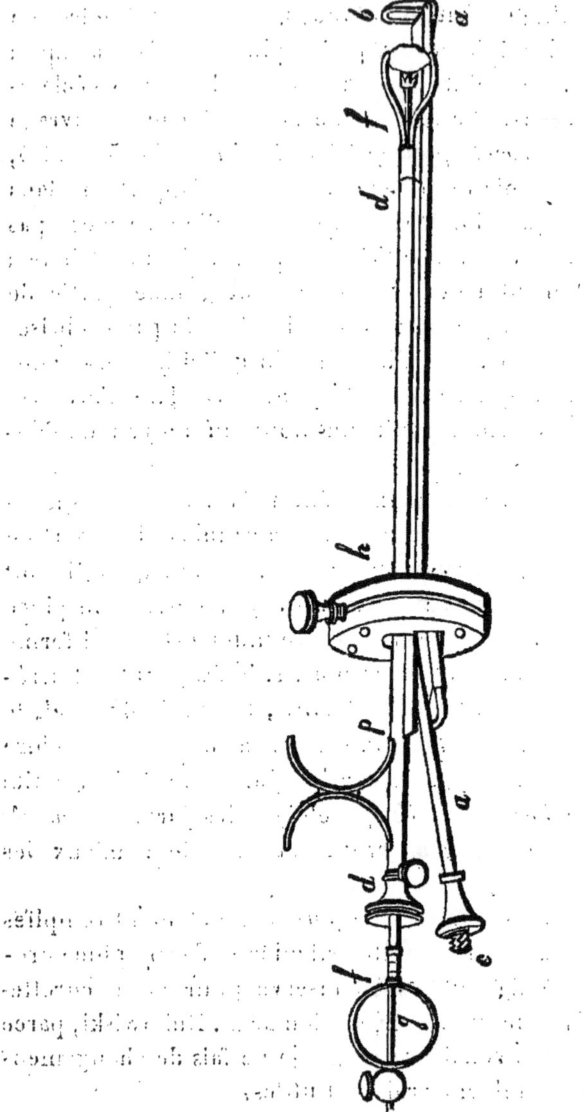

a a est la curette articulée.
b est la portion coudée.
c est la vis qui recourbe ou redresse la curette.
d est la gaîne de la pince.
f f est la canule-pince.

g est le foret.

h est une rondelle ou poignée.

p est le commencement de la coulisse qui permet aux deux instrumens de glisser l'un sur l'autre (1).

Pour se servir de la curette-pince, la manœuvre, pour la première partie de l'opération, est celle que nous avons indiquée en parlant de la curette articulée simple : l'extrémité de l'instrument ayant été insinuée entre l'urèthre et le fragment, de manière à dépasser ce dernier d'un pouce environ, l'on coude la curette en tournant la vis *c*, après quoi l'on retire l'instrument, qui amène le fragment. On s'arrête au point où se fait sentir une résistance ; ordinairement ce n'est qu'au méat urinaire.

On glisse la pince fermée jusque sur le calcul ; s'il est dans la fosse naviculaire, on le repousse un peu en enfonçant davantage tout l'instrument, afin de donner assez d'espace au développement des branches ; on retire la canule-gaîne en la faisant remonter avec le pouce de la main droite, pendant que la main gauche fixe la rondelle ou poignée du tube de la curette ; on insinue les renflemens entre la pierre et le canal, puis on fait redescendre la canule-gaîne sur les branches pour serrer la pierre ; on fixe au moyen d'une vis les deux parties de l'instrument dans cette situation, et l'on fait agir le foret, soit en frappant à petits coups sur son extremité, soit par un mouvement de rotation imprimé par les doigts ou un archet , ou bien enfin en faisant suivre la perforation par l'éclatement. On conçoit que dans cette combinaison des deux instrumens le fragment de pierre ne peut fuir, puisqu'il est embrassé de tous côtés , et l'urèthre est préservé de toute atteinte. Le foret est tantôt simple , tantôt susceptible de s'écarter pour faire éclater la petite pierre lorsqu'elle résiste à l'écrasement par pression et même par percussion, ce qui du reste s'observe rarement.

Lorsque les fragmens de pierres sont arrêtés dans l'urèthre à une grande profondeur , doit-on chercher à les extraire ou les repousser dans la vessie ? La conduite du chirurgien me paraît devoir être différente suivant la région du canal qu'ils occupent. S'ils sont engagés seulement dans le col de la vessie, nul doute,

______

(1) Les instrumens que je viens de décrire et de représenter ont été exécutés par M. Chorrière.

il faut les repousser ; il convient encore de le faire s'ils n'ont pas
dépassé la portion prostatique ; s'ils sont arrêtés dans la portion
membraneuse, la chose n'est plus aussi claire : le bourrelet que
forme si souvent la prostate dans l'urèthre des calculeux s'oppose fréquemment à la rentrée du fragment, et rend son extraction préférable ou même nécessaire.

Pour opérer la répulsion des fragmens dans la vessie, je me
sers le plus ordinairement d'une grosse sonde de gomme à courb-
bure fixe sans mandrin. Si la pierre trop fortement enclavée
résiste, une injection poussée à travers la sonde entr'ouvre le
col et facilite la rentrée : si ce second moyen est encore insuffisant , je prends une grosse sonde d'argent, ou l'une des sondes
d'étain de M. Mayor , et j'exerce une pression modérée , mais
soutenue, qui finit par opérer le retour du fragment dans la
vessie.

Lorsque la pierre est arrêtée dans la portion membraneuse ou
au bulbe, il convient de faire usage d'instrumens courbes pour
l'amener au dehors, ou du moins dans le voisinage du méat urinaire, si l'étroitesse de ce point ne permet pas de le franchir immédiatement. La curette courbe articulée remplit très bien cet
office : c'est dans le sens de la convexité de la courbure qu'est
dirigée la portion coudée, parce que c'est presque toujours au-
dessus des fragmens que passe la curette dans la portion courbe
du canal, de telle sorte qu'elle les ramasse sur la paroi inférieure
et les fait cheminer devant elle.

Lorsque des petites pierres ou des fragmens de pierre engagés
dans l'urèthre y ont séjourné pendant plusieurs mois, ou davantage, ils se creusent d'ordinaire une cellule dans laquelle ils se
développent, laissant filtrer l'urine , et quelquefois n'apportant
que peu de trouble à l'écoulement de ce liquide. Il est rare que
de telles pierres puissent être ni extraites ni repoussées ; le développement qu'elles ont acquis s'y oppose. Il faut donc ou les
broyer pour les faire sortir par portions, ou pratiquer une boutonnière pour les extraire.

La lithotritie n'a que peu de prise sur ces calculs : le défaut
d'espace pour développer les instrumens lithotribes, la situation
latérale de la pierre, attaquable seulement par un côté de sa
surface , l'acuité et la répétition de la douleur produite par les
tentatives souvent pénibles et infructueuses faites pour saisir la
pierre, et, d'une autre part, le peu de gravité de la boutonnière

me font paraître cette dernière opération préférable dans le plus grand nombre des cas de cette espèce. Les trois exemples qui suivent montrent combien les calculs développés dans l'urèthre sont réfractaires à la lithotritie.

XCVIIIe OBSERVATION.

M. Herbin, de Reims, rendait depuis plusieurs années ses urines avec difficulté ; elles coulaient par un jet mince et interrompu ; son linge était taché par un écoulement abondant et fétide ; la douleur en urinant n'était pas très considérable ; le mouvement de la voiture ne causait que peu de douleur. M. Herbin étant venu à Paris en 1827 pour me consulter, je trouvai un calcul enclavé dans la paroi postérieure de la portion membraneuse de l'urèthre, où il s'était développé ; une sonde petite pouvait passer au-dessus de lui et pénétrer dans la vessie : elle me permit de reconnaître que cet organe ne contenait point de corps étranger. Je dis à M. Herbin qu'il valait mieux pour lui, sans faire aucune tentative de broiement, pratiquer de suite une petite incision sur le trajet du canal pour extraire la pierre, et comme je partais pour un voyage, je l'adressai par une lettre à M. Roux. Mais M. Herbin voulait tâter du broiement : il alla trouver un autre chirurgien, qui, ne pouvant saisir la pierre dans le canal, s'efforça de la déplacer et de la repousser dans la vessie, pour agir plus à l'aise. Ces manœuvres furent suivies d'une rétention complète d'urine ; la sonde ne put pénétrer dans la vessie, une infiltration urinaire eut lieu dans le bassin, et la mort en fut le résultat.

XCIXe OBSERVATION.

Un homme de 68 ans, placé à l'Hôtel-Dieu, dans le service de M. Breschet, portait au périné plusieurs fistules par lesquelles s'échappait la plus grande partie de l'urine. Une sonde métallique, introduite dans le canal fit reconnaître un calcul volumineux développé à la hauteur du bulbe ; il occupait le centre de l'urèthre : cependant on pouvait engager une sonde, et la promener à l'entour ; mais non la faire passer pour arriver dans la vessie. M. Breschet me proposa de tenter la lithotritie, ce que je fis avec la pince à trois branches sans crochet ; les divisions de l'instrument furent engagées avec facilité entre la pierre et l'urèthre ; elles pénétrèrent assez loin pour que le foret pût pratiquer un trou de huit à neuf lignes de profondeur ; mais une fois cela fait, l'opération était terminée, car le calcul ne pouvait changer de position, et le foret tombait toujours dans le même trou. Il m'eût été facile de faire éclater la pierre, en substituant au foret simple dont j'avais fait usage un foret à développement ; mais qu'en serait-il résulté ? Rien pour la possibilité d'extraire. L'évidement paraissait présenter seul quelques chances, l'immobilité de la pierre étant plutôt favorable que contraire à l'action excentrique du foret ; mais la lenteur, la difficulté, ainsi que la douleur du broiement, laissaient encore la préférence à la boutonnière : M. Breschet pratiqua une incision au périné un peu au-dessus de l'anus, et fit l'extraction d'une pierre grosse comme une noix, au centre de laquelle on voyait le trou que j'avais fait avec le foret. Le malade, après avoir porté quelque temps des sondes, finit par guérir de ses fistules.

Cᵉ OBSERVATION.

La première partie de cette observation se trouve dans la troisième *lettre sur la lithotritie* de M. Civiale ; voici dans quels termes elle est rapportée, pag. 44 :

« M. Kelleter, d'Aix-la-Chapelle, âgé de cinquante-trois ans, d'une forte constitution, éprouvait, depuis dix-huit ans, un dérangement dans les fonctions des organes génito-urinaires. La nature de l'urine fit soupçonner un catarrhe de la vessie ; le traitement fut dirigé d'après cette idée, et continué pendant longtemps sans résultat. Quelque temps après le malade se rendit à Montpellier, où les accidens furent attribués à des rétrécissemens de l'urèthre assez avancés pour rendre très-difficile l'introduction d'une petite sonde. Une dilatation méthodique des points rétractés de ce canal produisit de bons effets. L'expulsion de l'urine redevint facile, et les symptômes généraux diminuèrent. Quelque temps après, il éprouva dans les régions rénale et sacrée des douleurs assez vives, qui résistèrent à tous les moyens de traitement. Ces douleurs se propageaient à d'autres parties du corps, notamment aux épaules et aux extrémités inférieures. Il crut remarquer que la sonde dont il faisait habituellement usage était arrêtée près du col de la vessie par un corps dur, et l'idée de la pierre lui vint ; mais on l'en détourna, et, pendant plus de dix-huit mois, il continua d'introduire des sondes qui pénétraient non sans peine. Il vint enfin à Paris où il fut sondé par plusieurs personnes qui se trouvèrent d'accord sur l'existence d'un calcul. Mais les opinions furent très partagées relativement à sa situation et à la nature de la maladie qui en compliquait la présence.

» Un chirurgien, dont les talens ne sauraient d'ailleurs être contestés, déclara, dans une consultation dont je faisais partie, que la pierre était *libre et flottante* dans la vessie. J'avais reconnu, deux jours auparavant, qu'elle était dans la partie membraneuse de l'urèthre où elle formait une tumeur considérable, que le doigt introduit dans le rectum ne permettait pas de méconnaître : la pierre, quoique volumineuse, laissait passer la sonde entre elle et la paroi supérieure du canal. Ces deux moyens d'exploration m'avaient mis à même de constater avec précision l'état des parties et les changemens qu'elles avaient éprouvés. Il y avait donc rétrécissement du canal au-devant de la pierre ; refoulement de la prostate, que le doigt pouvait à peine atteindre ; et, au devant de ce corps, une tumeur dure, prolongement de celle que formait la pierre. Cette connaissance de l'état des parties me fit apercevoir *que la sonde de mon confrère n'arrivait pas jusqu'à la vessie ;* on ne pouvait en effet y parvenir que par une manœuvre particulière, assez douloureuse, et en se servant d'une algalie fort longue. A la fin, la vérité fut reconnue, et l'on adopta le mode de traitement que j'avais proposé ; il consistait : 1° à dilater la partie de l'urèthre située au devant de la pierre et qui admettait avec peine une sonde ordinaire ; 2° à morceler la pierre au moyen des instrumens lithotriteurs et à faire l'extraction des fragmens. Une circonstance particulière rendait ce traitement difficile : un écoulement habituel, déjà ancien et des plus abondans, avait fait craindre l'existence d'ulcérations profondes, et même la destruction des parois de l'urèthre qui recouvraient la pierre ; ces craintes paraissaient d'autant mieux fondées que la matière de l'écoulement offrait tous les caractères apparens du pus.

» Mais j'étais en partie rassuré par les résultats que j'avais obtenus dans des cas à peu près semblables, où la dilatation des points rétrécis de l'urèthre et l'extraction de la pierre avaient été suivies presque immédiatement de la cessation de l'écoulement ; mes espérances n'ont pas été déçues : la guérison de M. Kelleter a été complète.

» La dilatation préalable de l'urèthre fut obtenue par l'emploi des bougies et d'un instrument que j'ai fait construire pour des cas de ce genre. Il est formé de deux parties adossées l'une à l'autre, et qu'on peut écarter à volonté par un mécanisme fort simple.

» Le morcellement de la pierre fut effectué au moyen d'un instrument lithotriteur, avec les modifications que j'ai indiquées au commencement de cette lettre. Il fallut six séances, très-courtes, qui eurent lieu, la première, le 1er décembre 1827, et la dernière le 19 du même mois. Le malade n'éprouva aucun des accidens que pouvaient faire craindre les manœuvres de l'opération dans un canal qui présentait des lésions profondes et anciennes.

» M. Kelleter quitta Paris lorsqu'on eut acquis la certitude que la vessie ne contenait pas de pierre, et que celle de l'urèthre avait été entièrement extraite. Il lui fut prescrit de continuer pendant quelque temps à dilater le canal, l'expérience ayant trop prouvé la tendance que les rétrécissemens très-anciens ont à se reproduire. Depuis cette époque, il a joui d'une parfaite santé. »

Voici maintenant la suite et la fin de l'histoire de M. Kelleter. Pendant l'été de 1835, il vint à Paris, accompagné de M. Allertz son médecin, pour réclamer les secours de la chirurgie. M. Amussat, consulté, reconnut facilement la présence d'un calcul dans la portion membraneuse de l'urèthre ; deux tentatives furent faites par cet habile chirurgien pour saisir la pierre et la broyer ; toutes deux furent très douloureuses et inutiles. M. Kelleter vint alors me consulter ; il me dit ce que du reste il répéta dans une consultation quelques jours plus tard, qu'après l'opération pratiquée sept jours auparavant par M. Civiale, il avait été soulagé momentanément ; mais qu'il n'avait jamais cessé de souffrir, que ses douleurs s'étaient accrues très lentement, et que sa santé en avait été médiocrement altérée, ce que dénotait son apparence actuelle. La sonde métallique avait, dès long-temps, fait connaître dans le canal une pierre qu'elle ne pouvait plus franchir comme précédemment pour pénétrer dans la vessie ; je constatai l'exactitude de cette circonstance et je déclarai au malade que la lithotritie ne lui offrait pour perspective que beaucoup de douleur, peu ou point de chance de succès, et plus de danger que la bou-

tonnière. M. Amussat, qui avait cédé aux vives instances du malade lorsqu'il fit les tentatives de broiement dont j'ai parlé, lui
tint un langage semblable. Toutefois M. Kelleter ne renonçait
pas tout-à-fait à son idée de lithotritie ; une consultation que
l'on pourrait appeler formidable, car nous étions douze chirurgiens, fut réunie ; MM. Roux, Breschet, Mayor, etc., s'y trouvaient : d'un avis unanime, il fut décidé qu'une incision présentait seule une chance de guérison ; mais le malade, qui avait une
aversion décidée pour l'instrument tranchant, retourna chez lui
avec l'intention, disait-il, de s'y faire pratiquer cette opération
sanglante. Traversant Aix-la-Chapelle au mois de janvier dernier,
j'eus occasion de voir M. Allertz ; il m'apprit que deux mois
après son retour de Paris M. Kelleter avait succombé à une affection pulmonaire, sans que l'opération eût été faite, et que
l'autopsie avait fait découvrir une pierre du volume d'une amande
dans la région membraneuse de l'urèthre ; *plus, cinq pierres dans
la vessie, dont plusieurs volumineuses.*

Le confrère dont parle M. Civiale, qui croyait sa sonde dans
la vessie, bien qu'elle n'y fût pas ; qui s'imaginait sentir des calculs
dans cet organe, bien qu'il n'en contînt pas ; et qui enfin ne pouvait
rencontrer une pierre enclavée dans l'urèthre, assez volumineuse
pour rendre le cathétérisme difficile ; ce confrère, c'est Dupuytren.

Je m'étonne que le médecin auquel on attribue généralement
la rédaction de cette lettre, qui certes, fut un homme de beaucoup d'esprit, n'ait pas fait sentir à M. Civiale tout le ridicule
qu'il se donnait en faisant jouer un tel rôle à un tel homme. Je
puis assurer que la publication de ce livre et l'annonce de la
guérison, n'ont rien changé à la conviction de Dupuytren:
« Je demeure certain, me dit-il lorsque je lui parlai de ce fait,
» que la vessie de M. Kelleter contient un calcul, et si M. Ci-
» viale n'a détruit que celui de l'urèthre, il n'est pas guéri. »
L'autopsie a montré lequel des deux avait raison.

A cette occasion je dirai que Dupuytren ne m'a pas semblé,
à beaucoup près, aussi ému de la publication des lettres de M. Civiale que celui-ci l'a imaginé ; ce devrait être pour lui un grand
sujet de chagrin s'il était vrai, comme il a eu la naïveté de le
dire, que cette publication aurait avancé la fin de ce grand chirurgien ; mais il peut se rassurer : si j'en juge par les sentimens
qu'exprimait Dupuytren à l'égard de ces écrits, il n'a pas un tel
reproche à se faire.

Je termine ici ce premier mémoire, dans lequel j'aurais voulu mettre plus d'ordre, mais l'insertion dans les journaux de médecine d'une partie des chapitres qui le composent, a dérangé la pagination et causé quelques interversions, ainsi que je l'ai dit dans la préface. Je me propose dans les mémoires qui suivront, d'examiner celles des maladies des voies urinaires sur lesquelles je crois avoir à dire quelque chose de nouveau et d'utile : telles sont les affections de la prostate, les rétrécissemens de l'urèthre, les fistules vésico-vaginales, etc.

TABLE DES MATIÈRES.

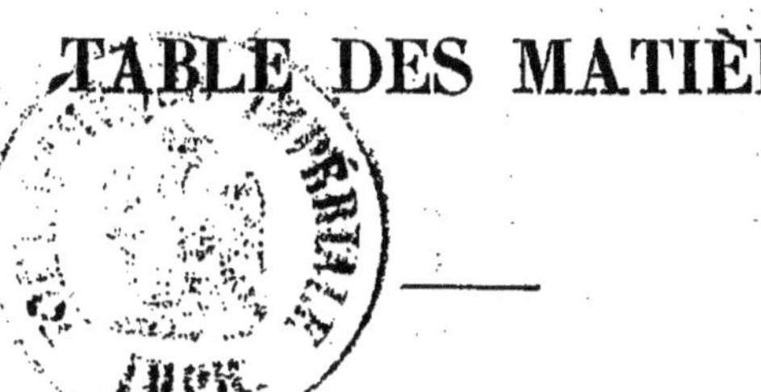

MÉMOIRE

SUR

L'OPÉRATION DU BROIEMENT

De la Pierre.

Imprimerie d'ÉVERAT, rue du Cadran, n. 16.

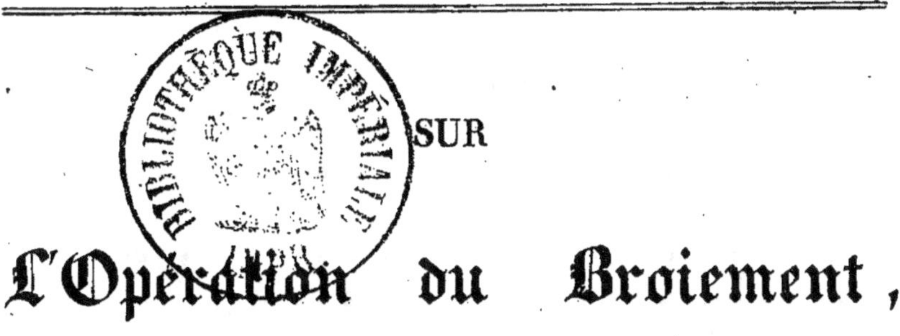

SUR

L'Opération du Broiement,

APPLIQUÉE AUX CALCULS EXISTANS AVEC UNE RÉTENTION D'URINE,

et sur les moyens de faire sortir artificiellement les fragmens de pierre,

MÉMOIRE ADRESSÉ A L'INSTITUT LE 5 MARS 1832;

PAR M. LEROY (d'Étiolles).

La rétention d'urine, lorsqu'elle existe avec la pierre, semble contre-indiquer l'emploi de la lithotritie; car, pour que la vessie puisse se débarrasser aisément du détritus, il faut que l'issue de l'urine soit libre. La réunion de ces deux circonstances est en effet un obstacle dans l'opération du broiement; elle en retarde le succès, mais elle ne la rend pas impossible, lorsque le volume des calculs n'est pas énorme, ou que leur nombre n'est pas très-grand. L'opérateur devra s'attacher alors à faire le moins de fragmens possibles, et préférer les instrumens qui lui fournissent les moyens de pulvériser la pierre. Pour arriver à ce résultat, on a imaginé des instrumens pourvus d'un grand nombre de branches destinées à retenir plus sûrement les fragmens de calcul. Ces instrumens sont dangereux, et je crains que cette route vicieuse, dans laquelle je suis entré le premier en faisant exécuter mon lithotribe à filet, ne soit abandonnée que lorsque l'expérience aura démontré que l'on est fréquemment exposé, quand on en fait usage, à ne pouvoir retirer de la vessie l'appareil dans lequel la pierre se trouve enveloppée. D'ailleurs ces instrumens à filet, à branches nombreuses, à cordonnet de soie, ne rachètent pas les dangers qui les accompagnent par la certitude de pouvoir pulvériser totalement la pierre, et l'on peut approcher tout aussi pres de ce but avec une pince à trois branches dont les cuillers plus longues ne forment pas un cône brusque comme celles des pinces ordinaires, et permettent l'action libre d'un foret à double développement, agissant d'avant en arrière sur le calcul.

Si la rétention d'urine rend plus longue l'opération, elle est loin de la rendre plus difficile ; l'état de distension habituelle de la vessie permet de développer les instrumens lithotribes, de saisir la pierre avec aisance, et d'agir sur elle pendant un temps assez long pour la détruire, ou du moins la morceler en grande partie. La poudre et le petit nombre de fragmens qui résultent de l'action des instrumens ne peuvent être expulsés par l'urètre comme dans les circonstances ordinaires; il faut donc en déterminer artificiellement la sortie. Pour parvenir à ce but, je fais usage d'un appareil composé d'une sonde métallique pourvue d'yeux largement ouverts; des injections poussées dans la vessie entraînent les débris de pierre, et les fragmens trop volumineux pour sortir s'engagent dans les yeux de la sonde, toute la partie qui fait saillie dans sa cavité est coupée au niveau de l'œil par un mandrin flexible formé d'une tige droite portant un bout de chaîne articulée, et terminée par une fraise cylindrique dentée, comme la tige du foret de M. Pravaz; la partie coupée est refoulée vers le bout de la sonde et pulvérisée par la fraise, à laquelle on imprime un mouvement de rotation.

M. Heurteloup a présenté à l'Académie, sous le nom de *lithocenose*, un procédé pour l'extraction artificielle des fragmens de pierre, qui offre de l'analogie avec celui que je viens de décrire. Ici également une sonde volumineuse pourvue d'yeux largement ouverts favorise l'issue du détritus, et les fragmens qui s'engagent sans pouvoir arriver jusqu'à l'ouverture extérieure de la sonde sont pulvérisés par un mandrin brisé. Cependant il existe entre les deux appareils plusieurs différences. Le mandrin de la sonde de M. Heurteloup n'est pas terminé par une fraise dentée; la tige du mandrin est articulée de manière à pouvoir se couder pour s'approprier à la courbure de la sonde, mais non de manière à pouvoir tourner ; en sorte que la section et l'écrasement des fragmens faisant saillie dans la cavité de l'instrument ont lieu par la seule pression. Les yeux de l'algalie sont placés en face l'un de l'autre. Son extrémité, longue de sept lignes environ, est jointe au corps de l'instrument par un pas de vis, et forme une espèce de dé dans lequel s'amoncèlent les portions brisées de calcul.

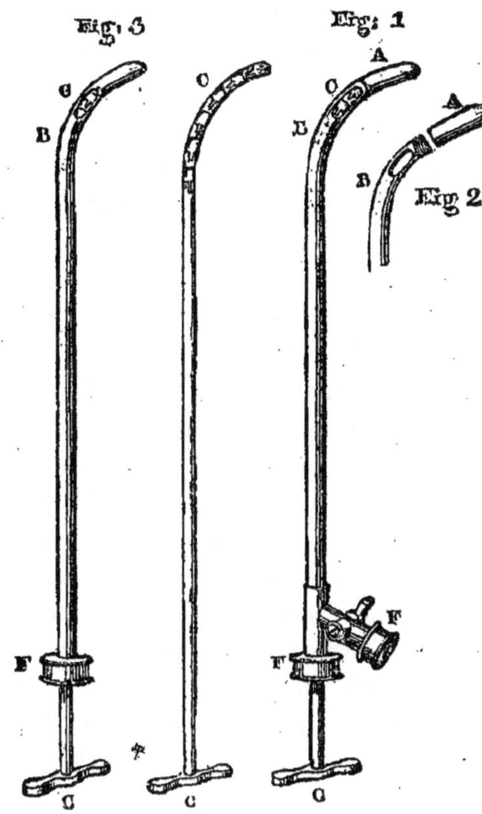

En jetant les yeux sur la gravure, on se fera aisément une idée de la sonde évacuatrice de M. Heurteloup, représentée dans les fig. 1 et 2, et de la mienne, représentée dans les fig. 3 et 4. *A* fig. 1 et 2 est la partie de la sonde qui se démonte, et que M. Heurteloup nomme le magasin. *B* fig. 1, 2, 3, sont les yeux dans lesquels s'engage le détritus entraîné par les injections. *C* est le mandrin qui pulvérise les fragmens de pierre engagés dans les yeux; ses brisures sont disposées dans mon appareil sur les quatre côtés de la tige. Celui de M. Heurteloup n'a qu'une série de brisures. *D* est le tuyau pour l'injection que retient un robinet dont ma sonde est dépourvue. *F F F* sont des boîtes à liége.

Je m'empresse de reconnaître ce que deux de ces dispositions ont d'avantageux, je veux parler du tuyau à injection et des yeux de la sonde placés en regard. Lorsque les yeux sont placés à des hauteurs différentes, on ne peut savoir par l'écoulement de l'urine si l'œil inférieur est dans la cavité de la vessie ou s'il est encore engagé dans le col. La muqueuse faisant alors saillie à travers l'œil pourrait être lésée par la fraise si cette partie de l'instrument était poussée sans précaution, et si le tact n'indiquait la mollesse et l'élasticité de la substance qu'elle rencontre. Cependant la disposition de la fraise dont je fais usage me semble préférable à celle que M. Heurteloup a imaginée; la rotation combinée avec la pression est plus efficace que la pression seule, pour couper et pulvériser les portions de calcul qui s'engagent. Ainsi, en joignant cette dernière disposition à ce que j'ai signalé comme utile dans l'appareil de M. Heurteloup, on obtiendrait une sonde évacuatrice qui remplirait plus convenablement encore les conditions voulues. Cet instrument, ainsi que la plupart de ceux dont je me sers, a été construit par M. Greiling, dont l'habileté est bien connue. M. Heurteloup avait, il y a quatre ans, fait exécuter une sonde d'un fort calibre pourvue de grands yeux, à laquelle il avait donné le nom de *videur*. Ayant voulu en faire usage, je ne tardai pas à reconnaître qu'il manquait, comme indispensable complément, un moyen de couper et briser au niveau des yeux les portions de fragmens de calcul qui s'y engagent, et font saillie en dedans et en dehors de la sonde, autrement on est exposé à ne pouvoir retirer cet instrument ou à déchirer le canal. Des circonstances semblables se sont présentées à M. Heurteloup, ainsi que nous le voyons par l'observation qu'il a publiée dans son livre sur le broiement de la pierre (*Principles of lithotrity*, 1831, Pag. 416). Elles lui ont fait reconnaître l'inconvénient dont je viens de parler, et l'ont conduit à y obvier par un procédé analogue, mais non tout-à-fait identique. M. Heurteloup nie cette analogie en disant que les conditions essentielles de sa sonde évacuatrice se trouvent dans les yeux en regard, dans le dé qui se dévisse et dans le robinet qui retient l'injection. De mon côté, je regarde comme bien plus importante la faculté de couper et de briser au niveau des yeux les fragmens de pierre qui s'engagent; je pense que sans elle tout le reste eût été à peu près inutile. Or, comme cette idée principale se retrouve dans les deux appareils, et qu'elle est mise à exécution au moyen de dispositions semblables, je soutiens qu'il y a entre eux analogie.

Cette similitude d'idées, résultat de l'observation des mêmes faits, prouve seulement l'utilité du procédé, et ne saurait amener entre nous de discussion sérieuse : quant à moi, j'aime à me rencontrer avec un homme auquel la lithotripsie doit déjà tant de perfectionnemens ingénieux et utiles, et pour lequel, chose malheureusement assez rare entre rivaux, je professe une véritable amitié.

La sonde évacuatrice n'est pas la seule voie par laquelle le détritus de la pierre est expulsé de la vessie, lorsqu'une rétention d'urine existe en même temps que le calcul : une partie de ce détritus est entraînée par les sondes de gomme que les malades sont obligés d'introduire chaque fois que le besoin d'uriner se fait sentir. Tantôt les fragmens s'engagent dans les yeux de la sonde; d'autres fois, lorsqu'ils sont plats, ils se collent contre sa surface externe, et sont amenés au dehors avec elle, non sans causer de la douleur et un léger déchirement dans le canal non suivi d'accidens. La sonde de gomme peut procurer de la sorte l'issue de la totalité des débris de la pierre; mais la sonde évacuatrice rend la guérison beaucoup plus prompte et plus certaine. Lorsque des fragmens engagés dans les yeux de la sonde de gomme font saillie au dehors et s'opposent à son extraction, le mandrin articulé peut servir encore à la dégager. Seulement alors ce mandrin est plus mince et terminé par un cône tronqué, pour qu'il puisse glisser dans la cavité de la sonde sans accrocher et lacérer son tissu.

Parfois l'opération du broiement produit un résultat plus favorable encore, et le malade est guéri tout à la fois de sa pierre et de sa rétention d'urine.

Les médecins qui voudront, comme on l'a fait jusqu'à notre époque, attribuer à une paralysie de la vessie cette rétention d'urine, dans laquelle une sonde d'un gros calibre pénètre sans obstacle, diront que l'action des instrumens a réveillé la contractilité endormie de la vessie; pour moi, qui regarde comme assez rares les paralysies essentielles de cet organe, et qui crois que cette espèce de rétention d'urine est presque constamment occasionée par un gonflement de la totalité ou d'une portion de la prostate, je pense que les instrumens lithotribes rendent aux malades la faculté d'uriner, en déprimant la glande engorgée, y creusant pour ainsi dire un sillon, et surtout en affaissant par leur rectitude et leur volume la tumeur formée par le lobe moyen de cette glande, et par la luette vésicale, tumeur décrite pour la première fois dans l'ouvrage remarquable de M. Evrard Home. Cette tumeur est quelquefois assez développée et assez mobile pour être saisie dans la pince avec la pierre, et empêcher l'action du foret; on en verra tout à l'heure un exemple dans les observations que je vais rapporter. Ces considérations sur la rétention d'urine sans rétrécissement de l'urètre se rapportent à une question, qui, si je ne me trompe, est d'une grande importance. Déjà, il y a dix-huit mois, j'ai eu l'honneur de lire à l'Académie un mémoire sur un mode de traitement de ces prétendues paralysies de vessie; je ne tarderai pas à lui présenter la suite de mes recherches et des exemples nouveaux de guérison.

La reproduction de la pierre n'est pas rare chez les personnes affectées en même temps de rétention d'urine. Les mucosités abondantes que sécrète la vessie, la difficulté avec laquelle cet organe se vide complétement, même par le moyen de la sonde, le développement rapide de l'ammoniaque dans le dépôt muqueux et urineux, sont autant de circonstances qui favorisent cette reproduction. Les pierres ainsi formées, primitivement ou secondairement, sont toujours blanchâtres, plâtreuses, et contiennent en très-grande proportion le phosphate d'ammoniaque et de magnésie.

On retrouvera dans les observations suivantes les circonstances principales que je viens d'indiquer.

Obs. I. — M. G..., de Choisy-le-Roi, âgé de 70 ans., fut affecté d'une rétention d'urine complète en 1825. Après avoir porté des sondes à demeure pendant deux mois environ, il apprit à se sonder. Au bout d'un an, les envies d'uriner furent fréquentes, les urines étaient chargées de mucosités, leur sortie était suivie de douleur. En 1829, M. Lisfranc sonda le malade, rencontra la pierre et me fit appeler; le broiement nous parut applicable malgré la rétention d'urine, et j'y procédai au moyen de la pince à trois branches, munie d'un foret à développement.

La pierre, blanchâtre et friable, fut détruite en neuf séances; des injections faites après chaque opération enlevaient la poudre de pierre, mais les fragmens ne sortaient qu'engagés complétement ou partiellement dans les yeux de la sonde, introduite d'heure en heure par le malade. Deux fois la sonde fut retenue au col de la vessie, mais la fraise à tige flexible servit à la dégager en brisant une portion de fragment de calcul fortement inhérente dans l'œil de la sonde, et faisant saillie dans sa cavité.

Six mois s'écoulèrent, pendant lesquels M. G.... jouit d'une bonne santé à la rétention d'urine près; mais alors les douleurs reparurent, une nouvelle pierre s'était formée, je pratiquai de nouveau l'opération du broiement, et le malade est guéri pour la seconde fois. Cette seconde guérison sera-t-elle plus durable que la première? Je n'ose l'assurer, parce qu'il existe chez M. G.... une diathèse lithique très-prononcée; que ses calculs sont formés de phosphate ammoniaco-magnésien, ceux de tous qui se reproduisent le plus facilement; parce que la vessie est garnie à l'intérieur de fongosités volumineuses, entre lesquelles séjourne l'urine et se déposent des mucosités qui déterminent la précipitation des sels urinaires; parce qu'une tumeur existe au-dessous du col, tellement volumineuse et mobile que fort souvent elle s'interpose entre les branches de la pince lorsqu'on la développe pour saisir le calcul, et que l'on ne peut faire agir le foret qu'après l'avoir dégagée. Je me propose de faire la ligature de cette tumeur au moyen d'un instrument que j'ai imaginé pour les cas de cette nature, et dont je parlerai ailleurs; si mes espérances ne sont pas trompées, M. G..... sera débarrassé de sa rétention d'urine, et ne sera plus exposé au retour de la pierre.

RÉTENTION D'URINE SURVENUE PENDANT L'OPÉRATION DU BROIEMENT. GUÉRISON DU CALCUL. NOUVELLE FORMATION DE LA PIERRE; DEUXIÈME OPÉRATION. EXTRACTION ARTIFICIELLE DE LA POUDRE ET DES FRAGMENS. GUÉRISON DEPUIS DEUX ANS. PERSISTANCE DE LA RÉTENTION D'URINE.

Obs. II. — M. Del..., âgé de 74 ans, éprouvait depuis environ deux ans les symptômes de la pierre lorsqu'il se confia à mes soins en 1829. Le calcul, gros comme une noix, fut brisé dès la première séance. La vessie était violemment contractée, et ne pouvait admettre plus d'une once de liquide, qui bientôt était rejetée.

A la suite de la seconde opération, dans laquelle l'introduction de la pince droite présenta des difficultés, il survint une rétention d'urine occasionée par un abcès dans la glande prostate, lequel se fit jour dans l'urètre et se tarit au bout de deux jours. Le cathétérisme évacuatif, rendu nécessaire par cette rétention, fut accompagné de difficultés fort grandes ; mais à la fin je parvins à faire arriver dans la vessie une sonde d'un petit calibre, terminée à son extrémité vésicale comme la sonde exploratrice de Ducamp, par un petit pinceau de soie enduit de cire à mouler. C'est là un des moyens que je mets en usage dans le cas de rétention d'urine complète, causée par un rétrécissement très-fort d'une portion éloignée de l'urètre.

Après un mois de suspension, le broiement fut repris, mais la rétention d'urine continua, et les fragmens ne sortaient qu'à travers la sonde évacuatrice, ou broyés dans cette sonde par la fraise articulée ; le malade en retirait aussi beaucoup avec les sondes de gomme élastique, qu'il s'introduisait chaque fois que le besoin d'uriner se faisait sentir. Après six séances, la vessie ne contenait plus aucun débris de pierre. Au bout de 6 mois, M. Del... éprouva de nouveau des douleurs, ses urines redevinrent troubles ; une nouvelle pierre s'était formée. En 1830, nouvelle application du broiement, extraction artificielle des fragmens de pierre, qui cette fois n'était plus formée d'acide urique très-dur, comme la première, mais de phosphate ammoniaco-magnésien friable, et présentant un aspect gris blanc. M. Del... est guéri de sa seconde pierre depuis près de deux ans ; mais la rétention d'urine persiste malgré l'application du dépresseur de la prostate, qui m'a réussi chez un grand nombre de malades, affectés comme lui de prétendues paralysies de vessie. J'ai essayé de faire porter des sondes à demeure, mais le malade n'a pu les endurer. M. Del... a été opéré en présence de MM. les docteurs Berthet et Caillard fils.

Il y a un mois environ, M. Del... voulant quitter Paris pour quelque temps, je le pressai de se faire sonder par un de nos maîtres en chirurgie, afin qu'il ne conservât aucun doute sur la non-existence de la pierre. Sa vessie fut explorée avec le plus grand soin par M. Dupuytren, qui donna l'assurance qu'elle ne contenait aucun corps étranger.

Dans l'histoire de la maladie de M. D..., nous voyons la contraction excessive de la vessie être suivie d'engorgement de la prostate, d'abcès dans cette glande et de rétention d'urine. L'hypertrophie, cause de ce surcroît d'énergie de la vessie, qui est l'obstacle le plus grand et le plus fréquent à l'emploi de la lithotripsie, m'a paru être ordinairement liée à l'existence d'un gonflement de la prostate. Le diamètre antéro-postérieur de la vessie se trouve considérablement diminué par le développement de la glande. Le col forme un cône allongé, étroit, et ce n'est qu'en exerçant une traction plus ou moins forte sur cette partie, que l'on peut engager la pierre entre les branches des instrumens lithotribes. La contusion qui en résulte détermine parfois le développement accidentel de la luette vésicale et de cette portion de la prostate qu'Evrard Home a décrite comme un troisième lobe. L'on voit alors s'établir une sorte de lutte entre l'hypertrophie de la vessie et l'obstacle à l'émission de l'urine qui tend à se développer au col de l'organe; si la tumeur acquiert un volume suffisant pour masquer l'ouverture de l'urètre, il survient une rétention d'urine; la contractilité anormale de la vessie est vaincue; peu à peu les envies d'uriner s'éloignent et deviennent moins pressantes. L'opération du broiement est aisée à pratiquer alors; mais, aux difficultés premières, succèdent les difficultés et les inconvéniens provenant de la rétention d'urine, et plus de chances pour la reproduction de la maladie.

Ces circonstances diverses me paraissent ressortir de l'histoire de M. D... Je les retrouve également dans un autre fait que je vais rapporter.

Obs. III. — M. M....., de Limoges, âgé de 65 ans environ, vint à Paris en 1829, pour se faire traiter de la pierre. Je reconnus que sa vessie contenait plusieurs calculs qui me semblaient gros comme des amandes; elle se refusait à recevoir une seule cuillerée d'injection, se contractant avec une extrême énergie; la prostate me parut engorgée; j'opérai malgré ces circonstances défavorables, et j'opérai à sec, car les injections narcotiques et l'opium pris à l'intérieur n'avaient pu calmer la contractilité de la vessie. Dans chacune des deux premières séances qui ne purent être de plus de quatre minutes, un calcul fut saisi et brisé par l'expansion du foret à développement. Après la seconde séance, les envies d'uriner devinrent plus fréquentes, elles se reproduisaient tous les quarts d'heure, et elles étaient accompagnées de violens et douloureux efforts. Au bout de huit jours, ayant sondé le malade, je trouvai que la vessie ne se vidait plus complétement, bien que les efforts d'expulsion fussent plus énergiques encore. Quinze jours plus tard, la rétention d'urine était devenue complète, les besoins d'uriner s'éloignèrent alors, ils ne se reproduisaient plus que d'heure en heure; la force contractile surnaturelle que la vessie avait acquise s'était épuisée en efforts, elle avait été surmontée peu à peu par la distension toujours croissante qu'elle avait été obligée de subir, et maintenant cet organe était arrivé à pouvoir contenir près d'un verre de liquide.

Je repris alors l'opération du broiement, dont l'application était devenue facile, et au bout de douze séances, la vessie fut complétement débarrassée des calculs qu'elle contenait. Une partie du détritus fut extraite et brisée dans la sonde évacuatrice, dont je faisais usage une ou deux fois dans l'intervalle des séances; le reste fut amené au dehors dans les yeux de la sonde de gomme, au moyen de laquelle on donnait issue à l'urine. M. Clémot, chirurgien en chef de la marine à Rochefort, MM. Galenzowski, de Wilna; Kw, de Ratibor, etc., assistèrent à cette opération. La vessie fut explorée avec un très-grand soin, et la guérison constatée par M. le professeur Dupuytren.

Cependant la rétention d'urine persistait, et cette circonstance me faisait craindre que le calcul ne se reproduisît : cette crainte s'est réalisée ; une pierre que j'ai tout lieu de croire de formation nouvelle existe dans la vessie de M. M....., et cette fois elle est accompagnée d'un catarrhe vésical tellement intense, et d'une telle altération de la santé, que l'on ne peut songer à tenter aucune opération. C'est du moins ce qui résulte des renseignemens que m'a donnés M. le docteur Dumont, qui, dans un voyage à Limoges, a sondé le malade.

Peut-être je m'abuse ; mais il me semble que l'on voit ici, pour ainsi dire, la tumeur du col de la vessie se développer et la rétention d'urine survenir de la manière que j'ai indiquée. La vessie sans doute avait beaucoup perdu de son énergie maladive ; mais sa force contractile était encore supérieure à ce qu'elle est dans l'état naturel. La rétention n'était donc pas due à une paralysie de la poche urinaire, et ce qui le prouverait d'une manière plus positive encore, c'est que, quand on introduisait dans la vessie une sonde ou une tige pleine, on voyait l'urine couler avec force entre les parois de l'urètre et l'instrument : comment expliquer ce phénomène, si ce n'est par le déplacement d'un obstacle formant une sorte de soupape mobile.

L'excessive contractilité de la vessie et les tiraillemens du col de cet organe, que l'on ne peut éviter de produire alors dans la manœuvre opératoire, ne donnent que rarement lieu à la rétention d'urine ; il en résulte plus ordinairement une série de phénomènes, sur lesquels je reviendrai dans un autre endroit.

RÉTENTION INCOMPLÈTE D'URINE. PIERRES MULTIPLES. BROIEMENT. SORTIE DU DÉTRITUS, PARTIE SPONTANÉMENT, PARTIE ARTIFICIELLEMENT. GUÉRISON DE LA PIERRE ET DE LA RÉTENTION D'URINE.

OBS. IV. — M. Filâtre, de Paris, âgé de 72 ans, ressentait depuis 5 ans les symptômes de la pierre, lorsqu'il se mit entre les mains de M. Heurteloup, qui déjà avait pratiqué sur lui quatre ou cinq séances de lithotritie avec la pince à trois branches droite, lorsqu'il partit pour Londres, me laissant l'opération à terminer. Je trouvai dans la vessie de M. F... un très-grand nombre de pierres molles, dont le détritus se déposait sous forme de mortier, ce qui, joint à la rétention incomplète d'urine, rendait très-difficile l'issue des débris du calcul, et faisait paraître la guérison comme fort douteuse aux yeux de M. Heurteloup lui-même, ainsi qu'il me l'écrivait d'Angleterre à cette époque. Il fallait, après chaque séance, favoriser la sortie des fragmens, ainsi que celle des mucosités abondantes qui se déposaient dans la cavité de la vessie, au moyen de la sonde évacuatrice et des injections ; plusieurs fragmens engagés en partie dans les yeux de cette sonde furent broyés dans sa cavité. J'employai seize séances avec la pince à trois branches droite, pour débarrasser M. F... ; plusieurs eurent lieu publiquement dans l'amphithéâtre de la Charité, aujourd'hui il est guéri tout à la fois, et de son calcul et de la rétention d'urine.

Cette opération a présenté une autre particularité, que j'ai déjà publiée dans un journal de médecine, et que je veux reproduire ici ; car elle a été présentée d'une manière fausse et méchante dans un pamphlet déguisé sous une forme scientifique, ayant pour titre *de la Lithotritie urétrale*. Voici le fait : dans une des opérations, au moment où je retirais le foret sur les branches de l'instrument pour en augmenter l'écartement, la tête, longue de trois lignes et épaisse de deux lignes et demie, se détacha de la tige avec laquelle elle était soudée, et tomba dans la vessie. Le malade n'éprouva aucun accident, ne se douta même pas de ce qui était arrivé, et s'en retourna, partie à pied, partie en *omnibus*, de la rue Sainte-Anne, où j'habitais alors, à l'extrémité du faubourg Saint-Martin, comme il avait coutume de le faire après chaque opération. J'espérais que cette tête s'engagerait dans les yeux de la sonde évacuatrice, et que je pourrais l'extraire par cette voie ; mais il n'en fut rien, et elle resta dans la vessie presque jusqu'à la fin de l'opération. Plusieurs fois il m'est arrivé de la saisir avec ma pince, et il ne m'était pas difficile de la reconnaître en la percutant avec le foret. Je la lâchais alors, car il n'y avait pas place pour deux têtes de foret entre les branches fermées de la pince, et j'aurais craint de déchirer le canal en la tirant au dehors dans cet état d'écartement des branches. Cependant, lorsqu'il ne resta plus qu'un petit nombre de fragmens, je résolus de faire l'extraction de cette portion détachée, et je l'opérai avec facilité au moyen d'une pince à trois branches ordinaire, garnie d'une tige entièrement cylindrique destinée à faire reconnaître la nature du corps saisi.

L'auteur de la brochure citée prétend que j'ai cherché à cacher ce fait. Si je l'eusse voulu, rien ne m'eût été plus facile ; car il n'avait eu aucun témoin. Mais pourquoi l'aurais-je caché ? Ce qui appartient le plus justement à l'opérateur dans cette circonstance, ce n'est pas assurément le manque de la soudure, mais l'extraction de la tête du foret et la guérison du malade. La leçon de franchise et de bonne foi que l'on prétend me donner porte donc à faux ; mais j'ose croire qu'elle n'en paraîtra pas moins une anomalie piquante à ceux qui sont à même de connaître ou qui voudront rechercher quelle a été la conduite constante de celui à qui on l'adresse et de celui qui se permet de la donner.

CALCULS NOMBREUX ET VOLUMINEUX. RÉTENTION COMPLÈTE D'URINE. TROIS SÉANCES DE BROIEMENT AVEC LE LITHOTRIBE DROIT. IMPOSSIBILITÉ D'INTRODUIRE L'INSTRUMENT DROIT. EMPLOI, SANS SUCCÈS, DU REDRESSEUR DE L'URÈTRE. ABANDON DU BROIEMENT. AU BOUT DE DEUX ANNÉES TAILLE SUS-PUBIENNE. MORT.

OBS. V. — M. Baltz, âgé de 64 ans, était affecté depuis cinq ans de rétention d'urine, qui l'obligeait à se sonder. Peu à peu les envies d'uriner devinrent plus fréquentes, les urines se troublèrent et devinrent muqueuses, leur sortie était suivie de vives douleurs. M. le docteur Pillot, son médecin, soupçonna l'existence d'un calcul, et me fit appeler.

Nous rencontrâmes avec la sonde plusieurs pierres ; l'une d'elles mesurée donnait 13 lignes au lithomètre. J'hésitai avant de tenter le broiement, la rétention d'urine me semblait ici une contre-indication, cependant je cédai aux instances du malade. Je fis usage de la pince à trois branches droite, muni de mon foret à développement double, afin de pulvériser les calculs autant que faire se pourrait. Je pratiquai l'opération en présence de M. le professeur Duméril, de M. Pillot et du docteur Rigal. Dans chaque séance une pierre était saisie facilement, largement excavée et brisée ; mais après la troisième séance l'instrument droit cessa de pouvoir être introduit, malgré l'emploi du procédé de redressement que M. Rigal et moi nous appliquâmes à plusieurs reprises. Comme, d'un autre côté, les fragmens de la pierre ne sortaient qu'en très-petit nombre, et ne s'engageaient même pas dans les yeux de la sonde, je ne voulus pas continuer le broiement, malgré les vives instances du malade, et je lui dis que la taille seule pouvait le guérir. Pendant deux ans M. Baltz resta dans cet état. A la fin, vaincu par la douleur, il se décida à se faire tailler par M. Souberbielle ; mais il était alors réduit à un tel état de faiblesse, que l'opération n'offrait que bien peu de chances. Le malade mourut huit jours après qu'elle eut été pratiquée. Les calculs extraits de la vessie étaient au nombre de 9 ; l'un d'eux, ayant un diamètre de 15 lignes, présentait une excavation de 10 lignes de diamètre, produite par l'action du foret. La prostate était très-volumineuse ; son lobe moyen, très-développé, était manifestement la cause de la rétention d'urine. Cette disposition explique également la difficulté, puis l'impossibilité de l'introduction de l'instrument droit.

Parmi les observations déjà nombreuses de lithotritie qui ont été publiées, je n'en trouve que trois dans lesquelles une rétention d'urine complète ou incomplète fut jointe à l'existence de la pierre. Toutes trois se trouvent dans l'ouvrage de M. Civiale intitulé *de la Lithotritie.* Dans un cas, l'opération fut suivie d'un plein succès. (P. 184.) Le malade était sexagénaire. « Il y avait, dit le chirurgien que je viens de nommer, paralysie de la vessie, urines glaireuses et fétides, œdématie permanente des extrémités inférieures. Il n'y avait pas de préparation à faire quant à l'urètre, le malade portait habituellement des sondes depuis un an. La pierre, du volume d'une noix et d'une nature calcaire, a été saisie et attaquée sans peine. Le *frottement exercé par les branches de la pince sur les parois de la vessie a paru ranimer la contractilité de ce viscère.* Après la deuxième séance, le malade a commencé à uriner sans le secours de la sonde, et successivement le cours de l'urine s'est rétabli. Le détritus produit par le broiement du calcul a été retiré à chaque reprise de l'opération, et à la neuvième séance, l'extraction de la pierre a été complète. »

Nous voyons ici, comme dans l'observation de M. Filatre, l'opération du broiement faire cesser la rétention d'urine; l'explication qu'en donne M. Civiale est en rapport avec les idées généralement admises jusqu'à ces dernières années sur la paralysie de la vessie. et diffère de celles que je professe sur la nature de ce phénomène. Je ne reviendrai pas sur ce que j'ai dit plus haut à cet égard, et, laissant de côté l'explication, je me contente d'enregistrer le fait. Il n'est pas dit comment fut faite l'extraction du détritus, mais je suppose qu'elle eut lieu au moyen de la pince, car M. Civiale extrait assez fréquemment de la sorte des fragmens de pierre, lors même qu'il n'existe pas de rétention et que la vessie hypertrophiée expulse avec énergie le détritus. Je ne comprends pas quels peuvent être ses motifs pour en agir ainsi, car l'on s'expose, en faisant l'extraction des fragmens, à déchirer le canal, tandis qu'un coup de foret donné à ce même fragment le réduirait en poudre ou en parcelles d'une expulsion facile. Nous voyons dans la relation précédente que cette extraction artificielle des débris de la pierre fut nécessaire jusqu'à la fin de l'opération, et cependant dès la troisième séance le malade a commencé à uriner sans le secours de la sonde. La contradiction que l'on croirait trouver dans ce passage n'est qu'apparente; cela se voit quelquefois, en effet, et je l'explique par la présence de la tumeur prostatique, cause de la rétention d'urine, laquelle, par l'introduction et le séjour momentané des instrumens, a été déplacée ou affaissée de manière à laisser passer l'urine, mais non pas les fragmens de pierre : dans l'hypothèse de la paralysie de vessie, l'explication est moins facile. Cependant je dois ajouter que cette expulsion difficile du détritus de la pierre n'a pas lieu seulement dans la rétention d'urine, mais qu'elle s'observe quelquefois alors même que l'émission de ce liquide a lieu avec facilité. Cela tient-il à une contraction spasmodique du col, à un gonflement de cette partie ou à toute autre cause? Je ne prendrai pas sur moi de le décider, je dirai seulement que je crois dans ce cas avoir retiré de bons effets de l'introduction de grosses bougies laissées dans le canal pendant trois quarts d'heure ou une heure chaque jour pour dilater le col ou vaincre sa contraction. L'observation du docteur Héron, rapportée par M. Heurteloup dans son ouvrage intitulé *Principles of Lithotrity*, p. 414, offre un exemple remarquable de l'issue difficile des fragmens, l'urine coulant spontanément.

Les deux autres cas de calculs existans avec des paralysies apparentes de la vessie sont rapportés par M. Civiale, pages 18 et 21 de l'ouvrage cité. Dans l'un et l'autre la rétention d'urine était incomplète, la lithotritie fut tentée, mais l'on en cessa l'emploi à cause des circonstances fâcheuses dans lesquelles se trouvaient les malades qui moururent très-peu de temps après. Chez l'un d'eux, M. Faure d'Orléans, l'autopsie fit rencontrer un seul rein, lequel était en suppuration.

Il résulte du contenu de ce mémoire que la rétention d'urine n'apporte aucun obstacle à la *manœuvre* de l'opération du broiement; que si la sortie spontanée du détritus est impossible, la vessie peut néanmoins être complétement débarrassée par des moyens artificiels. Nous voyons que la réunion de l'affection calculeuse et de la retention d'urine favorise, il est vrai, la reproduction de la pierre, mais la taille n'empêcherait pas cette reproduction plus que la lithotritie. La dernière de ces deux opérations, lorsqu'elle n'est pas contre-indiquée par d'autres circonstances, me paraît donc devoir être tentée avant de recourir à l'autre. Enfin nous voyons dans les circonstances les plus favorables l'action des instrumens lithotribes faire cesser la rétention d'urine dès les premières séances, et procurer la guérison de la double affection dont le malade était tourmenté.